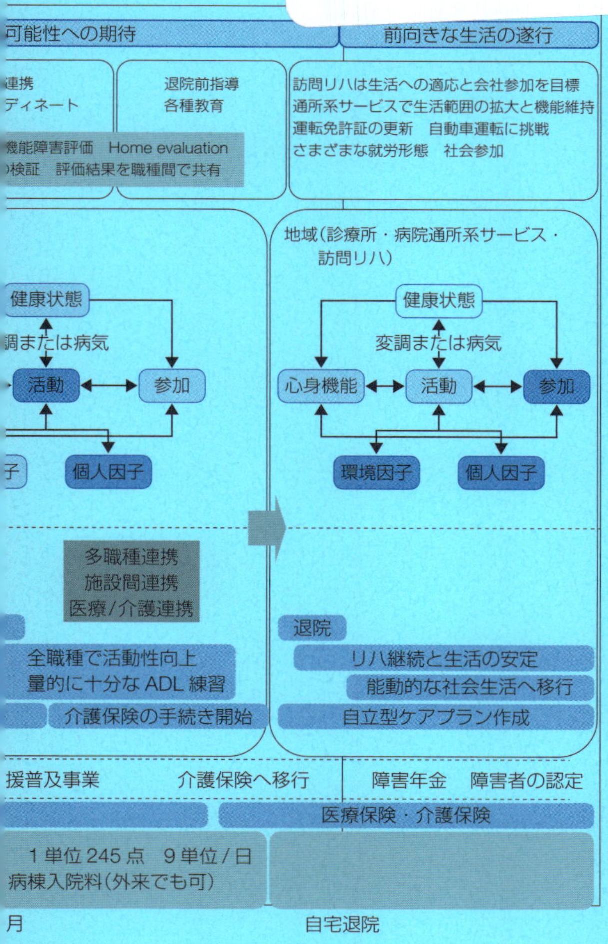

可能性への期待	前向きな生活の遂行
連携 ディネート　退院前指導 各種教育 機能障害評価　Home evaluation 検証　評価結果を職種間で共有	訪問リハは生活への適応と会社参加を目標 通所系サービスで生活範囲の拡大と機能維持 運転免許証の更新　自動車運転に挑戦 さまざまな就労形態　社会参加

地域(診療所・病院通所系サービス・訪問リハ)

健康状態
調または病気
活動 ⇔ 参加
子　個人因子

健康状態
変調または病気
心身機能 ⇔ 活動 ⇔ 参加
環境因子　個人因子

多職種連携
施設間連携
医療/介護連携

退院

全職種で活動性向上
量的に十分な ADL 練習
介護保険の手続き開始

リハ継続と生活の安定
能動的な社会生活へ移行
自立型ケアプラン作成

援普及事業	介護保険へ移行	障害年金　障害者の認定
		医療保険・介護保険
1 単位 245 点　9 単位/日 病棟入院料(外来でも可)		
月		自宅退院

脳卒中
リハビリテーション
マニュアル

編集 **宮越浩一**
亀田総合病院リハビリテーション科 部長

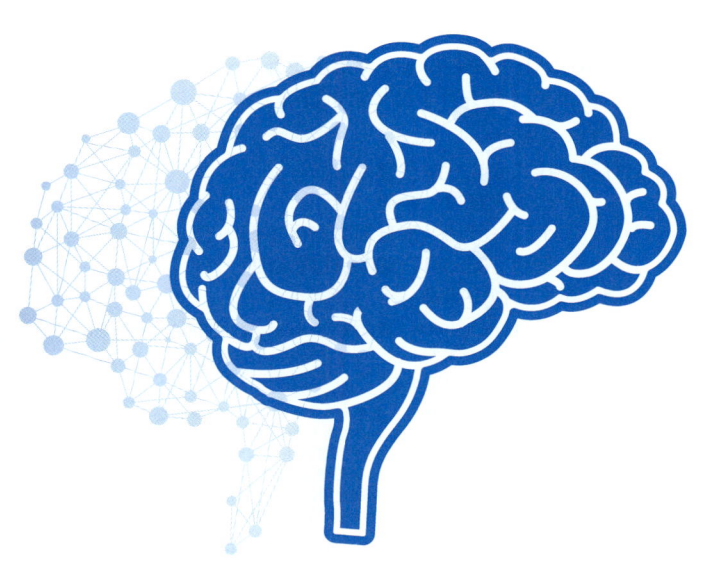

医学書院

脳卒中リハビリテーションマニュアル

発　行	2014年5月1日　第1版第1刷Ⓒ
編　集	宮越浩一 みやこしこういち
発行者	株式会社　医学書院
	代表取締役　金原　優
	〒113-8719　東京都文京区本郷 1-28-23
	電話　03-3817-5600(社内案内)
印刷・製本	横山印刷

本書の複製権・翻訳権・上映権・譲渡権・公衆送信権(送信可能化権を含む)は(株)医学書院が保有します．

ISBN978-4-260-01924-8

本書を無断で複製する行為(複写，スキャン，デジタルデータ化など)は，「私的使用のための複製」など著作権法上の限られた例外を除き禁じられています．大学，病院，診療所，企業などにおいて，業務上使用する目的(診療，研究活動を含む)で上記の行為を行うことは，その使用範囲が内部的であっても，私的使用には該当せず，違法です．また私的使用に該当する場合であっても，代行業者等の第三者に依頼して上記の行為を行うことは違法となります．

JCOPY 〈(社)出版者著作権管理機構　委託出版物〉
本書の無断複写は著作権法上での例外を除き禁じられています．
複写される場合は，そのつど事前に，(社)出版者著作権管理機構
(電話 03-3513-6969，FAX 03-3513-6979，info@jcopy.or.jp)の許諾を得てください．

執筆者一覧(執筆順)

宮越　浩一	亀田総合病院リハビリテーション科部長	
西村　寿貴	国立循環器病研究センター病院脳血管内科	
前川　秀継	亀田総合病院脳神経外科	
坂田　義則	亀田総合病院脳神経外科部長代理	
西田　大輔	慶應義塾大学医学部リハビリテーション医学教室 亀田総合病院リハビリテーション科	
森　　憲司	岩砂病院・岩砂マタニティリハビリテーション科部長	
山﨑　文子	亀田総合病院脳神経外科	
那須　　巧	亀田総合病院リハビリテーション科	
室井　大佑	亀田リハビリテーション病院リハビリテーション室 副主任	
芳野　　純	帝京平成大学健康メディカル学部理学療法学科講師	
二ノ形　恵	亀田クリニックリハビリテーション室副主任	
香川　　哲	亀田総合病院リハビリテーション室副主任	
根本　達也	安房地域医療センターリハビリテーション室室長	
田沼　昭次	亀田総合病院リハビリテーション室副主任	
近藤　絵美	亀田総合病院リハビリテーション室副主任	
久野　純治	亀田総合病院リハビリテーション室主任	
木伏　　結	東北文化学園大学医療福祉学部リハビリテーション学科 言語聴覚学専攻	
甲斐　宏子	亀田ファミリークリニック館山リハビリテーション室 副主任	
佐伯　考一	亀田総合病院リハビリテーション室主任	
佐々木祐介	亀田総合病院リハビリテーション室室長	

序

　脳卒中は生命予後に影響を与える重大な疾患であり，急性期では生命予後の改善を目的とした全身管理が主な治療となる．しかし生命の危機を乗り越えた後は脳卒中により生じたさまざまな障害が治療の対象となる．脳卒中による問題は麻痺や失語症などの機能障害だけではなく，併存疾患や社会的問題などを含めて多様である．そしてこれらはお互いに影響し合い，患者の社会復帰を困難なものにする．

　リハビリテーション(以下リハ)はこれらの問題を改善する目的で実施されるが，急性期から回復期，維持期(生活期)にわたる長期間，これらの多様な問題を対象に治療を提供するものである．特に近年では機能改善や合併症の予防を目的として全身状態の安定していない急性期症例もリハの対象となることが多くなっており，合併症管理のための医学的知識も必要とされている．

　このため必要とされる知識は，脳卒中および関連する併存疾患に関する医学的問題，障害の評価と治療手技，社会資源の活用方法など幅広い．そしてこの知識を生かすためには臨床現場で患者の情報を収集し，それを適切に整理する判断能力が必要である．そのうえでこれらの情報を統合してリハプログラムに反映し，それを実行する応用能力が求められる．また，脳卒中による複雑な問題を解決するために関わる医療従事者は多数であるため良好なチームワークも重要である．

　さらに，本格的な超高齢社会を迎えたわが国では，脳卒中患者の大幅な増加とニーズの変化に対応するために，コ・メディカルスタッフの果たすべき役割はさらに拡大していくものと予想される．

　このような背景から，コ・メディカルスタッフの自己学習のための参考書として本書を企画した．上述した理由より，本書では脳卒中に関連する医学的な知識についても多めに解説を加えることとしている．これらの知識を理解したうえで患者と接することにより，医学的な側面より患者の病態を理解し，臨床能力のより効率的な向上が期待できると考える．

本書の出版にあたり様々な協力を頂いた亀田総合病院のスタッフ一同と，企画から出版までを熱心に支援頂いた医学書院の北條立人氏にこの場を借りてお礼申し上げたい．本書が多くの脳卒中臨床に携わるコ・メディカルスタッフの学習の一助となり，脳卒中リハの質や安全性の向上につながれば幸いである．

2014年4月

宮越浩一

目 次

脳卒中のリハビリテーション　俯瞰図　（佐々木祐介）　前見返し

序説　脳卒中のリハビリテーションを行う力量とは
....（宮越浩一）　1

I　脳卒中の基礎知識　5

1　脳卒中の基礎知識 ....　6
1　脳卒中概論 ....（宮越浩一）　6
2　脳の機能解剖と画像所見 ....（宮越浩一）　11
3　脳梗塞 ....（西村寿貴）　25
4　脳出血 ....（前川秀継）　33
5　くも膜下出血 ....（坂田義則）　41
6　重症度評価 ....（西田大輔）　56
7　代表的な薬物治療 ....（西村寿貴）　64
8　意識障害と神経症状 ....（森　憲司）　68
9　術後管理 ....（山﨑文子）　76
10　併存疾患の管理 ....（宮越浩一）　84
11　脳卒中下肢装具 ....（那須　巧）　94

2　リスク管理 ....　103
1　合併症への対応 ....（宮越浩一）　103
2　急性期の離床基準 ....（宮越浩一）　115
3　誤嚥と窒息 ....（森　憲司）　127

3　予後予測 ....（宮越浩一）　135
4　カルテ記載の方法 ....（宮越浩一）　150

II　急性期から回復期での対応　159

1　評価と治療 ....（室井大佑）　160
1　機能障害の評価 ....（室井大佑）　166

目次

2	ADL 評価	（芳野　純）	180
3	精神機能と高次脳機能評価	（二ノ形恵）	193
4	失語症，構音障害の評価	（香川　哲）	212
5	嚥下機能の評価	（根本達也）	225
6	各種麻痺回復運動の特徴	（室井大佑）	236
7	日常生活動作指導	（田沼昭次）	250

2 チーム医療 … 257

1	入院前生活	（近藤絵美）	257
2	入院環境の調整方法	（近藤絵美）	260
3	院内の多職種連携	（近藤絵美）	267
4	院外の多職種連携	（久野純治）	274
5	家族指導	（久野純治）	278
6	ホームエバリュエーション	（久野純治）	282
7	社会復帰のための準備	（久野純治）	288
8	自動車運転	（木伏　結）	292

Ⅲ 維持期・在宅での対応　299

1 退院後の生活 … 300

1	維持期（生活期）のリハビリテーション	（甲斐宏子）	300
2	介護資源の活用とケアプラン検討	（甲斐宏子）	304
3	長期的に ADL を維持するために	（甲斐宏子）	308
4	体調不良時の対応	（佐伯考一）	316
5	主治医とのコミュニケーション	（佐伯考一）	327

付録 … 331

1	職務記述書とスキルチェックシート	（佐々木祐介）	331
2	医科点数表の理解	（佐々木祐介）	335
3	略語集	（宮越浩一）	339

索引 … 347

序説 脳卒中のリハビリテーションを行う力量とは

ここがポイント!

- 脳卒中による問題は複雑であるため,機能障害だけでなく,患者の全体像を把握することが必要である.
- 知識だけでなく,それを応用する臨床能力が求められる.
- 単一職種のみでなく,他職種とのチームワークによる多面的アプローチが必要である.
- 力量に応じた無理のない役割分担が必要である.

脳卒中のリハビリテーションにおいて必要となる臨床能力(表1)

- 医療は本来患者の生命予後を改善するものである.リハビリテーション(以下リハ)は生命予後の改善のみでなく,患者のADL改

表1 脳卒中のリハビリテーションを実施するにあたって必要な臨床能力

知識	・脳卒中という疾患や障害に対する基本的な知識 ・併存疾患や合併症に関する知識 ・評価方法に関する知識 ・ゴール設定に関する知識 ・診療ガイドライン ・社会資源に関する知識
技術	・基本的な治療手技(離床方法,可動域練習や立位・歩行練習,装具の使用など) ・特別な治療手技(疾患や障害の状況に応じて各種のファシリテーションなどの治療手技を適応できる)
情報収集および記述能力	・患者や家族,他職種からの情報収集 ・カルテを整理して記載する能力
論理的思考に基づいた総合的判断力	・知識や収集した情報を論理的に解釈し,応用する能力 ・学会などで報告された最新の知見を吟味し,その妥当性および臨床へ応用することのメリットやデメリットを評価できる能力 ・自己の担当する部分だけでなく,他職種とのバランスを考慮したプログラムができる能力
チームワーク	・コミュニケーション能力 ・信頼される人間性 ・同職種,他職種との協調性

善，社会復帰，さらには QOL 改善をも治療の対象とするものである．
- 脳卒中は生命予後に影響を与える重大な疾患であり，急性期では生命予後の改善を目的とした全身管理が主な治療となる．
- しかし生命の危機を乗り越えたあとは脳卒中により生じたさまざまな障害が治療の対象となる．そして脳卒中による問題は麻痺や失語症などの機能障害だけではなく，併存疾患や社会的問題などを含めて多様である．これらはお互いに影響し合い，脳卒中患者の QOL を低下させ，社会復帰を困難なものにする．
- リハはこれらの問題を改善する目的で実施されるが，急性期から回復期，維持期にわたる長期間，これらの多様な問題を対象に治療を提供するものである．特に近年では機能改善や合併症の抑制を目的として全身状態の安定していない急性期症例もリハの対象となることが多く，合併症管理のための医学的知識も必要となっている．
- このため必要とされる知識は，脳卒中および関連する疾患に関する医学的問題，障害の評価と治療技術，社会資源の活用方法など幅広いものとなる．そしてこの知識を生かすために臨床現場で患者の情報を収集し，それを適切に整理して記述する能力が必要である．そのうえでこれらの情報を統合してリハプログラムに反映し，それを実行する応用能力が求められる．また脳卒中による複雑な問題を解決するために関わる医療従事者は多数であり，良好なチームワークも重要である．これらのバランスがとれた人材が脳卒中のリハの現場には必要とされている．

臨床能力に応じた役割分担

- 医療従事者は資格取得のための養成コースを修了し，国家資格を取得した医療のプロである．しかし医療は知識のみで解決できる問題は必ずしも多くはない．経験を積むことにより，その臨床能力は向上し続ける．
- 本来は合併症の多い症例や複雑な問題を抱える症例はベテランの医療従事者が担当することが診療の質と安全を確保するためには好ましい．しかし脳卒中患者の増加，およびリハ需要の増大に伴い，若手スタッフがこれらの患者を受け持つことは日常的に生じ

表2 PRIMEによる能力の評価

professional (プロであること)	適切な対人スキル(同僚, 他職種, 患者や家族), 責任感がある, 正直である
reporter (報告ができること)	信頼できる情報を収集できる, 収集した情報を口頭あるいは記述で報告できる, 口頭あるいは記述でコミュニケーションができる
interpreter (解釈ができること)	正常と異常を鑑別できる, 異常の解釈ができる, 問題点の優先順位をつけられる
manager (マネジメントできること)	治療計画をたてることができる, 状況に応じて治療計画を変更できる
educator (教育できること)	他者に教育ができる, エビデンスの質を評価できる, チームの教育に対して責任をもてる

ていると予想される. このため脳卒中診療においては, 能力に応じた役割分担が必要となる.

- Pangaro[1]は学生や研修医の臨床能力の評価法として「PRIME」を提唱している. これは資格をもったプロとしてのprofessionalから始まり, 情報収集およびそれを報告するレベルのreporter, 収集した情報を解釈できるinterpreter, 医学的管理の主体となるmanager, 他者の教育が可能なeducatorまでの段階で評価を行うものである(表2). これを使用することにより学習者がどの程度のスキルをもっているかを明確にすることができ, 学習者自身も次の目標設定を明確にすることが可能となる.
- このようにして役割分担を明らかにすることで担当する医療従事者による診療の質のムラをなくすことが可能であり, 病院全体の診療レベルの向上をはかることができる.

文献

1) Pangaro L : A new vocabulary and other innovations for improving descriptive in-training evaluations. Acad Med 74 : 1203-1207, 1999

(宮越浩一)

I

脳卒中の基礎知識

1 脳卒中の基礎知識

1 脳卒中概論

> **ここがポイント！**
> - 脳卒中はいくつかの病型に分類される．
> - 脳卒中の病型により，生じる障害や合併症が異なる．
> - 脳卒中で生じる障害は多様である．
> - 時期によりリハの目的は異なる．
> - 脳卒中治療ガイドラインがあり，リハに関連する重要な記述がされている．

脳卒中の病型分類

- 脳卒中は脳梗塞，脳出血，くも膜下出血などの脳血管障害の総称である．脳梗塞はさらにアテローム血栓性梗塞，心原性塞栓，ラクナ梗塞などに分類される．
- これらの病型により生じる障害や重症度，合併症のリスク，発症後の治療過程が異なる．このためリハのプログラムにあたっては病型分類を知る必要がある．病型の分類方法としては NINDS 分類*(表 I-1)が代表的である．

脳卒中により生じる障害

- 脳卒中で生じる障害としては片麻痺が代表的である．しかし脳は人体のさまざまな部分を制御する中枢であり，脳卒中による障害は多岐にわたる(表 I-2)．
- 脳卒中を生じる患者は脳卒中の危険因子となる併存疾患をもっていることが多い．また高齢者に多く発生するため，複数の併存疾患も合併していることも少なくない．さらに脳卒中発症後には多

---

* NINDS：National Institute of Neurological Disorders and Stroke

表 I-1　NINDS-III 分類による脳卒中の病型分類

脳出血		
くも膜下出血		
脳動静脈奇形からの頭蓋内出血		
脳梗塞	機序	血栓性 塞栓性 血行力学性
	臨床病型	アテローム血栓性 心原性脳塞栓症 ラクナ梗塞 その他*
	病変部位	内頸動脈 中大脳動脈 前大脳動脈 椎骨・脳底動脈

脳卒中にはいくつかの病型があり，治療方法や合併症管理が異なる．
*その他の病型には branch atheromatous disease（BAD），大動脈原性脳梗塞が含まれる．特に BAD は画像上ラクナ梗塞と類似するが，症状が進行することが多く，ラクナ梗塞とは区別して対応をする必要がある（19 ページ参照）．

表 I-2　脳卒中による問題

合併症	脳卒中再発，けいれん，肩手症候群，異所性骨化，併存疾患増悪	
神経症状	運動機能障害	麻痺，痙縮，失調，嚥下障害，構音障害
	感覚障害	表在覚・深部覚障害，半盲
	高次脳機能障害	失語，注意障害，記憶障害
	自律神経障害	起立性低血圧，排尿障害
精神症状	せん妄，認知症，性格変化	
二次障害	廃用症候群（筋力低下，拘縮），骨粗鬆症	

脳卒中による障害は多様であり，これらが同時に存在することで障害像はより複雑となる．

表I-3 時期ごとのリハの内容

時期	具体的な内容	特に重視される事項
急性期	十分なリスク管理の下に廃用を生じないために早期から開始，可動域練習やポジショニングなど，肺炎予防のための呼吸リハ，DVT予防の下肢可動域練習や自主練習の指導，嚥下評価・経口摂取開始の判断	リスク管理 合併症予防
回復期	適切な予後予測に基づいたゴール設定，床上動作練習，座位練習，歩行練習，車椅子練習，装具の検討，ADL練習，失語症・高次脳機能障害の詳細な評価・練習，嚥下練習，代償手段の獲得，社会復帰に向けての環境調整	機能回復 社会復帰
維持期	退院時のADLを長期的に維持する，維持目的の歩行練習・ADL練習，自主トレの継続，できるADLを継続，装具の修理・再検，肺炎などの合併症予防	機能維持 再発予防 転倒などの事故予防

脳卒中発症からの時期により，リハに期待される効果は異なる．

様な合併症があり，生命予後も良好とはいえない．
- リハのプログラムにあたってはこれらのさまざまな問題を多面的に評価し，患者の全体像を捉えたうえで総合的に判断することが求められる．このため脳卒中のリハを実施するにあたっては機能障害のみでなく，脳卒中に関連するさまざまな医学的知識が必要となる．

時期ごとのリハの流れ

- 脳卒中では発症早期からリハが必要であり，それは回復期に続く．そして機能維持のためにリハは長期的に継続される必要がある．その時期ごとに必要なリハの内容は異なる（表I-3）．
- 脳卒中発症からの時期や障害の内容・経過によりリハのプログラムを適宜調整し，患者の状態を最良にする必要がある．その内容としては機能改善のためのアプローチのみでなく，合併症予防を含んだ総合的プログラムが求められる．

ガイドライン

- 診療ガイドラインとは「医療者と患者が特定の臨床状況で適切な

表Ⅰ-4 脳卒中治療ガイドライン2009に記載されたリハに関連する項目

脳卒中リハの進め方	・脳卒中リハの流れ ・評価 ・予測 ・急性期リハ ・病型別リハの進め方 ・回復期リハ ・維持期リハ ・患者・家族教育
主な障害・問題点に対するリハ	・運動障害・ADLに対するリハ ・歩行障害に対するリハ ・上肢機能障害に対するリハ ・痙縮に対するリハ ・片麻痺側の肩に対するリハ ・中枢性疼痛に対するリハ ・嚥下障害に対するリハ ・排尿障害に対するリハ ・言語障害に対するリハ ・認知障害に対するリハ ・体力低下に対するリハ ・骨粗鬆症に対するリハ ・うつ状態に対するリハ

項目ごとにクリニカルクエスチョンが設定されている．

決断を下せるよう支援する目的で，体系的な方法に則って作成された文書」である．診療ガイドラインの臨床応用により，診療の質の均質化，医療資源利用の最適化，臨床家への最新知識の提供とエビデンス活用の促進が可能となる．近年の診療ガイドラインにはクリニカルクエスチョンに答える形で推奨グレードが示されており，多忙な臨床場面においても簡便に応用ができるよう編集されている．診療ガイドラインを適切に使用することにより，どの医療機関においても一定以上の質の医療が提供できることとなる．

● 脳卒中に関する診療ガイドラインとしては「脳卒中治療ガイドライン2009」(表Ⅰ-4)が代表的である．臨床において問題となる事項がクリニカルクエスチョンとして挙げられており，それに対する回答が記載される形式となっている．グレードAの「行うよう強く勧められる」からグレードDの「行わないよう勧められる」までの5段階に分類されている(表Ⅰ-5)．リハに関連する記載も多く，脳卒中のリハにあたっては参考とする必要がある．

表 I-5 推奨グレード

グレード	内容
A	行うよう強く勧められる
B	行うよう勧められる
C1	行うことを考慮してもよいが，十分な科学的根拠がない
C2	科学的根拠がないので，勧められない
D	行わないよう勧められる

エビデンスの質と数に応じて推奨の程度が分類されている．

- 脳卒中治療ガイドラインのほかに参考にすべき診療ガイドラインとしては日本リハビリテーション医学会を中心とする関連5学会・協会で作成された「リハビリテーション医療における安全管理・推進のためのガイドライン」がある．これはリハの中止基準がバイタルサインなどの数値とともに具体的に記載されており，リスクを伴う医療行為であるリハの実施にあたっては知っておかなくてはならない知識である．

(宮越浩一)

2 脳の機能解剖と画像所見

🔑 ここがポイント！

- 脳の画像所見からは障害の内容や重症度が予測できる.
- 錐体路を障害されている症例では運動機能の予後は不良な場合が多い.
- 病巣の大きさのみでなく,部位を同定することが必要である.
- 脳卒中再発や症状増悪のリスクを考慮するうえでも画像所見は重要である.

脳卒中のリハにおける脳画像の重要性

- 脳卒中の重症度は障害された血管の部位と虚血の程度による影響を大きく受ける.また生じる障害は脳の損傷された部位により決定される.このため脳の画像評価にあたってはCTやMRIによる病巣の大きさだけでなく,脳の機能局在,血管の走行や支配領域を知識として知っておく必要がある.そして画像から脳の損傷の程度を読み取る能力も必要である.これにより画像所見から生じる障害や予後に関する情報収集が可能となる.

- また脳卒中症例では脳卒中の再発や症状増悪,けいれんや嚥下障害による肺炎などさまざまな合併症を生じることがある.これらも病巣の部位や大きさ,脳卒中の原因となった血管の部位による影響を受ける.

- このため脳卒中のリハを実施するにあたっては脳の画像所見は重要な情報である.ここでは脳の解剖と画像所見の基本的な事項を解説する.リハにあたって評価するべきポイントを表 I-6 にまとめた.

脳画像の基本(CT と MRI)

- 脳卒中の臨床現場では CT や MRI が利用されている.これらはいずれも断層像を平面的に表現したものである.実際の脳は立体

表Ⅰ-6 画像で評価するべきポイント

目的	観察するべき事項
障害の内容や重症度，予後予測	病巣の部位（錐体路や言語中枢などが損傷されているか） 病巣の大きさ 病巣周囲の浮腫の程度 対側の圧排の有無（midline shift）
合併症管理	病巣の部位と大きさ 主要な動脈の閉塞 経時的な病巣拡大の有無 出血性梗塞の有無 水頭症の有無 脳血管攣縮による梗塞

生じうる障害と予後予測，合併症を予測する所見がないかが重要である．

的な構造をしており，複数の平面像から立体構造のイメージを想像できる必要がある．

- CTは検査時間が短く検査が容易であるというメリットがある．それに対してMRIでは検査時間は数十分かかるものの，解像度が高い画像を得ることが可能である．ただし出血巣の評価はCTが利用しやすい．撮像方法としては横断像が代表的であるが，MRIでは冠状断や矢状断像も作成可能である．
- CTとMRIは状況に応じて補完的に使用することとなる．CTとMRIの特徴を表Ⅰ-7に示す．
- CTでは画像にて白く描出される部分をhigh density，黒く描出される部分をlow densityと表現する．CTでは骨や石灰化，出血巣はhigh densityとして描出され，脳梗塞や浮腫などはlow densityとして描出される（表Ⅰ-8）．
- MRIでは撮影方法を変えることで新鮮な梗塞巣を鮮明に描出することが可能である（図Ⅰ-1）．
- MRIの代表的な撮影方法としてはT1WI，T2WI，DWI，FLAIR，MRAがある．MRIでは画像にて白く描出される部分をhigh intensity，黒く描出される部分をlow intensityと表現する（表Ⅰ-9）．
- T1WIは脳の解剖学的な位置関係を評価する際に有用であり，T2WIやFLAIR画像は脳梗塞や浮腫の影響，陳旧性病巣の評価

表 I-7 CT と MRI の違い

	CT	MRI
撮像方法	X線	磁気
長所	検査時間が短い 出血性病変の評価が容易 動脈瘤のクリップなど金属があっても撮影は可能(アーチファクトにより画像は乱れる) 石灰化病変の描出が可能	水平断,冠状断,矢状断などスライス方法を選択できる 解像度が高い 骨によるアーチファクトがなく,脳幹や小脳病変の詳細な評価が可能 脳梗塞を発症早期から検出できる 血管や血流の評価も可能
短所	骨によるアーチファクトのため,脳幹や小脳の詳細な評価はしにくい 発症早期の脳梗塞は描出されにくい 解像度が低い	検査に時間がかかる ペースメーカーや動脈瘤のクリップなどの体内金属がある場合には検査が不可能 石灰化病変の評価が困難 出血性病変の評価がしにくい

それぞれにメリットとデメリットがあり,状況に応じて使い分けられる.

表 I-8 脳 CT の density

density		組織
high density	high	骨,石灰化
	↑	血腫
iso density		灰白質
		白質
low density	↓	脳梗塞
	low	脳脊髄液,脂肪

梗塞は低信号(low density),出血は高信号(high density)を呈する.

に有用である.DWI は新鮮な梗塞巣を鮮明に描出することが可能である.MRA では造影剤を使用せずに脳の血管を描出可能であり,脳梗塞で責任血管を検索する際に有用である.FLAIR 画像は正常の髄液腔を黒く撮像することができ,水とのコントラストを明瞭にすることができる.このため脳室周囲や脳溝の周囲の病変の描出に優れている.

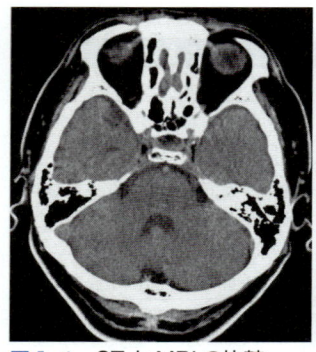
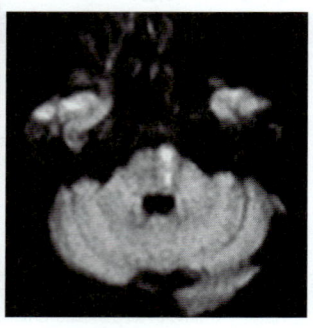

図 I-1　CT と MRI の比較

発症数時間後の橋梗塞の CT(左図)と MRI(右図)画像．新鮮な梗塞は CT では観察しにくい．また CT ではテント下病変は骨によるアーチファクトのために頭蓋内の観察をしにくいこともある．なお，本症例は橋底部腹側に接して橋背側に伸びる病巣を示しており，後述する BAD と考えられる．

表 I-9　脳 MRI の intensity

intensity		T1WI	T2WI	FLAIR	DWI
high intensity	high ↑	脂肪	水，梗塞，浮腫	梗塞，浮腫	新鮮な梗塞
iso intensity		白質	灰白質		
		灰白質	白質		
low intensity	↓ low	骨，慢性期血腫，水，梗塞，浮腫	骨，慢性期血腫	骨，水，慢性期血腫	骨，慢性期血腫

MRI では撮像方法により信号強度はさまざまであり，それぞれの特徴を知っておく必要がある．梗塞は T1WI にて低信号(low intensity)，T2WI，DWI，FLAIR にて高信号(high intensity)を呈する．血腫は発症からの時期によりさまざまな信号強度を呈する．DWI は新しい梗塞巣を鮮明に描出することが可能であり，急性期の評価に有用である．FLAIR 画像は T2WI 画像の水(髄液)を低信号に描出するため，脳室周囲の白質変性や梗塞巣の評価に有用である．

画像診断に必要な脳解剖 (図 I-2)

- リハの実施にあたって麻痺の有無や程度，今後の回復の見込みを予測することは重要である．
- 脳画像を評価するにあたって特に重要な脳の解剖学的知識は，錐

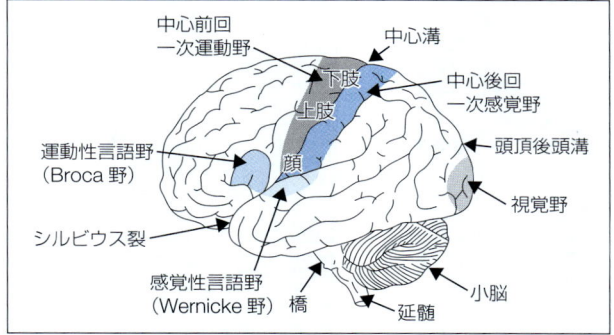

図 I-2 脳の基本的な構造と重要な機能局在
一次運動野は中心前回にあり,画像所見の観察においてはこの同定が重要である.

体路と感覚伝導路の走行,言語中枢,嚥下中枢の部位である.
- 言語中枢は運動性言語野である Broca 野と感覚性言語野である Wernicke 野に分類される.Broca 野と一次運動野は前頭葉にあり,一次感覚野は頭頂葉にある.Wernicke 野は側頭葉に存在し,視覚野は後頭葉に存在する.前頭葉と頭頂葉の境界は中心溝となる.
- 脳卒中の代表的な障害には片麻痺がある.麻痺は錐体路の障害により生じる.
- 錐体路は前頭葉の中心前回にある一次運動野から起始し,放線冠,内包後脚,脳幹の前方を走行して脊髄に至る(図 I-3).一次運動野では,全身の身体部位が皮質上にマッピングされている.そこでは,下肢は頭頂部に位置し,側頭部にかけて上肢,顔面と順に配置されている.上肢の占める面積が大きくなっている.画像上では手指の運動野は後方凸の precentral knob(図 I-3a)を示すことから同定は比較的容易である.この解剖学的特徴より前大脳動脈(ACA)領域の皮質・皮質下病巣(図 I-4)では下肢優位の麻痺,中大脳動脈(MCA)領域の皮質・皮質下病巣では上肢優位の麻痺を生じやすくなっている.完全な単麻痺の形態をとる場合もある.
- 運動野の損傷の有無や程度を評価するために中心溝を正確に同定することが重要となる.図 I-5 に示したとおり,中心溝の前方

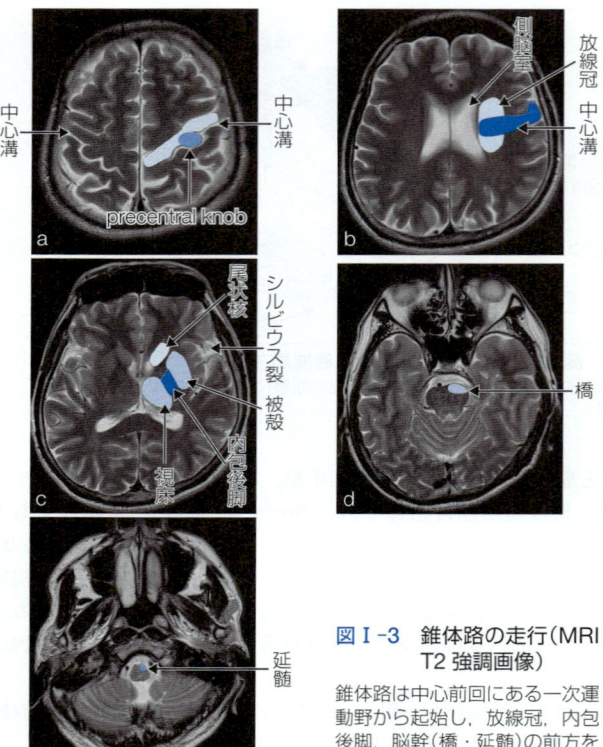

図 I-3 錐体路の走行（MRI T2強調画像）

錐体路は中心前回にある一次運動野から起始し，放線冠，内包後脚，脳幹（橋・延髄）の前方を経由して脊髄に至る．

にある中心前回（一次運動野）では脳回は幅が広く，特徴的な precentral knob をもつ．また中心溝は前後への分枝をもたない点が大きな特徴である．脳溝の構造の個人差や画像のスライス角度，および病変による偏位などにより再現性は完全ではない．このため複数の同定方法を知っておく必要がある．

病型分類と画像診断

脳梗塞

- NINDS（National Institute of Neurological Disorders and Stroke）

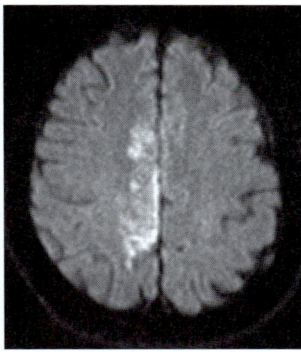

図Ⅰ-4 前大脳動脈（ACA）領域の梗塞
ACA領域の梗塞を生じている．この部位は下肢の運動野を含んでいるが，上肢の運動野は損傷を免れている．このような場合，下肢の単麻痺を生じることとなる．

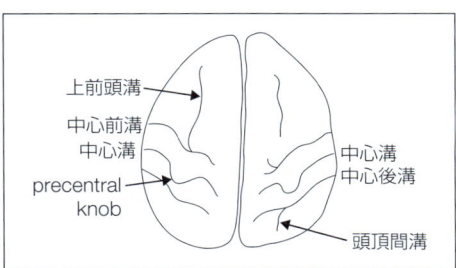

図Ⅰ-5 中心溝の見つけ方
1. 中心前溝は上前頭溝と合流する．
2. 中心後溝は頭頂間溝と合流する．
3. 中心前回は中心後回よりも脳回の幅が大きい．
4. 中心前回の手指運動野は後方凸の形状を示す．

分類による脳梗塞の分類では臨床的カテゴリーとして，アテローム血栓性，心塞栓性，ラクナ，その他に分類される．

- アテローム血栓性脳梗塞はアテローム硬化で狭窄した血管の内腔に血栓が形成されて血管が閉塞することにより虚血が生じるもの（脳血栓症）（図Ⅰ-6）と，頸部や主幹動脈の狭窄部に生じた血栓が塞栓源となって末梢の血管を閉塞する artery-to-artery 塞栓症の2つの病型がある．

- アテローム血栓性脳梗塞では主幹動脈の閉塞が緩徐に進行するため，側副血行路が発達しやすい．このため，その血管の支配領域

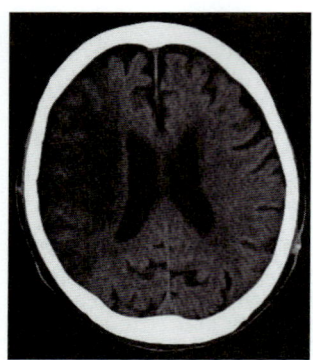

図 I-6 アテロームによる左中大脳動脈の閉塞

CT にて中大脳動脈領域の低吸収域を認める.

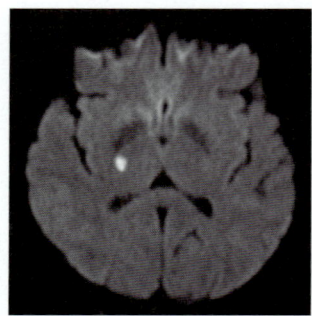

図 I-7 ラクナ梗塞の MRI

DWI 画像であり,新鮮な梗塞巣が明瞭に描出されている.本症例では内包後脚に小病巣を生じている.上下のスライスを観察し,上下方向に伸びる梗塞ではないことを確認する.3スライス以上にまたがる場合は後述の BAD を疑う必要がある.

が完全に梗塞に陥るのではなく,部分的に皮質が温存されることがある.
- artery-to-artery 塞栓症は血管内のアテロームから複数の塞栓が遊離し,末梢の血管を同時に複数閉塞するものである.同時多発的に複数の梗塞巣を生じることが特徴的である.
- また分水嶺梗塞といわれる灌流域の境界部に生じることもある.これには皮質境界型と深部白質型がある.中大脳動脈と前大脳動脈などの灌流領域の境界部に帯状の梗塞巣を生じる.
- 心原性脳塞栓症は心房細動により生じた塞栓が脳の血管を閉塞することにより生じる.血管の閉塞は突発性であるため側副血行路の発達が不十分である.このため皮質優位の区域性の広範な梗塞になることが多い.病巣は大きいため,出血性梗塞を生じるリスクも高い.
- アテローム血栓性と心塞栓性では比較的大きな病巣になるのに対して,ラクナ(図 I-7)は病巣が小さいことが特徴である.穿通枝領域の径 15 mm 以下の小梗塞とされている.ラクナ梗塞は多発することも少なくない.陳旧性病巣や血管周囲腔との鑑別が困

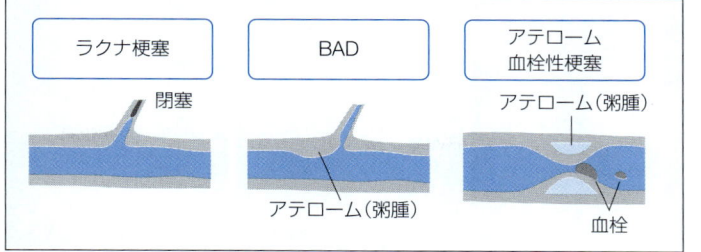

図 I-8 BAD の血管病変のイメージ
ラクナ梗塞は穿通枝の末梢部に病変があることに対して，BAD では主幹動脈からの分岐部に病変を生じている．

難な場合もあり，急性期病変の確認には拡散強調画像(DWI)が有用である．

- その他の分類には BAD(branch atheromatous disease)が含まれる．BAD では主幹動脈と穿通枝の分岐部に病巣があることが特徴である(図 I-8)．これはテント上ではレンズ核線条体動脈，テント下では傍正中橋動脈に生じることが多い．
- 本邦での BAD の発生頻度は比較的高く，レンズ核線条体動脈病巣の 43.6％，傍正中橋動脈領域の 50.9％を占めるとしている報告もある[1]．そしてレンズ核線条体動脈領域の 30.1％，傍正中橋動脈領域の 43.6％で入院後に症状が増悪したとされている[1]．このように症状増悪のリスクが大きいため，ラクナと鑑別することは臨床的に重要である．画像上はラクナと類似するが，ラクナと比較して病巣は大きく細長いことが特徴である．レンズ核線条体動脈の病巣では 3 スライス以上(頭尾方向に 20 mm 以上)にわたる病巣を示す(図 I-9)．傍正中橋動脈の病巣では橋底部腹側に接して橋背側に伸びる病巣を示す(図 I-1)．
- 橋の腹側には錐体路があり麻痺を生じやすい(図 I-3d)．

脳出血

- 脳出血は CT にて高信号を呈する．MRI は時間の経過とともに血腫の信号強度は複雑に変化し，浮腫の影響を大きく受けるために脳出血の評価には適さない．脳出血の好発部位は，被殻や視床である．被殻や視床は内包後脚と接しているため麻痺を生じやす

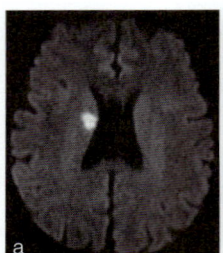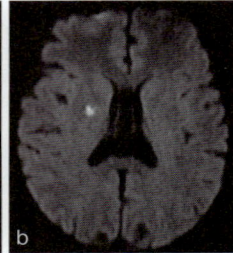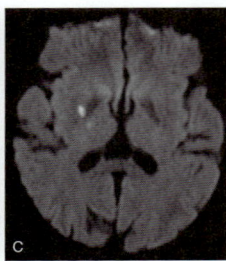

図 I -9　BAD の MRI

外側線条体動脈に生じた BAD の拡散強調画像(DWI). 上記のラクナ梗塞と類似しているが, 3 スライスにわたり梗塞が広がっている. ラクナと比較して症状増悪を生じやすいため, 急性期のリハにあたっては注意が必要である. BAD は橋に生じることもあり, 図 I -1 のような画像を呈する.

い(図 I -3c). また視床出血では感覚障害や異常感覚を残存しやすく, これはリハの阻害因子となるものである. そして脳幹の出血では片麻痺や感覚障害のみでなく, 眼球運動障害や嚥下障害, 構音障害などの脳神経障害を生じることも少なくない. さらに脳幹網様体の損傷により意識障害を呈することもある.

- 脳出血後は発症から数日で血腫の周囲に浮腫を伴うようになる. 発症後数日間は血腫の増大, および水頭症に注意が必要である.
- 時間の経過とともに血腫が吸収される. CT では血腫の辺縁部から信号強度が低下する. 完全に吸収されるまでの期間は血腫の大きさに依存する.
- 脳出血症例では発症後 CT が複数回撮影されることが多いため, これらの所見に注意して画像を評価する.

くも膜下出血

- くも膜下出血の原因としては脳動脈瘤の破裂が大部分を占める. そのほかに脳動静脈奇形, もやもや病, 高血圧性脳出血, 硬膜動静脈瘻, 脳腫瘍, 脳動脈解離などが原因となることもある. 脳動脈瘤の部位としては前交通動脈の分岐部に多くみられる. CT にて, くも膜下腔の血腫を確認することにより診断する. 出血の重症度判定は Fisher 分類で行われる. これは血腫の量や分布により Group 1～4 までの 4 段階に分類するものである. 数値が大きいほど重症であることを意味する. 発症後数日経過すると血腫は

髄液にて流出し，確認が困難となる．このためくも膜下出血の有無や重症度判定には発症直後の CT を観察するべきである．
- くも膜下出血後は水頭症や脳血管攣縮による脳梗塞に注意が必要である．脳出血と同様に CT でフォローされることが多いため，画像にてこれらが生じていないか観察する必要がある．特に経過中に意識レベルの低下や精神機能の低下を生じた際には注意を要する．Fisher Group 3 以上では脳血管攣縮の発生リスクが大きいため，注意が必要である．

血管の評価

- 脳血流の障害されている範囲，血流の安定性を考察するうえで，脳の血管の状態を評価することも重要である．脳の動脈は大きく前方循環と後方循環に分類される．
- 前方循環は内頸動脈から栄養され，後方循環は椎骨脳底動脈系から栄養される．両者は後交通動脈により連絡し，動脈輪を形成している(図 I-10)．このため主要な血管が閉塞した際にも側副血行路が形成され，脳の血流はある程度温存される．
- NINDS 分類では障害された血管より分類されている(表 I-10)．画像所見やカルテの情報から動脈の障害された部位を把握し，そこから想定される症状や予後を考察する．
- 脳の動脈の評価には MR angiography(図 I-11)が使用されることが多い．これは MRI を利用した検査であり，造影剤を使用せずに血管の評価をすることが可能である．くも膜下出血における動脈瘤の評価など，詳細な所見が必要な場合は造影剤を使用した血管造影を実施する．

合併症の画像診断

- 脳卒中は経過中に脳卒中再発などの合併症を生じる．脳卒中再発の他に注意すべき合併症として出血性梗塞や水頭症がある．これらの発生の有無の評価には CT が有用である．

出血性梗塞(図 I-12)
- 梗塞に陥った組織に血流が再開することにより，浮腫や出血を生じることがある．出血性梗塞は塞栓性梗塞で頻度が高く，時期としては脳梗塞発症から 2〜5 日後が多い．また血栓溶解療法の際

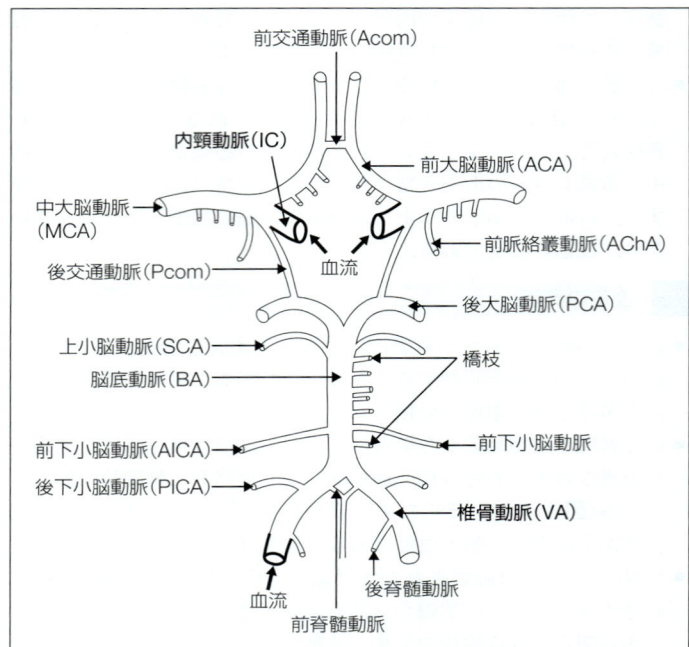

図 I-10 動脈輪

内頸動脈より栄養される前方循環と椎骨動脈から栄養される後方循環に分類される．両者は後交通動脈により連絡し，図のような動脈輪を構成する．これによりいずれかの動脈が閉塞した際には側副血行路が機能することとなる．

表 I-10 NINDS 分類による血管の分類

内頸動脈	中大脳動脈 前大脳動脈
椎骨脳底動脈	椎骨動脈 脳底動脈 後大脳動脈

これに従って障害された血管の部位を分類する．

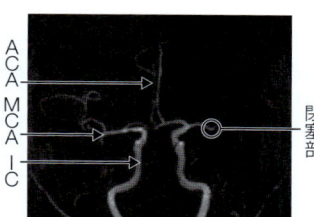

図Ⅰ-11　MRA：MR angiography
左の中大脳動脈が閉塞している．主幹動脈のアテロームであり，急性期の症状増悪に注意を要する．

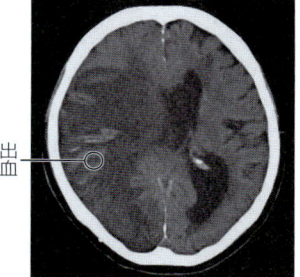

図Ⅰ-12　出血性梗塞
心原性塞栓によるMCA領域の広範な梗塞である．CTにて同領域の低吸収域を認める．梗塞巣内に部分的に高吸収域が存在し，出血を生じていることが観察できる．浮腫により軽度のmidline shiftも生じている．

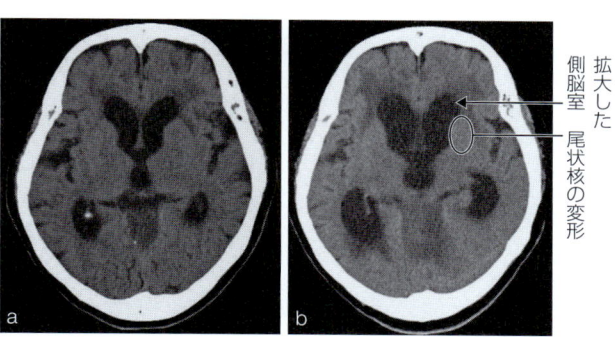

図Ⅰ-13　水頭症
CT画像．水頭症発生前(左図)と比較して，水頭症発生後(右図)は側脳室の拡大が著明である．尾状核部の変形(圧排)も参考となる．

にも発生のリスクがある．出血巣が大きい場合は症状の増悪を生じることがある．

水頭症

- 脳出血やくも膜下出血症例に多くみられる．脳出血発症後，数時間から数日で発生する．意識レベル低下，歩行障害，失禁などが

出現・増悪した場合は水頭症を疑う必要がある．画像上，側脳室の拡大を認める(図 I-13)．

文献
1) 星野晴彦，他：Branch atheromatous disease における進行性脳梗塞の頻度と急性期転帰．脳卒中 33：37-44, 2011

〔宮越浩一〕

3 脳梗塞

定義

- 脳梗塞とは脳を栄養する動脈の閉塞が原因で，脳虚血を来し脳組織が壊死した状態をいう．
- 脳組織が壊死することでさまざまな神経脱落症状(麻痺や失語など)を来す．
- 神経脱落症状は24時間以内で消失すればTIA(一過性脳虚血発作)という．

分類

- TOAST分類(表Ⅰ-11)[1]，NINDS分類が有名である．
- 機序別の特徴を表Ⅰ-12に示した．
- 特殊な脳梗塞にBAD(branch atheromatous disease)や脳動脈解離がある．
- BAD：主幹動脈(ICA，MCA，BA，VA)*から分岐する穿通枝動脈の動脈硬化が原因で脳梗塞を発症する．
  好発血管：レンズ核線条体動脈，傍正中橋動脈．
- 脳動脈解離：頭蓋内血管(特に椎骨動脈や前大脳動脈)の動脈解離は日本人に多い．頭痛・頸部痛で発症することがある．

診察

A バイタル

- 血圧，脈拍(整または不整)，経皮的酸素飽和度(SpO_2)，体温．
- 血圧の左右差の確認が重要である(大動脈解離が原因の脳梗塞では左右差がある可能性がある)．
- 心房細動は脈拍が不整である．

---

* ICA：internal carotid artery(内頸動脈)，MCA：middle cerebral artery(中大脳動脈)，BA：basilar artery(脳底動脈)，VA：vertebral artery(椎骨動脈)．

表I-11 TOAST分類

1. アテローム血栓性脳梗塞
2. 心原性脳塞栓
3. ラクナ梗塞
4. その他の原因
5. 原因不明

(Adams HP, et al : Classification of subtype of acute ischemic stroke. Definitions for use in a multicenter clinical trial. TOAST. Trial of Org 10172 in Acute Stroke Treatment. Stroke 24 : 35-41, 1993)

表I-12 機序別の特徴

	アテローム血栓性脳梗塞	心原性脳塞栓症	ラクナ梗塞
危険因子	高血圧,脂質異常症,糖尿病,喫煙,アルコール	心房細動,低心機能	高血圧
機序	太い血管(主幹動脈)の動脈硬化	心臓内でできた血栓が脳に飛散	穿通枝動脈の閉塞
特徴	・徐々に症状が進行することがある ・他の血管狭窄(冠動脈など)を合併することがある ・内頸動脈狭窄症が原因であることが多い	・突然発症する ・重症になることが多い	・運動麻痺や感覚障害だけの場合がある

B 理学所見
- 頸部雑音,肺音,心音,腹部診察.
- 頸部雑音は内頸動脈狭窄の有無に役立つ.

C 神経学的診察
- 通常の神経診察に加えて NIHSS(NIH stroke scale)を用いて評価する.
- NIHSS は『重症度評価』の項,56 ページを参照.

検査

- 採血:血算,生化学,肝機能,腎機能など
- LDL コレステロール,HDL コレステロール,血糖,HbA1c など
- 心電図・ホルター心電図:不整脈(心房細動など)や心筋虚血の評価

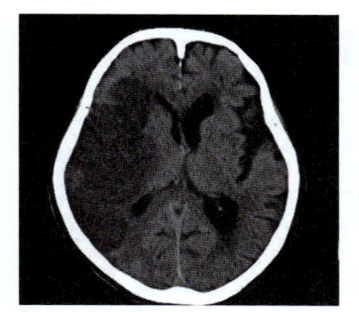

図Ⅰ-14 頭部 CT
右大脳半球が低吸収(黒)を認める.

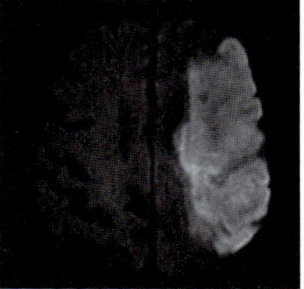

図Ⅰ-15 頭部 MRI-DWI
左大脳半球に高信号域(白)を認める.

- 胸部 X 線:心肥大や上縦隔(大動脈瘤)の評価
- 超音波検査:頸動脈エコー検査,経胸壁心エコー検査,経食道心エコー検査など
- 頭部 CT:脳梗塞巣は低吸収域になる(図Ⅰ-14).
- 頭部 MRI/MRA:DWI(拡散強調画像)で脳梗塞巣は高信号域になる(図Ⅰ-15).

脳梗塞の診断

脳梗塞診断の流れ(図Ⅰ-16)

脳梗塞の治療

A 急性期治療

- rt-PA(アルテプラーゼ)・血管内治療・抗血栓療法がある.適応条件を図Ⅰ-17 に示した.

1. rt-PA 投与(経静脈的)
- 発症 4.5 時間以内のすべての脳梗塞患者に適応.
- 0.6 mg/kg(34.8 万国際単位/kg)を 1 時間で投与.
- 投与後 24 時間は他の抗血栓薬は使用できない.
- 投与後 24 時間は頻回の神経症候チェックとバイタル測定が必須.
- 副作用:出血.

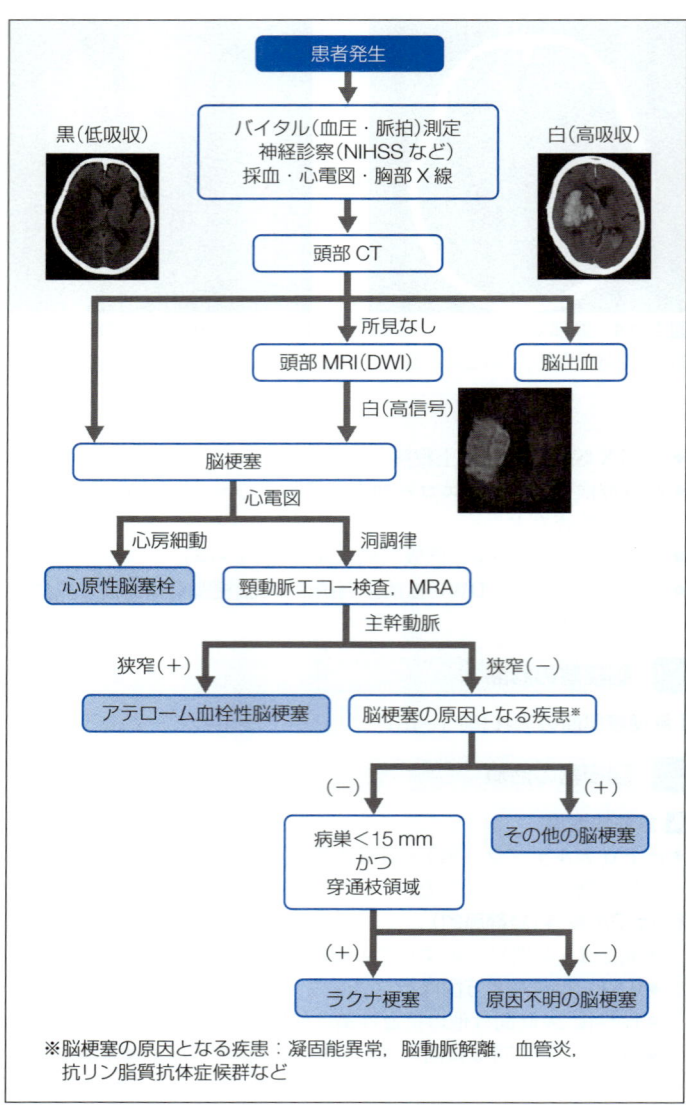

図Ⅰ-16 脳梗塞診断の流れ

```
患者発生
  ↓
バイタル（血圧・脈拍）測定
神経診察（NIHSS など）
採血・心電図・胸部 X 線
  ↓
頭部 CT ──所見なし──→ 頭部 MRI（DWI） ──→ 脳出血
                         ↓白（高信号）
                       脳梗塞
                         ↓心電図
         ┌──心房細動──┴──洞調律──┐
    心原性脳塞栓        頸動脈エコー検査，MRA
                              ↓主幹動脈
                    ┌狭窄（＋）──┴──狭窄（－）┐
          アテローム血栓性脳梗塞    脳梗塞の原因となる疾患※
                                    ↓
                            ┌（－）──┴──（＋）┐
                    病巣＜15 mm            その他の脳梗塞
                    かつ
                    穿通枝領域
                        ↓
                ┌（＋）──┴──（－）┐
            ラクナ梗塞        原因不明の脳梗塞
```

左側：黒（低吸収）／右側：白（高吸収）

※脳梗塞の原因となる疾患：凝固能異常，脳動脈解離，血管炎，抗リン脂質抗体症候群など

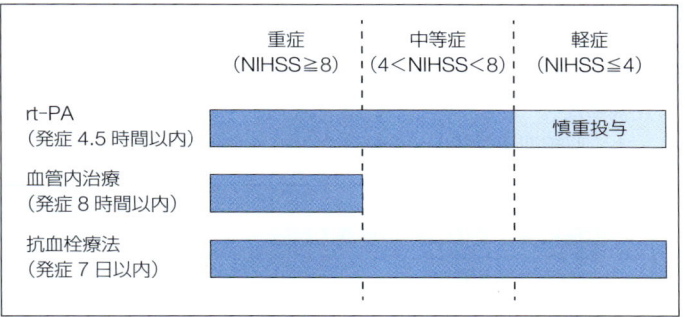

	重症 (NIHSS≧8)	中等症 (4<NIHSS<8)	軽症 (NIHSS≦4)
rt-PA (発症 4.5 時間以内)	■■■■■■■■■■	■■■■■■■■■■	慎重投与
血管内治療 (発症 8 時間以内)	■■■■■■■■■■	■■■■■	
抗血栓療法 (発症 7 日以内)	■■■■■■■■■■	■■■■■■■■■■	■■■■■■■■■■

図 I-17　脳梗塞の重症度と治療適応

2. 血管内治療（カテーテル治療）

- 発症後 8 時間以内の主幹動脈閉塞（ICA, MCA, BA, VA）に適応.
- rt-PA 投与後でも治療可能.
- 現在 Merci リトリーバー，Penumbra システムが使用可能（今後もさまざまな機器が導入される予定）.

3. 抗血栓療法

1）心原性脳塞栓症以外の脳梗塞

- アスピリン（160～300 mg/日）が推奨[2]．
- オザグレルナトリウムやアルガトロバンの点滴薬もある．
- 複数併用して投与することがある．

2）心原性脳塞栓症

- ヘパリン持続投与を行うことが多い．
- 広範な脳梗塞では発症初期は行わないことがある．

4. 脳保護療法

- 脳虚血で発生する有害物質（活性酸素など）の産生抑制することで脳を保護する．
- 代表薬：エダラボン（ラジカット®）．

B 全身管理

1. 血圧管理
- 特別な疾患（心不全・腎不全・大動脈解離）の合併がなければ，血圧基準は

    収縮期圧＞220 mmHg または拡張期圧＞120 mmHg

> **ここがポイント！**
> ―血圧に関してのコール基準の目安―
> - 上記血圧を超える．
> - 血圧上昇に伴う症状（頭痛など）がある．
> - 新たな神経症状が出現．

2. 酸素飽和度（SpO_2）
- $SpO_2 \geq 95\%$ を維持することが望ましい[3]．

3. 輸液管理
- 尿量や皮膚の状態を確認して脱水に注意する．

4. 安静度
- 脳梗塞急性期は症状が動揺しやすい．
- 症状の状態を見て早期に離床を進める（詳細は『急性期の離床基準』の項，115 ページを参照）[2]．
- 広範な脳梗塞患者では，頭蓋内圧低下目的で 15～30 度にベッドアップする．

C 再発予防

1. 抗血栓療法（抗血小板薬，抗凝固薬）

1) 抗血小板薬
- 非心原性脳梗塞の再発予防に使用．
- 副作用に注意する（表 I-13）．

2) 抗凝固薬
- 心原性脳塞栓症の再発予防に使用．
- 再発リスクの指標として，$CHADS_2$ スコア（表 I-14）[4]が有名．

(1) ワルファリン
- PT-INR で用量調節

    70 歳以下→ PT-INR 2.0～3.0 が目標
    70 歳以上→ PT-INR 1.6～2.6 が目標

表 I-13 抗血小板薬と注意するべき副作用

名称	注意するべき副作用
アスピリン（バイアスピリン®）	消化管（特に胃）からの出血
クロピドグレル（プラビックス®）	皮下出血（血小板減少性紫斑病）
シロスタゾール（プレタール®）	頭痛（特に内服早期に出現しやすい），頻脈

表 I-14 CHADS₂ スコア

	危険因子	点数
C	congestive heart failure（慢性心不全）	1
H	hypertension（高血圧）	1
A	age（年齢≧75 歳）	1
D	diabetes mellitus（糖尿病）	1
S	stroke/TIA（脳卒中／一過性脳虚血発作）	2

合計 6 点で，点数が高くなれば脳梗塞の再発率も高くなる．

- 食事に注意（納豆は禁忌）
- (2) 新規経口抗凝固薬
- 代表薬：ダビガトラン（プラザキサ®），リバーロキサバン（イグザレルト®），アピキサバン（エリキュース®）
- NVAF（非弁膜症性心房細動）*の再発予防に適応．

D 外科的治療

- 内頸動脈狭窄症が原因のアテローム血栓性脳梗塞で適応がある．
- CEA（頸動脈内膜剝離術）と CAS（頸動脈ステント術）がある．

文献

1) Adams HP, et al：Classification of subtype of acute ischemic stroke. Definitions for use in a multicenter clinical trial. TOAST. Trial of Org 10172 in Acute Stroke Treatment. Stroke 24：35-41, 1993
2) 篠原幸人，他（編）：脳卒中治療ガイドライン 2009．協和企画，2009
3) Jauch EC, et al：Guidelines for the early management of patients with acute

---

＊NVAF（非弁膜症性心房細動）：リウマチ性僧帽弁疾患，人工弁および僧帽弁修復術の既往を有さない心房細動．

ischemic stroke : a guideline for healthcare professionals from the American Heart Association/American Stroke Association. Stroke 44 : 870-947, 2013
4) Gage BF, et al : Validation of clinical classification schemes for predicting stroke : results from the National Registry of Atrial Fibrillation. JAMA 285 : 2864-2870, 2001

(西村寿貴)

4 脳出血

脳出血とは

- 脳を栄養する血管が破綻し，脳内に出血したもの．ICH（intracerebral hemorrhage）と略されることもある．
- 脳出血は脳卒中のなかで脳梗塞の次に多く，脳卒中の17％を占める[1]．日本での発症頻度は年間10万人あたり50～100人で2011年の死亡率は10万人あたり27人である[2]．
- 脳出血の82％は高血圧性であり，60～70歳代に多い[1,3]．高血圧性脳出血は脳の深部を栄養する細い動脈（穿通枝）から出血したものである．高血圧により穿通枝の血管壁が変性し微小動脈瘤が形成され，これが破綻することで出血すると考えられている．
- 高血圧性脳出血の危険因子は年齢，男性，高血圧，喫煙，アルコール摂取，コレステロール低値・LDL低値，中性脂肪低値，抗血栓療法（アスピリン，クロピドグレルなどの抗血小板薬，ワルファリン，ヘパリンなどの抗凝固薬の使用）などがある[4]．
- 若年者では脳動静脈奇形やもやもや病，高齢者ではアミロイドアンギオパチーなど特殊な原因も考慮する必要がある．その他の原因としては脳動脈瘤破裂，脳腫瘍などがある．

> **ここがポイント！**
> - 脳出血は脳卒中で脳梗塞の次に多い．
> - 脳出血の原因のほとんどが高血圧性である．

脳出血の症状

- 出血の部位により症状は異なる（麻痺，感覚障害，言語障害，視野障害，半側空間無視など）（表I-15）．臨床症状の理解には脳の機能解剖の知識が重要となる（『脳卒中概論』の項，6ページ参照）．出血の部位のみでは説明がつかない症状もあり，診察により神経所見を確認する必要がある．

表I-15 脳出血の部位と症状

出血部位	症状
被殻:レンズ核線条体動脈からの出血	反対側の片麻痺・感覚障害・同名半盲,病側への共同偏視
視床:視床穿通動脈・視床膝状体動脈	反対側の感覚障害・片麻痺,優位半球なら失語・非優位半球なら無視,内下方への共同偏視,視床痛(慢性期)
皮質下	出血部位により大きく異なる(反対側の感覚障害・片麻痺・視野障害,失語・失認・失行など),けいれん発作
橋	意識障害,感覚障害,四肢麻痺,顔面麻痺,構音障害,縮瞳,呼吸障害
小脳	強い頭痛,嘔吐・めまい,起立・歩行障害,病側の四肢失調(片麻痺はないことが多い),縮瞳,病側への注視麻痺,脳幹の圧迫により意識障害を来す

- 血腫が大きければ頭蓋内圧亢進症状(頭痛・嘔吐,視力低下,意識障害)がみられるが,小出血ではみられないことも多い.血腫が大きければ脳ヘルニアとなり致命的となる.
- 発症時の神経所見は数分〜2, 3時間で進行する[5].くも膜下出血や脳塞栓症と異なり,突然症状が出現せず,発症時に症状が最も強いわけではない.
- 脳出血後に生じる脳浮腫や水頭症によっても頭蓋内圧亢進症状がみられる.
- 高血圧性脳出血の出血部位は被殻35〜50%,視床10〜25%,小脳5〜15%,橋5〜10%,皮質下15〜30%である[1,3,5].

> **ここがポイント!**
> ―脳出血の症状―
>
> - 出血の部位により異なる.高血圧性脳出血は被殻や視床に多く,麻痺や感覚障害がみられることが多い.
> - 頭蓋内圧亢進による症状(大きな血腫,広範な脳浮腫,水頭症):頭痛,嘔吐,意識障害.

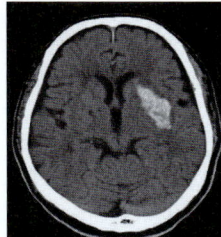

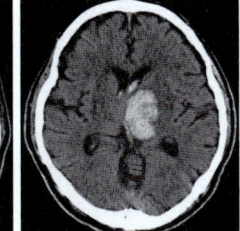

A 左被殻出血　　　　　B 脳室穿破を伴った左視　C 脳室穿破を伴った左小
　　　　　　　　　　　　床出血　　　　　　　　脳出血

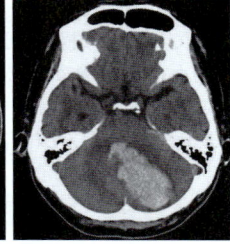

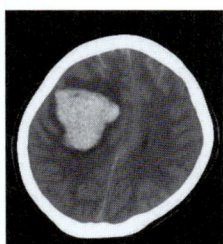

D 右前頭葉皮質下出血　E 橋出血

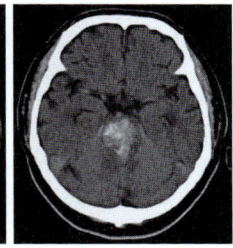

図Ⅰ-18　高血圧性脳内出血のCT
白く見える部位が血腫.

脳出血の診断

- 脳出血により形成された血液のかたまりを血腫という．時間が経つにつれて血腫が大きくなったり，周りに脳浮腫がみられることがある．
- 診断は主に頭部単純CT(図Ⅰ-18)で行われる．脳出血急性期であれば血腫は一般的にCTで高吸収域となる(白く見える)．また，血腫の周りにCTで低吸収域(黒く見える)がみられることがあり，これは脳浮腫である．血腫は慢性期には低吸収(黒く見える)になる．
- 血腫量は縦(最大径)×横(最大径と90度の方向での最大径)×高さ×1/2(mL)で推計される．
　→血腫の部位，大きさ，脳室穿破(脳室のなかに血液が流れ込む

こと），脳浮腫，脳ヘルニアの有無を確認する．2回目以降の検査では前回の検査と比較することが重要である．
- 出血の原因検索が必要な場合には MRI や造影 CT，脳血管撮影などが行われる．
- MR では撮像方法(T1，T2，FLAIR，T2*，DWI などさまざまなシークエンスがある)や血腫の時期(急性期，亜急性期，慢性期)により血腫の信号(見え方)は大きく異なる．

> **ここがポイント！**
> ―脳出血の CT 所見のチェックポイント―
>
> - 血腫の部位，大きさ，脳室穿破(脳室のなかに血液が流れ込むこと)，水頭症，脳浮腫，脳ヘルニアの有無を確認する．
>   ① 血腫(白く見える)はどこにあるか？　血腫の部位からどのような症状が予測されるか？
>   ② 血腫の周囲の脳浮腫(黒く見える)はどの程度か？
>   ③ 脳室内に血腫がみられるか(脳室に穿破しているか)？　脳室の拡大(水頭症)はあるか？
>   ④ 前回の検査と比較し血腫の大きさ，脳室の大きさ，浮腫の範囲に変化はないか？

脳出血の治療

- 急性期管理の目的は血腫増大，脳浮腫の増悪および頭蓋内圧の上昇による症状の悪化を防ぐことである．
- 脳出血による二次性の局所的脳虚血と血腫増大を最小限にすることが重要である．

内科的治療

- 血腫増大の防止：血圧管理が最も重要である．血圧 160/90 mmHg(AHA ガイドライン[5])以下または 180/105 mmHg 以下(脳卒中治療ガイドライン 2009[4])を目標に降圧する．
- 脳浮腫の改善・頭蓋内圧の低下：大きな脳出血で頭蓋内圧亢進を伴う場合には高張グリセロール(場合によってはマンニトール)静脈投与を行う．ベッドを 30 度まで挙上すると頭蓋内圧が低下する(血圧低下に注意)(脳卒中治療ガイドライン 2009[4])．

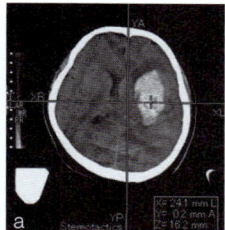

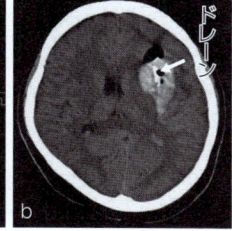

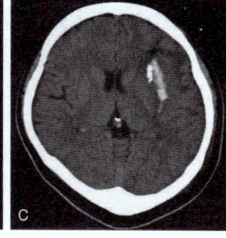

図Ⅰ-19 定位的血腫除去術
a：頭部CTで目標点を設定し座標を確認（右下のX, Y, Z）．b：目標点にドレーン先端を留置．c：2日後，血腫は著明に減少している．

- けいれんがみられる患者には抗けいれん薬を使用する．
- 内科的合併症（糖尿病，肺炎，心不全，腎疾患，消化管出血など）がみられることが多い．深部静脈血栓症および肺塞栓の予防のため弾性ストッキングや間欠的空気圧迫法を行う．

外科的治療

- 手術適応：優位半球に大きな血腫がみられる症例では手術により血腫を除去しても機能予後はきわめて不良であることが多い．
- 手術方法

①開頭血腫除去術：全身麻酔下に開頭して血腫を除去する．被殻出血や皮質下出血，小脳出血が適応となる．脳圧が高い場合には減圧したままにする（骨弁を戻さない）（減圧開頭術）．

②定位的血腫除去術：局所麻酔下で施行することが多い．専用の器具で患者の頭部を固定してCTを行い，目的とする座標を設定する（図Ⅰ-19）．手術室で穿頭を行い目的とする位置にドレーンを誘導し血腫を吸引する．

③内視鏡を用いての血腫除去術：血腫腔を確認しながら血腫を吸引する．局所麻酔下に行うことができる．

④脳室ドレナージ術：水頭症を呈した症例に対して，局所麻酔下に穿頭を行い脳室にドレーンを留置し脳脊髄液を排除して頭蓋内圧を低下させる．

> **ここがポイント！**
> ―脳出血の急性期治療―
>
> - 血腫増大，脳浮腫の増悪および頭蓋内圧の上昇による症状の悪化を防ぐのを目的として以下のことを行う．
>   ①血腫の増大を予防する→血圧管理
>   ②脳浮腫の拡がりを抑える→グリセロール投与
>   ③頭蓋内圧を下げる→頭部挙上，グリセロール投与，血腫除去術
>   ④水頭症を改善させる→脳室ドレナージ術

増悪のリスク，その際の所見

- 入院後に症状が増悪する原因としては，血腫の増大，脳浮腫の増悪，水頭症の進行がある．また，感染（肺炎・尿路感染）などによる発熱や心不全なども意識障害の悪化の一因となる．48時間以内の早期の神経所見の悪化はまれではない．
- 血腫の増大・脳浮腫の増悪→局所症状（麻痺，失語など）の悪化，頭蓋内圧亢進．血腫の増大は発症後6時間以内に多い．脳浮腫は発症後7〜12日目まで認められ，最初の48時間で最も速く広がる．
- 水頭症の進行→頭蓋内圧亢進．脳室内に血腫がみられる場合には水頭症を来す可能性がある（頭蓋内圧亢進症状：頭痛・嘔吐，視力低下，意識障害．進行すれば脳ヘルニアとなり死亡する）．

> **ここがポイント！**
> ―脳出血の症状増悪：局所症状の悪化，意識障害の進行―
>
> - 脳卒中の症状増悪の原因として，血腫の増大，脳浮腫の増悪，水頭症の進行などがある．
> - 全身合併症も増悪因子となりうる．

脳出血の予後・再発とその予防

- 予後は部位・血腫の大きさ，意識レベル，年齢，病前の状態によるとされる（血腫量60 mL以上または意識レベルGCS 8以下では30日以内の死亡率91%[5]）．

- 30日以内の死亡率は35〜52％で,その約半分は発症後48時間以内に起こる[5].機能的に自立する患者は12〜39％である.
- 脳出血の再発率は年間2〜5％で初回の出血から2年以内に多い.
- 最も重要なリスクファクターは血圧管理の不良であり,退院後の高血圧の治療および危険因子の管理を目的とした生活指導が重要となる[4,5].

> **ここがポイント！**
> ―脳出血の予後・再発―
> - 血腫が大きく,意識障害が重篤であるほど予後は悪い.
> - 再発の予防には血圧管理が重要.

高血圧性以外の出血

- 急性期の内科的治療については上記と類似する点も多いが,出血の原因に応じた対応を要する.手術についても高血圧性脳出血と大きく異なり,血腫除去術だけではなく出血源となった病変の止血処置ないし摘出が必要となる場合がある(脳動脈瘤,脳動静脈奇形,硬膜動静脈瘻,脳腫瘍に対しては手術,抗凝固薬内服中であれば抗凝固薬のリバースなど).

セラピストが注意すべきこと(症状やバイタルサインなど)

- 脳出血では出血部位に特異的な神経症状を示すが,脳浮腫や遠隔部位での脳代謝・脳血流の低下により出血部位のみでは説明のつかない神経症状を認めることも多い.リハを開始する際には神経症状を正確に評価し,改善に向けたリハを計画することが重要である.また,高次脳機能障害を認める例も多く,この場合には認知リハも必要となる.
- 臨床的に安定している脳出血患者では早期の離床とリハが推奨される[4]が,血圧変動,神経所見・画像所見の変化には注意を要する.
- 離床の際には血圧の上限は初期は収縮期160 mmHg程度,術直後は150 mmHg程度とし,以降160〜180 mmHg程度とすることが多い.

- 術後でも意識障害が軽度であればできるだけ早期に離床を開始する．ドレナージが留置されていても座位練習などは積極的に行い，本格的な介入はドレナージ抜去後とする．
- 詳細は『リスク管理』の項，103ページを参照されたい．

> **ここがポイント！**
> ―セラピストが注意すべきこと―
> - 血圧変動，神経所見の変化に注意しながら，早期よりリハを行う．
> - 術後・ドレナージ留置中であっても可及的に介入する．

文献

1) 小林祥泰(編)：脳卒中データバンク 2009．pp129-148，中山書店，2009
2) 厚生労働省：平成23年(2011)人口動態統計(確定数)の概況．2012
3) 太田富雄(総編集)：脳神経外科学．改訂11版，pp702-722，金芳堂，2012
4) 篠原幸人，他(編)：脳卒中治療ガイドライン 2009．pp130-179，272-340，協和企画，2009
5) Morgenstern LB, et al : Guidelines for the management of spontaneous intracerebral hemorrhage : a guideline for healthcare professionals from the American Heart Association/American Stroke Association. Stroke 41 : 2108-2129, 2010

（前川秀継）

5 くも膜下出血

くも膜下出血の急性期治療，再発率

A 初期治療
- 初期治療においては再出血の予防および全身状態の改善が最重要となる．そのため不必要な刺激を避け集中治療室にて安静を保ちつつ全身管理を行う（表Ⅰ-16）．

B 治療目的
- 破裂脳動脈瘤における治療目的は再破裂の予防である．
- 破裂した動脈瘤は再破裂を来す危険性が高く，外科的治療あるいは血管内手術が必要．
- 脳内出血と異なり保存的治療は再破裂予防には無効であり，出血が少量であっても手術加療が必要である．
- 急性水頭症を伴っていれば脳室または腰椎ドレナージ，脳内血腫を伴っていれば血腫除去術を施行．

C 再破裂（表Ⅰ-17）
- 初回出血と再破裂が予後不良の2/3を占め，最大の予後不良因子であるため，再破裂予防はきわめて重要．

表Ⅰ-16 病態に応じた対処

頭痛，嘔吐	適宜鎮痛薬，制吐薬を投与
高血圧	収縮期血圧を120〜130 mmHg程度に保つ（発症直後は高血圧を呈していることが多いため降圧薬持続投与）
不穏	安静が保てないようであれば少量の鎮静薬を持続投与
けいれん	けいれん発作を来していなくとも脳実質障害を伴っていれば予防的に抗けいれん薬を使用（けいれん発作は再破裂の原因となる）
呼吸不全	酸素を投与しSpO_2 98%以上を目標とする
	再破裂を避けるため気管内挿管や人工呼吸器導入の際は鎮静薬や筋弛緩薬を使用
頭蓋内圧亢進	高浸透圧利尿薬を用い頭蓋内圧をコントロール

表 I-17 再破裂率

発症24時間以内	くも膜下出血症例の3～4%[1]，特に発症6時間以内の早期や重症例に多い ＊発症6時間以内の脳血管撮影中の再破裂率は4.8%と高い
発症1か月以内	くも膜下出血症例の20～30%
発症3か月以降	年間3%[2]

> **脳卒中治療ガイドライン 2009 より**
>
> - 破裂脳動脈瘤では再出血の予防がきわめて重要であり，予防処置として開頭による外科的治療あるいは開頭を要しない血管内治療を行う（グレードA）．
> - 重症でない例（重症度分類＊のGrade I～III）では，年齢，全身合併症，治療の難度などの制約がない限り，早期（発症72時間以内）に再出血予防処置を行う（グレードB）．
> - 比較的重症例（重症度分類のGrade IV）では，患者の年齢，動脈瘤の部位などを考え，再出血予防処置の適応の有無を判断する（グレードC1）．
> - 最重症例（重症度分類のGrade V）では，原則として急性期の再出血予防処置の適応は乏しいが，状態の改善がみられれば再出血予防の処置を行う（グレードC1）．

〔篠原幸人，他（編）：脳卒中治療ガイドライン2009. pp182-213, 協和企画, 2009〕
＊表I-23参照.

D 予後

- くも膜下出血症例の1/3が死亡，1/3は重篤な後遺症を残し，1/3が社会復帰あるいは介護を要さない程度に回復．

> **ここがポイント！**
> ―くも膜下出血の管理―
>
> - 術前は安静とし再破裂予防に努める．
> - 手術は意識や神経所見を改善させるものではなく動脈瘤再破裂の予防が主目的．
> - 未処置の破裂動脈瘤はほぼ再破裂し致命的となる．

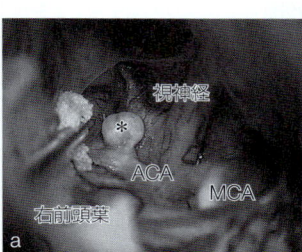

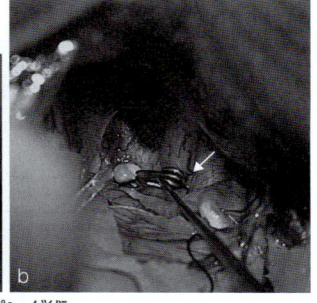

図 I-20 動脈瘤ネッククリッピング術
a：前交通動脈瘤
右経シルビウスアプローチによる術野．動脈瘤(＊)は前方へ project
ACA：anterior cerebral artery　前大脳動脈
MCA：middle cerebral artery　中大脳動脈
b：clipping 後
矢印：脳動脈瘤用チタンクリップ

手術適応と方法

A 手術適応

- 破裂脳動脈瘤の手術適応については「脳卒中治療ガイドライン 2009」[3]に詳述されている．グレード別に示されており，原則として Grade IV までが手術適応となる．Grade V は全身状態や年齢，既往歴，脳内出血や水頭症の有無などを勘案し個別に手術適応が検討される．
- 手術適応と判断された際には 72 時間以内の早期手術が推奨される(グレード A)．
- 搬入時すでに出血後 72 時間を過ぎている場合は血管攣縮の評価が必要．血管攣縮を来していれば発症から 2 週間ほど待機しての意図的晩期手術となる．待機の間は安静，血圧管理による再出血の予防を行いつつ血管攣縮に対する治療が必要．

B 手術方法

- 破裂脳動脈瘤に対しては外科的治療と血管内治療に大別される．

1. 外科的治療

- 一般的に動脈瘤ネッククリッピング術(図 I-20)が行われるが

表 I-18 血管内治療の適否

瘤内塞栓術適応	高齢者,重症例,全身合併症などにより開頭手術や全身麻酔のリスクが高い症例,多発動脈瘤(一度に治療が可能),頭蓋底や後方循環動脈瘤
瘤内塞栓術非適応	動脈瘤 neck 径が 4 mm 以上の wide neck 動脈瘤,dome/neck 比が 2 以下と dome に比べ neck の広い動脈瘤,動脈瘤径が 3 mm 以下の小型動脈瘤,大型・血栓化動脈瘤,血腫を伴う動脈瘤

＊中大脳動脈瘤は分枝血管が複雑で血管内治療には不向きとなることが多い

(グレード A),困難であれば動脈瘤壁を補強する動脈瘤被包術(コーティング術・ラッピング術)が行われる.
- これら動脈瘤直達手術が困難な場合には動脈瘤の前後 2 か所で親動脈を閉塞する動脈瘤トラッピング術や親動脈近位部閉塞術が行われる.親動脈閉塞時に虚血症状が危惧される症例においては,閉塞に先立ち側副血行路(バイパス)を作成する.

> 💬 **脳卒中治療ガイドライン 2009 より**
>
> - 一般的には脳動脈瘤頸部クリッピング術(ネッククリッピング)を行う(グレード A).
> - ネッククリッピングが困難な場合には動脈瘤壁を補強する動脈瘤被包術(コーティング術,ラッピング術)などを考慮する(グレード A).
> - 上記いずれもが困難な場合には,動脈瘤トラッピング術や親動脈近位部閉塞術も考慮する(グレード C1).

〔篠原幸人,他(編):脳卒中治療ガイドライン 2009.p199,協和企画,2009〕

2. 血管内治療(表 I-18)

- 動脈瘤の部位,形状,大きさからみて可能と判断される場合には瘤内コイル塞栓術(図 I-21)を施行する(グレード B).
- 外科的治療同様,瘤内塞栓術が困難な場合には親動脈閉塞術を考慮するが,虚血症状が危惧される症例においてはあらかじめバイパス術による側副血行路を作成する.
- 血管内治療は脳血管攣縮の時期であっても脳血管攣縮に影響を及ぼさず,また経皮的血管形成術や血管拡張術も行うことができる

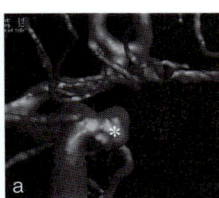

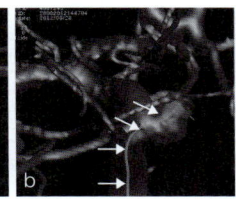

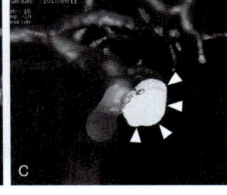

図Ⅰ-21　瘤内塞栓術
a：右内頸動脈瘤
動脈瘤（＊）は内側へ project
ICA：internal carotid artery　内頸動脈
b：マイクロカテーテル留置
動脈瘤内へマイクロカテーテル（→）を留置
c：コイル塞栓術後
矢頭：GDC コイル（Guglielmi detachable coil）

ため手術適応症例においてはできるだけ早期の治療が可能となる[4]．

> **ここがポイント！**
> ―脳動脈瘤の手術―
>
> - 手術適応は WFNS / Hunt & Kosnik Grade Ⅳ以下．
> - 治療は動脈瘤ネッククリッピング術と瘤内コイル塞栓術に大別される．

脳血管攣縮（表Ⅰ-19）

- 脳血管攣縮とはくも膜下出血発症 4〜14 日後に Willis 動脈輪を中心とした脳主幹動脈が狭窄，2 週間ほど持続したのち緩徐に回復してくる遅発性かつ可逆的な現象．
- 脳梗塞を生じれば脳血管攣縮の改善が得られても症状は不可逆的となる．その予防，診断，治療が重要である．
- 予防法や治療法においてはさまざまなエビデンスが報告されているが，実際にはこれらを組み合わせた施設ごとのプロトコールで脳血管攣縮対策が行われている．

表I-19 脳血管攣縮の概要

発症時期	くも膜下出血後4〜14病日,2週間ほど持続
頻度	血管撮影上脳血管攣縮を呈する症例：くも膜下出血の70% 臨床症状(脳虚血障害)を呈する症例：30%
原因	赤血球崩壊により(oxy-Hbからmet-Hbへ変化する過程で)フリーラジカルが産生され血管内皮細胞や血管平滑筋細胞を障害し血管収縮を惹起. その他,セロトニン,エンドセリン,ドパミン,トロンボキサンA2なども関与.
症状	神経症状に先行し頭痛,不穏,見当識障害を生じる. その後,意識レベル低下や脳局所症状を発症.
予防法	くも膜下腔内血腫洗浄による原因除去と脳血管収縮の予防が主.
治療法	内科的治療でも改善が得られない場合,選択的パパベリン塩酸塩動注療法や経皮的血管形成術などの血管内治療が行われる(図I-22).即効性を有する一方,持続は短時間であるため繰り返す必要がある. 合併症としてパパベリン塩酸塩自体による血管毒性やパパベリン塩酸塩析出結晶による血管閉塞などがある.

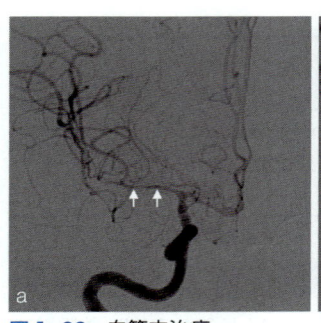

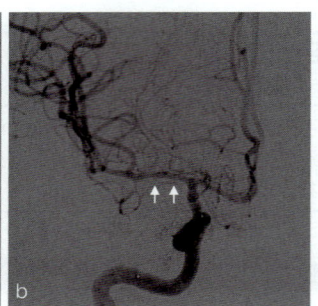

図I-22 血管内治療
a：脳動脈血管攣縮
矢印：右中大脳動脈狭窄
b：血管拡張術後
パパベリン塩酸塩投与後,右中大脳動脈狭窄は改善(矢印)

文献レビューより

脳血管攣縮の原因となるくも膜下腔内血腫除去法として,Kodamaら[5)]はウロキナーゼ,Ohmanら[6)]はt-PAの髄腔内投与の有用性を報告している.
Origitanoら[7)]は補液による循環血液量増加(hypervolemia),ドパミンによる収縮期血圧上昇・脳血流増加(induced hypertension),血液粘稠度低下による脳

表 I-20 くも膜下出血と脳梗塞・脳出血の違い

	くも膜下出血	脳梗塞・脳出血
発生機序	脳槽を走行する脳主幹動脈動脈瘤の破裂 基本的には脳実質外からの出血	脳実質内を走行する細い穿通枝や皮質枝の障害 破綻により脳出血，閉塞により脳梗塞となる
症状	局所神経症状を欠く 頭蓋内圧亢進症状（頭痛，嘔吐，意識障害）	脳実質が障害されることによる脳局所症状 片麻痺，失語症，半盲など

血流改善・脳血栓予防（hemodilution）の 3 者を triple H 療法と称し推奨している．

脳血管の収縮を抑制するため Barker ら[8]はカルシウム拮抗薬，Tokiyoshi ら[9]はトロンボキサン合成阻害薬（オザグレルナトリウム），貫ら[10]はミオシン軽鎖リン酸化酵素活性阻害薬（ファスジル塩酸塩）の全身投与を提唱している．

心拍出量を増加させ脳血液循環を改善させる方法として，Hadeishi ら[11]は塩酸ドブタミンを用いた hyperdynamic therapy の有用性を報告している．

くも膜下出血による障害

A 脳梗塞，脳出血との違い（表 I-20）
- 脳梗塞，脳内出血，くも膜下出血の 3 者を合わせ脳卒中と総称されるが，くも膜下出血はやや特殊な病態を有する．
- 動脈瘤の多くは脳槽内を走行する脳主幹動脈に存在する．そのため動脈瘤周囲には脳組織などの支持組織は存在せず，ひとたび動脈瘤が破裂すると出血の勢いは激烈となる．頭蓋内圧亢進と出血点周囲での凝固機転が作用することにより，ようやく止血が得られることとなる[12]．

B くも膜下出血に伴う頭部症状

1. 脳神経症状（表 I-21）
- 動脈瘤自体が直接神経へ接触することによる．

2. 脳内出血
- 動脈瘤破裂による出血が動脈瘤周囲脳実質を破綻．

3. 脳梗塞
- 巨大脳動脈瘤で瘤内血栓を伴う際，末梢領域に塞栓症を生じる．

4. 水頭症
- 脳脊髄液循環障害による．

表Ⅰ-21 動脈瘤部位別症状

動脈瘤部位	症状
内頸動脈-後交通動脈瘤	動眼神経障害(瞳孔散大→眼瞼下垂の順で出現)
内頸動脈-眼動脈瘤	視力・視野障害
前交通動脈瘤	視力・視野障害 視床下部動脈障害による脳梁吻側部・帯状回前部・視床下部梗塞 (記銘力低下,異常行動,性格変貌)
椎骨脳底動脈系動脈瘤	一過性の呼吸停止,心停止(脳幹障害),動眼・滑車・三叉・外転神経障害,下位脳神経障害

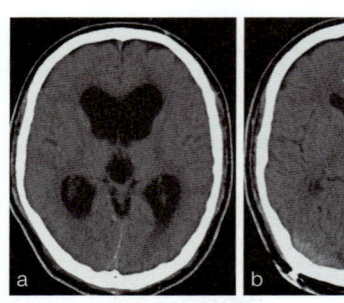

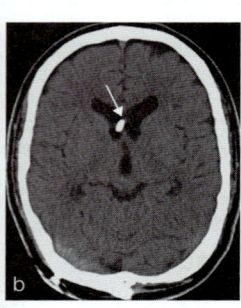

図Ⅰ-23 脳室腹腔短絡術
a:水頭症
b:脳室腹腔短絡術後
右後角穿刺による脳室腹腔短絡術(→). 術後脳室径は正常化.

- くも膜下出血の10〜37％に正常圧水頭症(NPH:normal pressure hydrocephalus)を発症.
- 髄液圧は180 mmH$_2$O以下と正常である一方,臨床的には認知症,歩行障害,尿失禁を呈し,画像上脳室拡大,脳室周囲白質低吸収を呈する.
- 診断が得られれば脳室腹腔短絡術あるいは腰椎腹腔短絡術を施行(図Ⅰ-23).

5. 硝子体出血(Terson syndrome;テルソン症候群)
- 頭蓋内圧亢進に伴う網膜中心静脈圧上昇により毛細血管が破綻し硝子体出血を来す.

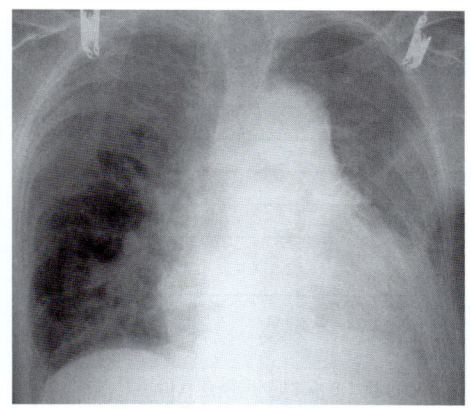

図 I-24 神経原性肺水腫

C くも膜下出血に伴う全身症状

1. タコつぼ心筋症[13]，致死的不整脈，神経原性肺水腫（図 I-24）
- 交感神経系の過緊張により心肺合併症を来す．
- 特に心電図異常はくも膜下出血患者の 80〜100％に認めるとされる．
- 神経原性肺水腫を認めれば利尿薬，ステロイド，人工呼吸器を用いた全身管理が必要となる．

2. 中枢性塩分喪失症候群（CSWS：cerebral salt wasting syndrome）
- 抗アルドステロン作用を有する BNP（brain natriuretic peptide：脳ナトリウム利尿ペプチド）分泌亢進による．
- 腎臓からナトリウムとともに水分が喪失し循環血液量減少および低張性脱水，低ナトリウム血症を生じる．
- 脳血管攣縮による脳虚血が助長されるため，水分およびナトリウム補充，鉱質コルチコイド投与が必要となる．

表Ⅰ-22 WFNS分類

Grade	GCS score	主要な局所神経症状(失語あるいは片麻痺)
Ⅰ	15	なし
Ⅱ	14〜13	なし
Ⅲ	14〜13	あり
Ⅳ	12〜7	有無は不問
Ⅴ	6〜3	有無は不問

> **ここがポイント!**
> ―くも膜下出血の特殊性―
>
> - 脳梗塞,脳内出血と異なり基本的には脳局所症状は生じない.
> - 視床下部および脳梁障害,水頭症を併発し高次機能障害を来す.
> - 虚血性心疾患や不整脈,肺水腫などの心肺合併症,多尿や低ナトリウム血症などの全身疾患を伴う.
> - くも膜下出血は脳梗塞や脳出血と比較してより複雑な病態を有するため,手術のみならず厳密な術前・術後管理が必要となる.

分類

- くも膜下出血の重症度を判定することにより,治療方針が決定されたり予後が推定される.
- 国際的にはWFNS(World Federation of Neurosurgical Societies;世界脳神経外科学会連盟)分類[14]やHunt and Kosnik分類[15]が広く用いられている.
- WFNS分類とHunt and Kosnik分類でGradeが一致しないこともあるが,共にGradeが高いほど予後は不良.
- Fisher分類[16]はCT scanにおけるくも膜下血腫量を評価したもので,脳血管攣縮を予測する指標である.

A WFNS分類(表Ⅰ-22)

- GCS(Glasgow Coma Scale)[17]に基づきGrade Ⅰ〜Ⅴの5段階に分類される.
- GCSの点数と運動麻痺の有無に従った客観的なGrade評価が可能となる.

表Ⅰ-23 Hunt and Kosnik 分類

Grade 0	未破裂の動脈瘤
Grade Ⅰ Grade Ⅰa	無症状か，最小限の頭痛および軽度の項部硬直をみる 急性の髄膜あるいは脳症状をみないが，固定した神経学的失調のあるもの
Grade Ⅱ	中等度から強度の頭痛，項部硬直をみるが，脳神経麻痺以外の神経学的失調はみられない
Grade Ⅲ	傾眠状態，錯乱状態，または軽度の巣症状を示すもの
Grade Ⅳ	昏迷状態で，中等度から重篤な片麻痺があり，早期除脳硬直および自律神経障害を伴うこともある
Grade Ⅴ	深昏睡状態で除脳硬直を示し，瀕死の様相を示すもの

*重篤な全身性疾患，例えば高血圧，糖尿病，著明な動脈硬化，または慢性肺疾患，または脳血管造影でみられる頭蓋内血管攣縮が著明な場合には，重症度を1段階悪いほうに移す．

表Ⅰ-24 Fisher 分類

group 1	血液のみられないもの
group 2	血液がびまん性に存在するか，すべての垂直層（半球間裂，島回槽 insula cistern，迂回槽）に1mm以下の薄い層を形成しているもの
group 3	局所的に血塊があり，垂直層の髄液槽内に1mm以上の血液層を形成しているもの
group 4	びまん性くも膜下出血あるいはくも膜下出血はなくとも脳内もしくは脳室内に血塊を見るもの

- GCS評価の問題点とされる，「運動評価は健側の反応で麻痺の程度が反映されない」ことや「言語評価においては気管内挿管や失語症を伴った際には重症度がそぐわない」点がそのまま反映されることとなる．

B Hunt and Kosnik 分類（表Ⅰ-23）

- Grade 0～Ⅴの6段階評価であるが，Grade 0は未破裂動脈瘤を表すため，くも膜下出血においてはGrade Ⅰ～Ⅴの5段階評価となる．
- 頭痛や髄膜刺激症状の程度が組み込まれていたり意識障害の定義があいまいであり，主観的要素が入りやすくなるため観察者間で不一致が起こりやすくなる．

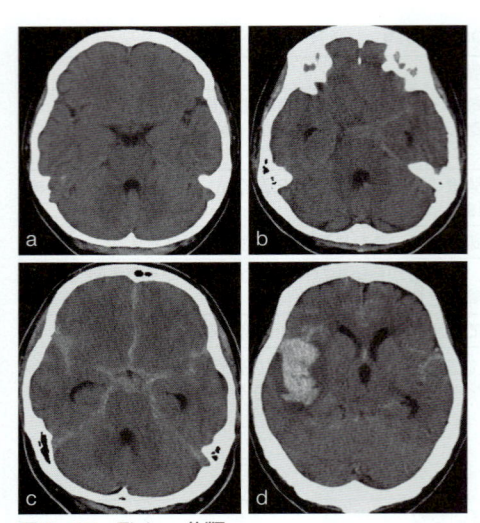

図Ⅰ-25 Fisher分類
a：group 1：くも膜下出血は認めず
b：group 2：鞍上槽〜右シルビウス槽にわずかにくも膜下出血
c：group 3：鞍上槽，橋前槽，両側シルビウス槽，半球間裂にくも膜下出血
ペンタゴン（鞍上槽を中心とした両側性出血）とよばれる所見
d：group 4：右側頭葉内血腫を伴ったくも膜下出血

C Fisher分類（表Ⅰ-24）

- 頭部CT scanにおけるくも膜下出血の程度によりgroup 1〜4の4段階に分類される（図Ⅰ-25）．
- 脳血管攣縮の予測を目的として作成されたが，脳内出血や脳室内出血を伴っていれば（脳血管攣縮の原因となる）くも膜下出血自体が少量であってもgroup 4に分類されるため，脳血管攣縮はgroup 4よりもむしろgroup 3で高率となる．
- group 1はCT scan上，くも膜下出血所見を認めないことを意味する．

腰椎穿刺で発症直後であれば血性髄液，発症後3〜4日経過していればキサントクロミーが証明されたり，MRI FLAIRもしくは

表Ⅰ-25 くも膜下出血急性期リハ

術後超急性期	・脳脊髄液ドレーン（脳槽，腰椎）や抗血管攣縮剤持続投与用の点滴ラインが留置．ライン抜去や頭位挙上の際は髄液過剰排出を防止するため脳脊髄液ドレーンをクランプ． ・脳循環自動調節能障害．体位変換に伴う体血圧低下により脳灌流圧低下，脳虚血症状を来すことあり．血圧測定は頻回とし適宜バイタルサインを確認しながら慎重に離床を進めていく．
血管攣縮期	・脳血管攣縮初期症状の発見．脳血管攣縮初期症状となる反応性低下，高次機能低下，軽度運動障害などを見逃さない． ・血管攣縮に対する水分過剰負荷状態．坐位，起立練習による抗重力筋への加重によりサードスペース内余剰水分の排除を促す．
亜急性期	・バイタルサインが安定し点滴やモニター類が外れればリハ室にて積極的にリハを施行．まれにくも膜下出血第14病日を過ぎてから血管攣縮を来す症例があることに注意する． ・意識障害，神経脱落症状，高次機能障害が軽度であれば自宅退院を目標とする．

T2*（T2スター）画像でくも膜下腔にそれぞれ高信号域および低信号域を認めることによりくも膜下出血と診断されたものとなる．

> **ここがポイント！**
> ―分類―
>
> • WFNS 分類や Hunt and Kosnik 分類はくも膜下出血重症度を表し，手術適応や予後予測に用いられる．
> • Fisher 分類は出血の程度を表し，脳血管攣縮の予測に用いられる．

セラピストが注意するべきこと；症状やバイタルサインなど

- くも膜下出血においては発症から手術までの間，絶対安静を要するため安静期間が長期となる傾向がある．
- 複雑な病態を有するくも膜下出血においてはガイドライン[3]に述べられているよう「離床の時期を個別に検討」する必要があるが，術後バイタルサインが安定していれば早期よりリハ（表Ⅰ-25）を開始することが基本となる．

🔖 ここがポイント！
—くも膜下出血急性期リハビリ—

- バイタルサインが安定していれば積極的にリハビリを進める.
- 脳循環自動調節能が障害されているため体血圧低下による脳灌流圧低下, 脳虚血発作に注意する.
- 血管攣縮期においては軽度の反応性低下, 高次機能低下, 運動障害など微細な症状を見逃さない.

文献

1) Kassell NF, et al : The International Cooperative Study on the Timing of Aneurysm Surgery. Part 2 : Surgical results. J Neurosurg 73 : 37-47, 1990
2) Mayberg MR, et al : Guidelines for the management of aneurysmal subarachnoid hemorrhage. A statement for healthcare professionals from a special writing group of the Stroke Council, American Heart Association. Stroke 25 : 2315-2328, 1994
3) 篠原幸人, 他(編)：脳卒中治療ガイドライン 2009. pp182-213, 協和企画, 2009
4) Malisch TW, et al : Intracranial aneurysms treated with the Guglielmi detachable coil : midterm clinical results in a consecutive series of 100 patients. J Neurosurg 87 : 176-183, 1997
5) Kodama N, et al : Cisternal irrigation therapy with urokinase and ascorbic acid for prevention of vasospasm after aneurysmal subarachnoid hemorrhage. Outcome in 217 patients. Surg Neurol 53 : 110-118, 2000
6) Ohman J, et al : Effect of intrathecal fibrinolytic therapy on clot lysis and vasospasm in patients with aneurysmal subarachnoid hemorrhage. J Neurosurg 75 : 197-201, 1991
7) Origitano TC, et al : Sustained increased cerebral blood flow with prophylactic hypertensive hypervolemic hemodilution(triple-H therapy)after subarachnoid hemorrhage. Neurosurgery 27 : 729-740, 1990
8) Barker FG 2nd, et al : Efficacy of prophylactic nimodipine for delayed ischemic deficit after subarachnoid hemorrhage : a metaanalysis. J Neurosurg 84 : 405-414, 1996
9) Tokiyoshi K, et al : Efficacy and toxicity of thromboxane synthetase inhibitor for cerebral vasospasm after subarachnoid hemorrhage. Surg Neurol 36 : 112-118, 1991
10) 貫 慶嗣, 他：急性期手術を施行したくも膜下出血患者 510 例の治療成績—塩酸ファスジル導入前後の比較. 脳血管攣縮 20 : 93-96, 2005
11) Hadeishi H, et al : Hyperdynamic therapy for cerebral vasospasm. Neurol Med Chir(Tokyo)30 : 317-323, 1990
12) 石川達哉, 他：破裂脳動脈瘤における止血形態の病理学的検討—止血血栓

はどこにどのように形成されるか. 脳卒中の外 40：223-228, 2012
13) Lee VH, et al：Tako-tsubo cardiomyopathy in aneurysmal subarachnoid hemorrhage：an underappreciated ventricular dysfunction. J Neurosurg 105：264-270, 2006
14) Drake CG, et al：Report of World Federation of Neurological Surgeons Committee on a Universal Subarachonid Hemorrhage Grading Scale. J Neurosurg 68：985-986, 1988
15) Hunt WE, et al：Timing and perioperative care in intracranial aneurysm surgery. Clin Neurosurg 21：79-89, 1974
16) Fisher CM, et al：Relation of cerebral vasospasm to subarachnoid hemorrhage visualized by computerized tomographic scanning. Neurosurgery 6：1-9, 1980
17) Jennett B, et al：Aspects of coma after severe head injury. Lancet 23：878-881, 1977

（坂田義則）

6 重症度評価

> **ここがポイント！**
> - リハを行うにあたり，脳卒中の病態，機能障害，能力低下〔活動制限，日常生活動作（ADL 障害）〕，社会的不利（参加制約）を評価する必要がある[1]．
> - 本項では汎用され，妥当性が検証されている評価尺度を総合評価（重症度評価）について述べ，機能障害評価，日常生活動作などについては別項に譲る（SIAS については『機能障害の評価』の項，166 ページ参照）．

総合評価

- さまざまな総合評価が提唱されている（表 I-26）．NIH Stroke Scale（NIHSS）は本邦で最も汎用されているスケールである．JSS（脳卒中重症度スケール）は脳卒中学会が開発した統計的に重みづけをした評価法である．この 2 つの評価法についてはさらに詳しく説明する．
- Fugl-Meyer assessment[2] は上下肢運動機能，バランス，感覚，関節可動域，疼痛からなる機能障害の総合評価であり，信頼性の高さ，他評価との比較による妥当性が報告されている．

表 I-26 主な評価法

総合評価	NIH Stroke Scale (NIHSS) JSS（脳卒中重症度スケール） Fugl-Meyer assessment Scandinavian Stroke Scale SIAS (Stroke Impairment Assessment)
機能障害評価	Brunnstrom stage Ashworth scale
日常生活動作評価	FIM (Functional Independent Measure) Barthel Index

- Scandinavian Stroke Scale[3]は虚血性脳血管障害患者に対する多施設研究のために開発されたもので，急性期の神経学的所見評価と長期の神経機能の観察を目的とした2つのスケールから構成されている．

A NIHSS（表Ⅰ-27）[4]

- 脳卒中の治療現場でも最もよく用いられている．特に経静脈血栓溶解療法(t-PA療法)を行う際に正確で速い評価法として定着している．
- 意識，注視，視野，顔面麻痺，上肢運動，下肢運動，運動失調，感覚，言語，構音，無視の11項目を各0点から2〜4点で評価する．単純に合計すると42点であるが，実際は麻痺があると失調が評価できず0点となるので最重症の満点は40点となる．
- 一般的注意事項としてはリストの順に施行すること，評点は患者が実際に行ったことで判定することである．検者ができるだろうと推測して採点してはならない．また，限界もあり，軽度な障害が点数化されないことや高次脳機能などのいくつかの重要な神経学的所見が割愛されていることに留意する必要がある．

B NIHSSの各項目について

1. 意識
- 3項目にわたり，覚醒，質問（日付および年齢），従命（開閉眼，離握手）反応によって意識レベルを判断している．

2. 注視
- まずは眼位を確認，水平運動のみ評価する．共同偏倚があっても随意的，反射的に克服できれば1点，単一の動眼神経，滑車神経，外転神経障害であれば1点とする．

3. 視野
- 対座法で評価する．それぞれの眼球ごとに右上，右下，左上，左下の少なくとも4象限について視野障害の有無を確認する．

4. 顔面麻痺
- 歯をみせられるか笑ってみせる，目を閉じる，上方視をさせて額にしわを寄せさせることで評価する．口頭指示もしくはパントマイムで指示する．意識障害がある場合には痛覚刺激時の渋面の左右差で評価する．

表Ⅰ-27 NIHSS(2001)

項目	スコア	番号
意識レベル	0=覚醒 1=簡単な刺激で覚醒 2=反復刺激や強い刺激で覚醒 3=(反射的肢位以外は)無反応	1A
意識レベル 質問	0=2問とも正答 1=1問に正答 2=2問とも誤答	1B
意識レベル 従命	0=両方の指示動作が正確に行える 1=片方の指示動作のみ正確に行える 2=いずれの指示動作も行えない	1C
注視	0=正常 1=部分的注視麻痺 2=完全注視麻痺	2
視野	0=視野欠損なし 1=部分的半盲(四分半盲を含む) 2=完全半盲(同名半盲を含む) 3=両側性半盲(皮質盲を含む全盲)	3
顔面麻痺	0=正常 1=軽度の麻痺 2=部分的麻痺 3=完全麻痺	4
左腕	0=下垂なし(10秒間保持可能) 1=10秒以内に下垂 2=重力に抗するが10秒以内に落下 3=重力に抗する動きがみられない 4=全く動きがみられない	5a
右腕	0=下垂なし(10秒間保持可能) 1=10秒以内に下垂 2=重力に抗するが10秒以内に落下 3=重力に抗する動きがみられない 4=全く動きがみられない	5b
左脚	0=下垂なし(5秒間保持可能) 1=5秒以内に下垂 2=重力に抗するが5秒以内に落下 3=重力に抗する動きがみられない 4=全く動きがみられない	6a

(つづく)

表I-27 つづき

右脚	0=下垂なし(5秒間保持可能) 1=5秒以内に下垂 2=重力に抗するが5秒以内に落下 3=重力に抗する動きがみられない 4=全く動きがみられない	6b
運動失調	0=なし 1=1肢にあり 2=2肢にあり	7
感覚	0=正常 1=軽度〜中等度の障害 2=高度の障害	8
言語	0=正常 1=軽度の失語 2=高度の失語 3=無言または全失語	9
構音障害	0=正常 1=軽度〜中等度の障害 2=高度の障害	10
消去/無視	0=正常 1=軽度〜中等度の障害 2=高度の障害	11

(Lyden P, et al : Improved reliability of the NIH Stroke Scale using video training. NINDS TPA Stroke Study Group. Stroke 25 : 2220-2226, 1994)

5. 上肢運動, 下肢運動
- 片側ずつ行い, かつ, 健側から行う. 上肢は10秒, 下肢は5秒保持できるかを評価する.
- 一般的な神経所見評価法である Barré 徴候(上肢)や Mingazzini 徴候(下肢)は両側を同時に保持, わずかな差を評価するが, NIHSSによる上下肢の評価は異なることに注意したい.

6. 運動失調
- 上肢は指鼻試験, 下肢は膝踵試験を両側で施行する.
- 筋力低下の存在を割り引いても運動失調が存在するときのみ陽性とする.
- 理解力がない患者, 運動障害で評価できない場合は0点, 切断や関節癒合が存在する場合N点とする. N点とつけた理由を明記する.

7. 感覚
- 知覚，検査時の痛みに対する渋面，意識障害や失語患者では痛み刺激からの逃避反応で評価する．重篤あるいは完全な感覚障害が明白に示された時のみ2点とする．

8. 言語
- これより前の項目評価で言語の情報が多く得られている．加えて絵カードのなかで行われていることを尋ね，呼称カードで物品の名称を言わせて，文章カードで言語理解と発語の評価を行う．

9. 構音
- これより前の項目評価や言語の評価の際にわかるがカードによる音読や単語の復唱で評価を行う．

10. 無視
- 右大脳半球症状として，空間認知および消去現象を評価する．

C Japan Stroke Scale(JSS) (表 I -28)[5]

- 意識，言語，無視，視野欠損または半盲，眼球運動，瞳孔，顔面麻痺，足底反射，感覚系，運動系(手，腕，下肢)の12項目について評価し，得点を統計的に算出された重みづけにより合計した評価法である．
- 具体的には12項目を評価し，A～Cのカテゴリーに分け，該当カテゴリーの得点を合計，最後にConstantを加えて得点とする．得点が高いほど重症であり，おおむね－0.38～26.95の間を取る．
- この評価法の優れているところはconjoint analysisという統計手法を用いて，各項目の重みづけを厳密に行っている点である．評価を行うのにやや煩雑ではあるが今後のさらなるデータの蓄積が期待される．
- 意識は原則としてGlasgow Coma Scaleで評価するが，やむを得ない場合にのみJapan Coma Scaleで評価する．

表Ⅰ-28 Japan Stroke Scale(第5版)

患者名:	年齢: 歳 男・女	発症日時: / / 時頃	検査日: / /
診断名:	麻痺側(右,左,両)	利き手(右,左,両)	検者:

1. Level Consciousness(意識)
   a) Glasgow Coma Scale
   開眼(Eyes Open)
   4 自発的に開眼する
   3 呼びかけにより開眼する
   2 痛み刺激により開眼する
   1 全く開眼しない

   言語(Best Verbal Response)
   5 見当識良好
   4 混乱した会話
   3 不適切な言葉
   2 理解不能の応答
   1 反応なし

   運動(Best Motor Response)
   6 命令に従う
   5 疼痛に適切に反応
   4 屈曲逃避
   3 異常屈曲反応
   2 伸展反応(除脳姿勢)
   1 反応なし

   E＋V＋M－Total
   (　)＋(　)＋(　)－□
   A：15   B：14〜7   C：6〜3

   □ A＝7.74
   □ B＝15.47
   □ C＝23.21

   b) Japan Coma Scale：
   Ⅰ 刺激しなくても覚醒している状態
   　9 全く正常
   　8 大体意識清明だが，今一つはっきりしない(Ⅰ-1)
   　7 時・人・場所がわからない(見当識障害)(Ⅰ-2)
   　6 自分の名前，生年月日が言えない(Ⅰ-3)
   Ⅱ 刺激すると覚醒する状態
   　5 普通の呼びかけで容易に開眼する(Ⅱ-10)
   　4 大きな声または体を揺さぶることにより開眼する(Ⅱ-20)
   　3 痛み・刺激を加えつつ呼びかけを繰り返すとかろうじて開眼する(Ⅱ-30)
   Ⅲ 刺激しても覚醒しない状態
   　2 痛みの刺激に対しはらいのける様な動作をする(Ⅲ-100)
   　1 痛み刺激で少し手足を動かしたり顔をしかめる(Ⅲ-200)
   　0 痛み刺激に全く反応しない(Ⅲ-300)
   　　A：9   B：8〜3   C：2〜0

2. Language(言語)
   1. 口頭命令で拳をつくる(両側麻痺の場合は口頭命令で開眼する)
   2. 時計を見せて"時計"と言える
   3. "サクラ"を繰り返して言える
   4. 住所，家族の名前が上手に言える
   　A：All   B：3/4 or 2/4   C：1/4 or 0/4(None)

   □ A＝1.47
   □ B＝2.95
   □ C＝4.42

(つづく)

表Ⅰ-28 つづき

3. Neglect(無視):(可能な限り裏面の線分を使用のこと) 　A. 線分二等分試験正常 　B. 線分二等分試験で半側空間無視 　C. 麻痺に気がつかない．あるいは一側の空間を無視した行動をする	☐ A=0.42 ☐ B=0.85 ☐ C=1.27
4. Visual Loss or Hemianopia(視野欠損または半盲) 　A. 同名性の視野欠損または半盲なし 　B. 同名性の視野欠損または半盲あり	☐ A=0.45 ☐ B=0.91
5. Gaze Palsy(眼球運動障害) 　A. なし 　B. 側方視が自由にできない(不十分) 　C. 眼球は偏位したままで反対側へ側方視できない(完全共同偏視または正中固定)	☐ A=0.84 ☐ B=1.68 ☐ C=2.53
6. Pupillary Abnormality(瞳孔異常) 　A. 瞳孔異常(対光反射 ard/or 瞳孔の大きさの異常)なし 　B. 片側の瞳孔異常あり 　C. 両側の瞳孔異常あり	☐ A=1.03 ☐ B=2.06 ☐ C=3.09
7. Facial Palsy(顔面麻痺) 　A. なし 　B. 片側の鼻唇溝が浅い 　C. 安静時に口角が下垂している	☐ A=0.31 ☐ B=0.62 ☐ C=0.93
8. Plantar Reflex(足底反射) 　A. 正常 　B. いずれとも言えない 　C. 病的反射(Babinski または Chaddock)陽性(1回でも認めたら陽性)	☐ A=0.08 ☐ B=0.15 ☐ C=0.23
9. Sensory System(感覚系) 　A. 正常(感覚障害がない) 　B. 何らかの軽い感覚障害がある 　C. はっきりした感覚障害がある	☐ A=−0.15 ☐ B=−0.29 ☐ C=−0.44
10. Motor System(運動系)(臥位で検査する) Hand(手)　　A:1　　B:2 or 3　　C:4 or 5 　1. 正常 　2. 親指と小指で輪を作る 　3. そばに置いたコップが持てる 　4. 指は動くが物はつかめない 　5. 全く動かない	☐ A=0.33 ☐ B=0.66 ☐ C=0.99
Arm(腕)　　A:1　　B:2 or 3　　C:4 or 5 　1. 正常 　2. 肘を伸ばしたまま腕を挙上できる 　3. 肘を屈曲すれば挙上できる 　4. 腕はある程度動くが持ち上げられない 　5. 全く動かない	☐ A=0.66 ☐ B=1.31 ☐ C=1.97

(つづく)

表Ⅰ-28 つづき

Leg(下肢)　　A：1　　B：2 or 3　　C：4 or 5	
1. 正常 2. 膝を伸ばしたまま下肢を挙上できる 3. 自力で膝立てが可能 4. 下肢は動くが膝立てはできない 5. 全く動かない	☐ A=1.15 ☐ B=2.31 ☐ C=3.45
	TOTAL=　　　　 CONSTANT　　−14.71 SCORE=

〔日本脳卒中学会 Stroke Scale 委員会：脳卒中重症度スケール(急性期)．脳卒中 19：1-5，1997〕

文献

1) 篠原幸人，他(編)：脳卒中治療ガイドライン 2009．p276，協和企画，2009
2) Fugl-Meyer AR, et al：The post-stroke hemiplegic patient. 1. a method for evaluation of physical performance. Scand J Rehabil Med 7：13-31, 1975
3) Scandinavian Stroke Study Group：Multicenter trial of hemodilution in ischemic stroke — Background and study protocol. Stroke 16：885-890, 1985
4) Lyden P, et al：Improved reliability of the NIH Stroke Scale using video training. NINDS TPA Stroke Study Group. Stroke 25：2220-2226, 1994
5) 日本脳卒中学会 Stroke Scale 委員会：脳卒中重症度スケール(急性期)．脳卒中 19：1-5，1997

〈西田大輔〉

7 代表的な薬物治療

脳卒中で使用する薬剤

- ここでは，脳卒中急性期に主に使用する薬について解説する．
- 脳梗塞患者で使用する抗血栓薬は『脳梗塞』の項，25ページに記載．

A 抗脳浮腫薬
- 代表薬：グリセロール，マンニトール
- 広範な脳梗塞，脳出血，くも膜下出血で使用．
- 短時間で投与(200 mL を 1～2 時間で投与)．
- 副作用：心不全，脱水

B 降圧薬
- 注射薬と内服薬がある．急性期は主に注射薬を使用して，順次内服薬に切り替える．

1. 注射薬
1) ニカルジピン(ペルジピン®)
   - Ca(カルシウム)拮抗薬．
   - すばやい降圧が可能．
   - 持続投与が可能．
   - 副作用：静脈炎，頻脈
2) ジルチアゼム(ヘルベッサー®)
   - Ca 拮抗薬．
   - 心房細動の頻脈発作にも使用．
   - 副作用：徐脈

2. 内服薬
- 代表的な薬は表 I-29 を参照．

C 抗けいれん薬
- けいれん患者の初期対応は図 I-26 を参照．

1. 注射薬
- けいれんを止める薬とけいれんの再発予防薬がある．

表I-29 代表的な降圧薬

種類	薬品名(代表的な商品)	特徴
Ca拮抗薬	アムロジピン(ノルバスク®) ニフェジピン(アダラート®)	副作用：肝機能障害,歯肉肥大
ACE阻害薬	ペリンドプリル(コバシル®) エナラプリル(レニベース®)	副作用：空咳,カリウム上昇 嚥下機能低下症例で使用することがある
ARB (アンジオテンシンⅡ受容体拮抗薬)	アジルサルタン(アジルバ®) オルメサルタン(オルメテック®)	ACE阻害薬に比べて副作用が少ない
β遮断薬	ビソプロロール(メインテート®) カルベジロール(アーチスト®)	副作用：徐脈

1) けいれんを止める薬
(1) ベンゾジアゼピン
- 代表薬：ジアゼパム(ホリゾン®,セルシン®),ミダゾラム(ドルミカム®)など
- 作用時間が短い(通常1〜2時間).
- 副作用：呼吸抑制

(2) プロポフォール(ディプリバン®)
- ベンゾジアゼピンよりも強力な鎮静作用がある.
- 副作用：血圧低下,呼吸抑制

2) 再発予防の薬
(1) フェニトイン(PTH：phenytoin)
- 代表薬：フェニトイン(アレビアチン®),ホスフェニトイン(ホストイン®)
- 血管外に漏れると痛みがあるため点滴ルートは必ず確認.
- 血中濃度が上昇すると,眼球運動障害,小脳性運動失調,意識障害が出現.

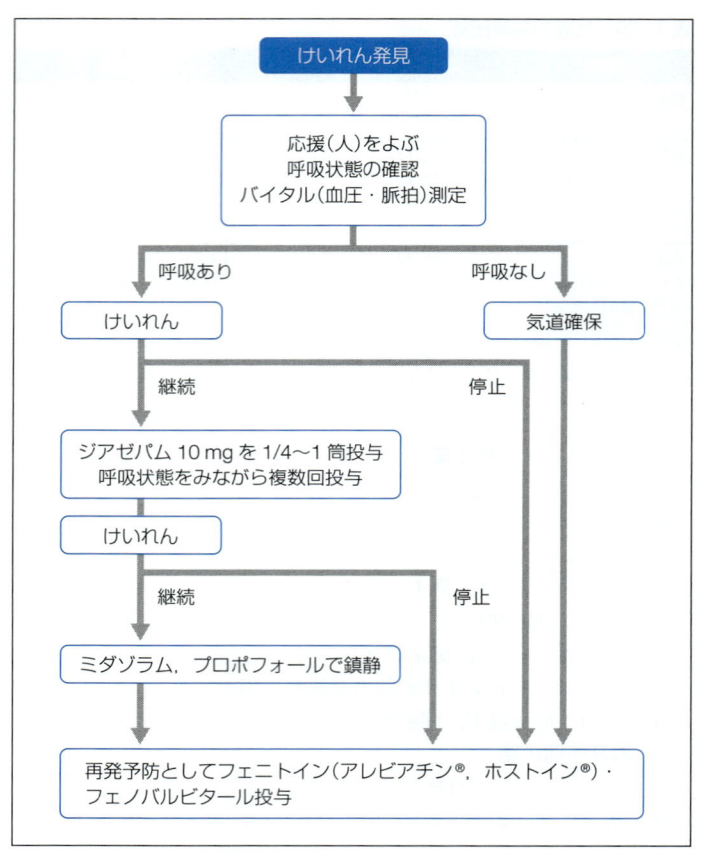

```
けいれん発見
    ↓
応援(人)をよぶ
呼吸状態の確認
バイタル(血圧・脈拍)測定
  ↓呼吸あり        ↓呼吸なし
けいれん          気道確保
  ↓継続    ↓停止
ジアゼパム 10 mg を 1/4〜1 筒投与
呼吸状態をみながら複数回投与
  ↓
けいれん
  ↓継続    ↓停止
ミダゾラム，プロポフォールで鎮静
  ↓
再発予防としてフェニトイン(アレビアチン®，ホストイン®)・
フェノバルビタール投与
```

図I-26 けいれん患者の初期対応

> **ここがポイント！**
> **―フェニトインの副作用―**
> - 眼球運動障害
> - 小脳性運動失調
> - 意識障害

表Ⅰ-30 代表的な抗けいれん薬

一般名	商品名	代表的な副作用
カルバマゼピン	テグレトール®	小脳性運動失調,皮疹
フェニトイン	アレビアチン®	歯肉増殖,小脳性運動失調,眼球運動障害
バルプロ酸	デパケン® ハイセレニン® セレニカR®	高アンモニア血症
フェノバルビタール	フェノバール®	眠気
ゾニサミド	エクセグラン®	体重減少
ガバペンチン	ガバペン®	眠気
トピラマート	トピナ®	体重減少,腎結石
ラモトリギン	ラミクタール®	皮疹
レベチラセタム	イーケプラ®	傾眠

(2) フェノバルビタール(PB：phenobarbital)
- 副作用：血圧低下

2. 内服薬
- 代表的な薬は表Ⅰ-30を参照.

D 鎮静作用のある薬剤
- ベンゾジアゼピンと抗精神病薬がある.
  1) ベンゾジアゼピン(ホリゾン®,セルシン®)
    - 抗けいれん薬を参照.
    - アルコール性離脱予防と治療にも使用.
  2) 抗精神病薬
  - 注射薬：ハロペリドール(セレネース®)
  - 内服薬：リスペリドン(リスパダール®),クエチアピン(セロクエル®)など
  - 注射薬は興奮状態を急速に落ち着かせるために使用.
  - 過鎮静で日中傾眠状態になる.
  - 長期で投与すると錐体外路症状(固縮など)が出現する.

(西村寿貴)

8 意識障害と神経症状

脳卒中に伴う障害とその評価方法

脳卒中に典型的な5つの症状（表Ⅰ-31）

- 脳卒中は発症後できるだけ早期に治療を開始する必要がある．脳卒中の発症を早期に発見し迅速に治療に結びつけるためには，医療関係者はもちろんのこと一般市民への啓発も重要であると考えられている．
- 脳卒中に伴う障害はさまざまなものがあり，詳細な評価と診断を行うには専門的な知識や経験が不可欠であるが，広く医療関係者や市民にも評価できるものとして，脳卒中の発症時に典型的な5つの症状というものがある[1]．これらの脳卒中に典型的な症状がみられたときには，速やかに専門病院を受診することが必要であり，また症状が一過性（一過性脳虚血発作）であっても，その後の脳卒中を発症する危険性が高いため，直ちに専門病院を受診することが必要である．

すぐに治療が必要な一過性脳虚血発作

- 一過性脳虚血発作（transient ischemic attack：TIA）は一過性の機能障害が出現し，その症状が24時間以内に消失するものである．しかしTIA発症後3か月以内に10～20％が脳梗塞を発症し，その半数が48時間以内に発症することがわかっている．し

表Ⅰ-31 脳卒中の典型的な5つの症状

1. 急な脱力・しびれ（急に顔の半分，片方の手足がしびれる，動かない）
2. 急な言語障害（突然意識がおかしくなる，言葉が出ない，他人の言うことが理解できない）
3. 急な視力・視野障害（急に片方あるいは両方の目が見えにくくなる，視野が狭くなる）
4. 急なめまい・歩行障害（突然のめまい，力はあるのにバランスがとれず立てない，歩けない，手足がうまく動かせない）
5. 突然の激しい頭痛（原因不明の突然の激しい頭痛）

（橋本洋一郎，他：脳卒中プライマリ・ケア—脳卒中を発症させない見逃さない．p156，プリメド社，2011）

表 I-32 脳卒中の重症度に関係する項目

1. 意識障害の程度
2. バイタルサインの変化(呼吸, 脈拍, 血圧, 体温)
3. 病巣の大きさと部位
4. 脳ヘルニアによる二次的な脳幹損傷

たがって症状が一過性であったとしても,経過をみるのではなくできる限り迅速に専門病院での評価と治療を行うことが必要である.

> **ここがポイント!**
> ―脳卒中治療に対する基本姿勢―
> - 脳卒中は発症から早期に治療することが重要である.
> - 一過性脳虚血発作であっても専門病院を受診することが必要である.

脳卒中の重症度と病巣診断のために必要な評価

脳卒中の重症度の判定
- 脳卒中の重症度には生命予後と機能予後があり,また生命予後のなかには発症早期の死亡もあれば,それ以降の合併症による死亡もある.もちろん重症度が高ければ一般的に生命予後も機能予後も不良となると考えられる.発症時における重症度に関係する項目(表 I-32)が知られている[2].

障害部位と局所症状
- 脳血管障害の場合,特定の部位の障害によりその部位に特徴的な神経徴候がみられることがある.これらの特徴的な神経徴候の組み合わせから障害部位を推定することもできる.一般的によく知られている特徴的な障害部位とそれに伴う神経徴候(表 I-33)を挙げる[2].

意識障害の評価

- 臨床の場面における意識障害の評価には,迅速かつ簡便さが必要である.国内では Japan Coma Scale(JCS)(表 I-34)と Glasgow

表I-33 特徴的な障害部位とその神経徴候

1	内包障害	病巣と反対側の顔面を含む半身の片麻痺で,運動麻痺は一般的に上肢麻痺が下肢麻痺より重度で,上肢麻痺はより遠位が重度であることが多い.感覚障害を伴うことも多い.
2	脳幹障害 (中脳,橋)	病巣と同側の脳神経麻痺と反対側の片麻痺を起こす.交代性片麻痺としてWeber症候群やMillard-Gubler症候群など,さまざまな症候名がある.神経徴候から病変の高さや広がりが推測できることもある.
3	延髄障害	舌咽神経,迷走神経,舌下神経などの障害による嚥下障害や構音障害がみられることが多い.延髄外側の障害はWallengberg症候群として有名である.

(田崎義昭,他:ベッドサイドの神経の診かた.改訂17版,南山堂,2010を参考に作成)

表I-34 Japan Coma Scale(JCS)

Ⅲ 刺激をしても覚醒しない状態(3桁の意識障害)
300. 痛み刺激に全く反応しない
200. 痛み刺激で少し手足を動かしたり顔をしかめる
100. 痛み刺激に対して払いのけるような動作をする
Ⅱ 刺激すると覚醒する状態(2桁の意識障害)
30. 痛み刺激を加えつつ呼びかけを繰り返すと辛うじて開眼する
20. 大きな声または体を揺さぶることにより開眼する
10. 普通の呼びかけで容易に開眼する
Ⅰ 刺激しないでも覚醒している状態(1桁の意識障害)
3. 自分の名前,生年月日が言えない
2. 見当識障害がある
1. 意識清明とは言えない

いずれの状態であっても,尿失禁と不穏状態があれば最後に付加する.
I:Incontinence(尿失禁),R:Restlessness(不穏状態)
(太田富雄,他:意識障害の新しい分類法試案.脳神経外科2:623-627,1974)

Coma Scale(GCS)(表I-35)が広く用いられている[3,4].
- JCSは覚醒度でおおまかに3段階に分類し,さらにそれぞれの段階のなかをさらに細かく3段階に分類しており,救急隊なども使用可能な一般的な意識障害の評価として実用性が高い.
- GCSは世界的に広く普及している評価法ではあるが,評価内容が開眼,最良言語反応,最良運動反応となっており,やや専門的な解釈が必要となる.

表 I-35　Glasgow Coma Scale(GCS)

開眼(E：eye opening)	4 自発的に開眼 3 呼びかけにより開眼 2 痛み刺激により開眼 1 なし
最良言語反応(V：best verbal response)	5 見当識あり 4 混乱した会話 3 不適当な発語 2 理解不明の音声 1 なし
最良運動反応(M：best motor response)	6 命令に応じて可 5 疼痛部へ 4 逃避反応として 3 異常な屈曲運動 2 伸展反応 1 なし

各項の評価点の合計で評価し，繰り返し検査したときの最良の反応とする．正常では15点，最重症の深昏睡では3点となる．
(Teasdale G, et al：Assessment and prognosis of coma after head injury. Acta Neurochir 34：45-55, 1976)

- いずれの評価法も臨床現場で必要となる基本的な情報であるので，評価と解釈ができるようにしておく．

> **ここがポイント！**
> **―神経徴候と意識レベルの評価は重要―**
> - 特徴的な神経徴候の理解は病巣や病態の理解するために有用である．
> - 意識障害の評価と解釈は必ずできるようになること．

意識障害・せん妄・認知症の鑑別方法

- 意識障害の特殊な症状としてせん妄と認知症がある[5,6]．
- せん妄は特に高齢者に多くみられ，「不穏状態」や「ICU症候群」などとよばれることもある．睡眠と覚醒のリズムが崩れ，幻覚や妄想，不安や興奮などにより対応に苦慮することが多い．日常診療において時々遭遇するがその診断と対応は容易でない(表 I-36，I-37)．

表Ⅰ-36 せん妄の診断基準

1. 注意を集中し，維持し，転導する能力の低下を伴う意識障害
2. 認知能力の変化(記銘力低下，見当識障害，言語障害)または，すでに存在していた認知症では説明できない知的能力の障害の出現
3. その障害が短期間(通常は数時間から数日)で発現し，一日のうちで変動する
4. 病歴，身体診察，臨床検査所見から障害の直接の原因が特定できる

表Ⅰ-37 せん妄の主な原因

身体的要因	中枢性疾患(脳血管障害，脳炎，脳外傷など) 代謝性疾患(心不全，腎不全，肝機能障害，糖尿病，脱水や貧血，感染症など) 薬物(制吐薬，抗ヒスタミン薬，抗精神病薬，アルコールなど)
環境的・心因的要因	環境の変化(ICU，入院，施設入所など) 心因の変化(痛み，疾患に対する不安，睡眠障害など)

- 認知症は脳血管性認知症やアルツハイマー型認知症などさまざまな原因により，記憶や見当識などの知能が後天的に障害されるものである．脳卒中診療においても遭遇する機会は多く，認知症に対する理解は不可欠である．認知症の症状には中核症状と随伴症状がある(表Ⅰ-38，Ⅰ-39)．

> **ここがポイント！**
> ―意識障害の原因を考える―
> - せん妄と認知症の理解は脳卒中の診療に不可欠である．
> - せん妄は症状変動が激しく原因が特定できる．

神経学的評価

- 脳卒中に対する神経学的評価には専門的な知識や正確な評価のためのスキルが必要である．もちろん実際の診断には神経学的評価だけではなく，画像所見など含めた総合的な判断となる．ここでは誰もが知っておくべき代表的な神経学的評価として項部硬直と脳圧亢進症状・脳ヘルニア徴候について述べる[2]．

表Ⅰ-38 認知症の診断

A. 記憶（短期・長期）の障害
B. 次の項目のうち少なくとも1項目以上
  1) 抽象的思考の障害
  2) 判断の障害
  3) 高次皮質機能の障害（失語，失行，失認，構成障害）
  4) 性格変化
C. A・Bの障害により仕事・社会生活・人間関係が損なわれる
D. 意識障害の時は診断しない（せん妄の除外）
E. 病歴や検査から脳の器質的疾患の存在が推測できる

表Ⅰ-39 認知症の症状

中核症状	記憶障害，見当識障害，実行機能障害，理解力・判断力の低下，感情表現の変化
周辺症状	幻覚や妄想，不安や焦燥，うつ状態，徘徊，暴言や暴行，不潔行為，異食行動

表Ⅰ-40 脳圧亢進症状

1 頭痛
2 嘔吐
3 うっ血乳頭
4 外転神経麻痺

表Ⅰ-41 脳ヘルニア徴候

1 呼吸の異常（Cheyne-Stokes 呼吸，過換気，失調性呼吸）
2 脈拍や血圧の異常（徐脈，頻脈，血圧上昇，血圧低下）
3 瞳孔異常や外眼筋麻痺（瞳孔不同，縮瞳，対光反射や網様体脊髄反射の消失）
4 異常姿位（除皮質姿位，除脳姿位）

項部硬直

- くも膜下出血や髄膜炎などによる髄膜刺激症状として最も重要なのは項部硬直である．項部硬直は仰臥位で枕を外した姿勢で，頭部を持ち上げて前屈させた際の頸部の抵抗をみる．項部硬直があるときは屈曲が不十分となり抵抗を感ずる．

脳圧亢進症状

- 脳圧亢進は脳血管障害だけでなく脳腫瘍や頭部外傷や脳炎などのさまざまな原因で起こる．
- 脳圧亢進がさらに進行した脳ヘルニア状態では生命の危機に直面することになるため，脳圧亢進症状（表Ⅰ-40）や脳ヘルニア徴候（表Ⅰ-41）は早期に発見することが重要である．

その他の自覚症状

- 脳卒中患者の自覚症状として多いものに疼痛とめまいがある．

表Ⅰ-42 脳卒中後の肩関節痛の原因

末梢性	肩関節周囲炎,腱板損傷,上腕二頭筋健炎,肩手症候群,インピンジメント症候群など
中枢性	視床痛
その他	心因性疼痛

表Ⅰ-43 めまいの鑑別

	末梢性めまい	中枢性めまい
障害部位	内耳や前庭神経	前庭核より上位の脳幹・小脳など
めまいの性質	回転性	浮遊性
頭位や体位との関係	あり	なし
程度と持続時間	重度で突発的	軽度で持続的
その他の所見	聴力低下や難聴など	脳神経症状など

- 脳卒中後の疼痛で難渋することが多い患側の肩や上肢の痛みは,さまざまな誘因(表Ⅰ-42)が関与していることも多く,その診断や対応は慎重に行う必要がある.そのため原因により対応法を考えて治療することが大切である.
- めまい症状を伴う疾患も多岐にわたりその診断は容易ではないが,末梢性めまいと中枢性めまいの鑑別(表Ⅰ-43)について理解しておくことは重要である.

ここがポイント!
―痛みもめまいもその原因を考える―

- 痛みの原因は末梢性か中枢性か心因性かを考えて対応する.
- めまいは末梢性か中枢性かを考えて対応する.

実際の臨床現場で重要なこと

- 疾患によりどのような神経症候がみられるかという教科書的な知識は最低限必要であるが,実際には典型的な症状を呈さないことも多く,柔軟な態度で総合的に判断することが必要である.
- また脳卒中再発や正常圧水頭症の発症などの場合には,元からあ

る症状と新たな症状が重なるために神経症候の変化がわかりにくいことがあるので注意が必要である．
- セラピストは患者に毎日，比較的長い時間をかけてかかわることができる立場であり，経時的な変化をより鋭敏に捉えることが求められる．また評価した内容を普段から数値化しておくことも経時的な変化を捉えるためには重要である．

> **ここがポイント！**
> ―総合的な判断と定量的な評価をする―
> - 神経症状は決めつけない柔軟な態度で総合的に判断すること．
> - 経時的な変化を定量的に評価できるようにすること．

文献

1) 橋本洋一郎, 他：脳卒中プライマリ・ケア―脳卒中を発症させない見逃さない. pp154-166, プリメド社, 2011
2) 田崎義昭, 他：ベッドサイドの神経の診かた. 改訂17版, 南山堂, 2010
3) 太田富雄, 他：意識障害の新しい分類法試案. 脳神経外科 2：623-627, 1974
4) Teasdale G, et al : Assessment and prognosis of coma after head injury. Acta Neurochir 34 : 45-55, 1976
5) 日本精神神経学会（監訳）：せん妄（米国精神医学会治療ガイドライン）. 医学書院, 2000
6) 日本神経学会（監）：認知症疾患治療ガイドライン2010, コンパクト版2012. 医学書院, 2012

（森　憲司）

9 術後管理

虚血性脳卒中に対する手術とその術後管理

A 頸部内頸動脈内膜剝離術(頸部内頸動脈狭窄に対して)

一般的な術後管理
- 術後翌日まで頸部固定を行う．また過灌流による障害を防ぐために術直後から3日間は臥床安静とする．場合によっては挿管・鎮静を行うことがある．血圧管理が良好であれば術後3日後以降に離床を開始する．術後7日目には抜糸する．
- 管理物：ペンローズドレーンが創に挿入されるが，1～2日で抜去する．

注意するべきこと
- バイタル：過度の高血圧・低血圧に注意する．
- 神経所見：術前に神経脱落症状がある場合は悪化がないか，ない場合(無症候性の場合)は新規の症状が出現していないか確認する．

生じやすい問題・観察するべき項目[1]
①虚血性合併症：塞栓や一時遮断による影響も考慮する．症状のほかにMRIの所見も合わせて確認する．
②過灌流症候群：特徴的とされている症状は頭痛・意識障害・けいれんであり，重症の場合脳出血を合併し，生命予後・機能予後ともに不良となる．症状のほかにSPECTの所見も合わせて確認する．
③脳神経損傷：術中の上喉頭神経による嚥下障害や舌下神経損傷による舌偏位，反回神経麻痺による嗄声がある．多くは3～6か月で改善する．
④創の出血性合併症：抗血小板薬を中止せず手術を行う例に注意する．
⑤循環器系合併症：冠動脈狭窄や大動脈病変を合併する例が多いので循環器系合併症の存在に留意する．安静度の確認を行う．

B 頸部内頸動脈血管内ステント留置術(頸部内頸動脈狭窄に対して)
一般的な術後管理
- 術直後から翌朝までは心拍・血圧をモニターのうえ,臥床安静とする.血圧の変動がなければその後より離床を開始する.術後4日目程度で退院することが多い.
- 管理物:翌日にはほぼモニターフリーであることが多い.

注意するべきこと
- バイタル:頸部内頸動脈内膜剥離術と同様に過度の高血圧や特に低血圧に注意する.
- 神経所見:術前に神経脱落症状がある場合は悪化がないか,ない場合(無症候性の場合),新規の症状が出現していないか確認する.

生じやすい問題・観察するべき項目[1]
① 虚血性合併症:塞栓や一時遮断による.症状のほかにMRIの所見も合わせて確認する.
② 過灌流症候群:頸部内頸動脈内膜剥離術と比較し頻度は低いが血圧が高値で推移する場合は注意する.
③ 徐脈・低血圧:多くみられる合併症であり頸動脈洞反射による.血行力学性に虚血症状を起こす例もみられるので注意する.
④ 穿刺部の出血性合併症:抗血小板薬を中止せず手術を行う例に注意する.
⑤ 循環器系合併症:冠動脈狭窄や大動脈病変を合併する例が多いので循環器系合併症の存在に留意する.安静度の確認を行う.

C バイパス手術(内頸動脈閉塞,頭蓋内内頸動脈系狭窄に対して)
一般的な術後管理
- 代表的な浅側頭動脈-中大脳動脈吻合術について述べる.術直後から翌朝までは心拍・血圧をモニターのうえ,臥床安静とする.翌日の頭部CTで後出血がないことを確認してから離床となる.
- 管理物:翌日にはモニターフリーとすることが多い.

注意するべきこと
- バイタル:過度の高血圧,また血行力学的動態の悪化を招く低血圧には特に注意する.
- 神経所見:術前に神経脱落症状がある場合は悪化がないか,ない場合(無症候性の場合),新規の症状が出現していないか確認する.

生じやすい問題・観察するべき項目
①虚血性合併症：血行力学的動態の悪化による．
②術後出血：術前に抗血小板薬を中止しても皮下や硬膜下に貯留しやすい．貯留や皮下腫脹が増悪すればバイパス血管の血行不良につながる．
③バイパス血管の管理：バイパスのドナーである浅側頭動脈の圧迫に注意する．耳介前の創部分であり，拍動を触知してバイパスの開通性を確認している．眼鏡のつるなどによる圧迫にも注意する．
④循環器系合併症：冠動脈狭窄や大動脈病変を合併する例が多いので循環器系合併症の存在に留意する．安静度の確認を行う．

D 脳梗塞後の外減圧術
- 中大脳動脈領域を含む一側大脳半球梗塞に対し，1年後の生存率と modified Rankin Scale を改善させるという報告がある[2]．
- 外減圧を行う患者の神経所見は重篤な場合が多く，生命予後・機能予後ともに不良であることが多いが，急性期を乗り切った後，離床を行う場合は頭蓋骨の欠損があるため転倒・転落に特に注意が必要である．脳腫脹が軽減したのちに骨形成術を行う．

脳出血に対する手術とその術後管理

A 定位的血腫除去術・開頭血腫除去術
一般的な術後管理
- 定位的血腫除去術は主に被殻出血に対して行われる．基準は 31 mL 以上，JCS Ⅱ-20〜30，圧迫高度な例が適応となる[2]．
- 必要であれば鎮静下に駒井式フレーム装着のうえ，CT でターゲットを決定し，穿頭は局所麻酔で行う．術直後から翌日までは心拍・血圧をモニターのうえ，臥床安静とする．
- 血腫腔内にウロキナーゼ投与を行い，残存血腫の溶解除去をはかることもある．
- ドレーンは術後数日で抜去する．
- 開頭血腫除去術は主に大きな皮質下出血・小脳出血に対して行われる．テント上で脳表から 1 cm 未満にある出血は開頭術による摘出術の対象となる[2]．また小脳出血に関しては 3 cm 以上で神経学的症状が増悪している場合，また脳幹の圧迫があり，脳室閉

塞による水頭症を来している場合は手術適応となる．
- 開頭術は全身麻酔となる．
- 術直後から翌日までは心拍・血圧をモニターのうえ，臥床安静とする．
- 翌日の頭部 CT の結果で皮下ドレーンの抜去を行う．
- 管理物：血腫腔内ドレーン・皮下ドレーン

注意するべきこと
- バイタル：高血圧の結果としての脳出血であることが多い．特に術後は降圧を厳重に行う．再出血は 3〜5％ に起こるとされている[1]．
- 神経所見：術前から介入していれば術後に再評価を行う．

生じやすい問題・観察するべき項目
- 高血圧は全身疾患であり，循環器・腎臓など多領域にわたる問題が存在することが多い．

①術後再出血：血圧コントロール不良の場合に起こりうるため厳重に管理する．

②心疾患：動脈硬化病変が冠動脈に及んでいると虚血性心疾患を合併しやすい．特に発症後から周術期にかけて血圧や体液量の変動によって誘発しやすくなる．心筋虚血の既往がある症例には術前より硝酸製剤の使用を考慮する．意識障害により胸痛症状を聴取するのが困難な場合もあるので注意する．

③腎不全：高血圧による腎障害ないしは腎性の高血圧の存在も考慮に入れる．

④肺炎：高齢者では脳内出血後の死亡原因として肺炎（特に誤嚥性）が最も多い．嚥下練習に関しては覚醒が良好になってから慎重に開始する．意識障害が遷延して食事の開始ができない患者や嚥下困難がある場合は経管栄養を併用するが，バイタルが安定するのに合わせて増量を行う．

⑤消化管出血：脳出血を発症した患者は上部消化管出血を合併しやすい．従来 Cushing 潰瘍や中枢性潰瘍とよばれていたもので H_2 ブロッカーやプロトンポンプ阻害薬の投与により防止できる．通常予防的に投与される．

⑥創感染：創およびドレーン挿入部位の感染に注意する．髄膜炎や脳炎の合併は意識障害の改善を妨げるだけではなく，時に致命的

な状況に陥ることもある．
⑦けいれん：脳内出血患者の急性期けいれん発症率は4.2%，3か月以内では8%である[1]．周術期は抗けいれん薬の予防投与が行われることが多いが，けいれんが起こった症例ではその後内服の継続が必須である．

B 脳室ドレナージ術
一般的な術後管理
- 脳室内に出血が及んだ場合，すなわち基底核出血で脳室穿破を来した場合，小脳出血で脳室閉塞を来した場合などさまざまな原因により脳室内出血を起こした場合，髄液循環に閉塞機転が生じ，急性水頭症の状態に陥ることがある．
- 局所麻酔下に脳室ドレナージを行い，髄液を排除して脳圧コントロールを行い，救命また神経所見(主に意識レベル)の改善をはかる．
- 血腫除去術と組み合わせて施行することもある．術後はドレーン抜去までは基本的にベッド上となる．
- 管理物：脳室ドレーン

注意するべきこと
- 頭位・回路の設定値(サイフォンシステムの圧設定)によって頭蓋内圧が変化するため，両者に注意を払う．
- 回路を一時的に閉鎖すればベッド上坐位や歩行練習を行うなど可能であるが，閉鎖時間が長いほど創部の髄液漏れや感染，神経症状の増悪につながるため注意が必要である．急な上体の挙上は髄液の過流出を招き危険である．
- ほかは脳出血の項目に準ずる．

C 外減圧術
- 脳梗塞後の外減圧術の項目に準ずる．

くも膜下出血に対する手術とその術後管理

A 開頭動脈瘤ネッククリッピング術
一般的な術後管理
- 発症日を0日と起算する．通常は発症72時間以内に再破裂防止の処置(開頭動脈瘤クリッピング術や血管内動脈瘤コイル塞栓術)が行われる．脳血管攣縮期(4～14日)に来院した症例は脳血管攣

縮期が終了後に手術を行う場合もある．
- 術後は脳圧コントロールや血腫洗浄のため脳室または脳槽ドレーンが留置されることがある．また通常の開頭手術同様皮下ドレーンが挿入される．皮下ドレーンは翌日抜去する．脳槽ドレーンは術後数日留置し，灌流など行った後に抜去する．ドレーン抜去までは基本的にベッド上となる．
- 管理物：皮下ドレーン，脳槽ドレーン，脳室ドレーンなど

注意するべきこと
- 脳室ドレナージ術に準ずる．
- 脳槽ドレーンや脳室ドレーン挿入中に急激な神経症状の変化がみられる場合は緊急 CT を行う必要があるので注意する．
- バイタル：循環作用薬が持続注射で使用されることがある．いずれも循環器系作用があるため血圧が変動しやすい．過度の高血圧，または低血圧に注意する．
- 神経所見：下記の脳血管攣縮に伴う神経所見に注意する．

生じやすい問題・観察するべき項目
①脳血管攣縮：手術直後に神経学的に異常がなかった症例でも脳血管攣縮期に脳虚血を合併し，重篤な場合は不幸な転帰をとることもある．14 日までが脳血管攣縮期にあたり，さまざまな治療を行う．基本的には脳血流量を低下させないように管理する．新規の神経症状の出現がみられる場合があり，一過性で改善する場合があるが，脳梗塞として完成してしまった場合は永続的に障害を残すことになる．病状の変化にいち早く気づき対処することが重要である．
②循環器系合併症：脳血管攣縮期は体液量に負荷がかかる場合が多く，高齢者で心機能が低下している症例では心不全を合併することがある．胸部症状や呼吸苦などに注意が必要である．また急性期にタコつぼ型心筋症を合併することがあり，心機能低下を来している場合がある．多くは時間経過とともに軽快する．リハを行う際には安静度の確認を行う．
③電解質異常：特に低ナトリウム血症を合併しやすい．高度な低ナトリウム血症を来すと頭痛・病的反射・傾眠傾向がみられる．
④創感染：創およびドレーン挿入部位の感染に注意する．髄膜炎や脳炎の合併は意識障害の改善を妨げるだけではなく，時に致命的

な状況に陥ることもある．
⑤けいれん：くも膜下出血後1年間でのけいれん発症率は7%といわれている[3]．周術期は抗けいれん薬の予防投与が行われることが多いが，けいれんが起こった症例ではその後内服の継続が必須である．けいれんの存在がわかっている患者ではリハ練習中の発作に注意する．

B 血管内治療による動脈瘤コイル塞栓術

一般的な術後管理

- 基本的には開頭手術と類似しているが，水頭症管理のため腰椎ドレーンを留置することがある．
- 症候性脳血管攣縮の発症についてはほぼ差はない．
- 創感染などの開頭手術に関係する合併症を除き，開頭手術とほぼ同様の経過となる．注意点などについても同様である．

C シャント手術

- くも膜下出血後慢性期に正常圧水頭症の症状（認知症・歩行障害・尿失禁）や，画像上脳室拡大を認めた場合にシャント手術を行う．
- 急性期を乗り切り自宅退院したのち，またリハ専門病院に転院したあとなどに症状が顕在化することが多い．

一般的な術後管理

- 脳室腹腔シャント・腰椎腹腔シャント．
- 術後ドレーンは特になし．術後24時間以降，腸蠕動を確認してから食事開始となる．早期離床が勧められる．
- 管理物：特になし．

注意するべきこと

- 術後合併症としてシャント機能不全，シャント感染，シャント損傷などがある．

生じやすい問題・観察するべき項目

①術前後での神経所見の変化：髄液循環が変化すると神経所見も変化する．術前・術後で歩行・歩容，失禁の有無，高次脳機能がどう変化したかなど，シャントの効果を判定する意味でも確実に評価する．
②シャント感染：シャント感染は髄膜炎となるので熱発・頭痛・意識障害・項部硬直などの症状に注意する．創離開が起こっていないか，シャントシステムの外表への露出がないか確認が必要である．

③シャント損傷：脳室腹腔シャントの場合，前角または後角穿刺で行われ，耳介の後部を通って頸部から前胸部皮下を通し，腹腔内へ導く．腰椎腹腔シャントの場合，腰椎から背部を通って腹腔内へ導く．痩身である場合や皮膚が薄い場合，チューブ留置が浅い場合など体表からシャントチューブが触れることもある．外力によるチューブ断裂などに留意する．

④バルブへの注意：磁力で圧を変化させる圧可変式シャントバルブの場合，バルブの周囲に磁性を帯びたものを触れないようにする．腰椎腹腔シャントをもつ患者で体幹抑制用のマグネットで圧が変わった報告がある．術式によってバルブの埋め込み位置が異なるので把握しておく．MRIは撮像可能であるが，撮像後にバルブ圧の調整を行い単純写真で確認することが重要である．

⑤シャント機能不全：水頭症症状が再燃してきた場合は髄液流出不十分な状態，またはシャント閉塞が起こっている可能性がある．画像上脳室は拡大する．また立位時の頭痛や嘔吐などを呈している場合は髄液流出過剰が起こっている可能性がある．画像ではslit ventricleがみられることがある．画像と症状を経時的に確認する．シャント閉塞であればシャント交換が必要になることもある．シャント閉塞などが起こっていない場合，圧可変式バルブであればシャント圧変更が必要になることがある．

文献

1) 松谷雅生, 他(編)：脳神経外科周術期管理のすべて. 改訂第3版, p48, 116, メジカルビュー社, 2009
2) 篠原幸人, 他(編)：脳卒中診療ガイドライン2009. p69, 152, 協和企画, 2009
3) 吉峰俊樹(編)：科学的根拠に基づくくも膜下出血診療ガイドライン. 第2版, 脳卒中の外36(増)：15, にゅーろん社, 2008

〔山﨑文子〕

10 併存疾患の管理

併存疾患管理の必要性

- 脳卒中症例は高齢者や併存疾患をもっている場合が多い．脳卒中は動脈硬化や不整脈などをバックグラウンドにもっていることが多いため，そのリスクファクターとなる併存疾患が存在するためである．
- 脳卒中症例にリハを実施するにあたり，併存疾患の知識をもっておくことの必要性は大きく以下の3点である．
①重度の併存疾患をもっている症例では合併症のリスクが増大するため
②重度の併存疾患はリハの阻害因子となるため
③併存疾患の管理が不良な症例では脳卒中の再発リスクが上昇するため
- 脳卒中の再発予防のために重要な併存疾患には心房細動，高血圧，糖尿病，脂質異常症，高尿酸血症などがある．
- またリハ中の急変を生じる可能性のある併存疾患としては虚血性心疾患，心房細動などの不整脈，糖尿病が挙げられる．
- さらにリハの阻害因子となる併存疾患としては運動負荷の制限が必要となるような心疾患，糖尿病による末梢神経障害や視力障害，加齢や腎不全による低栄養や骨粗鬆症，衰弱，認知症などがある．
- これらの疾患(表I-44)については重症度と治療状況を把握しておくことが好ましい．ここでは脳卒中症例のリハにあたって問題となる頻度の高い併存疾患である心房細動や高血圧などの循環器疾患，糖尿病などについて解説する．

表Ⅰ-44 リハの実施に影響を及ぼす併存疾患

脳卒中再発リスクが増大する併存疾患	心房細動，高血圧，糖尿病，脂質異常症，高尿酸血症，腎不全
その他の合併症リスクが高い併存疾患	虚血性心疾患，心房細動などの不整脈，糖尿病，腎不全
リハの阻害因子となる併存疾患	運動負荷の制限を生じるような心疾患，肺気腫などの慢性呼吸不全，糖尿病による末梢神経障害や視力障害，加齢や腎不全などによる低栄養・衰弱，認知症，変形性関節症，変形性脊椎症，骨粗鬆症などの骨関節疾患，がん，神経変性疾患などの進行性疾患

ここがポイント！
—併存疾患管理の必要性—

- 脳卒中症例ではさまざまな併存疾患をもっていることが多い．
- 併存疾患により脳卒中再発やその他の合併症のリスクが増大する危険性がある．
- 併存疾患がリハの阻害因子となることがある．

循環器疾患

- 循環器疾患には急性冠症候群(狭心症・心筋梗塞)，弁膜症，大動脈瘤などの重大な疾患が含まれる．これらは死に至ることもある，重大な合併症である．このため日本リハビリテーション医学会を中心として編集された「リハビリテーション医療における安全管理・推進のためのガイドライン」[1]におけるリハ中止基準の多くの項目を循環器系の基準が占めている．これに該当するバイタルサインの異常や胸部症状，脈拍異常がある場合は慎重に対応する必要がある．
- 脳卒中は動脈硬化による血栓と，心房細動による塞栓により生じることが多い．動脈硬化は脳だけでなく循環器にも生じている場合が多く，虚血性心疾患のリスクを併せ持っていると考える必要がある．また心房細動では塞栓形成のみでなく，徐脈や頻脈，心不全などの循環動態への影響を考慮する必要もある．これらのことより脳卒中症例では常に循環器系の問題も考慮するべきである．
- 循環器系に問題がある場合，リハのプログラムにあたり練習内容

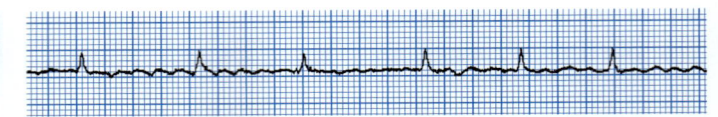

図Ⅰ-27 心房細動の心電図
P波が欠如し，基線が不規則に揺れている．QRSの出現間隔も不規則である．

を考慮する必要がある．急激に循環動態を変動させる練習メニューや日常生活動作はできるだけ回避するべきである．骨格筋の収縮には等尺性収縮と等張性収縮がある．なかでも等尺性収縮は心臓への負荷が大きいことが知られている．心不全などの心疾患により循環動態が不安定な症例では等尺性収縮となる運動メニューは控えることが好ましい．また息こらえとなる動作においても血圧上昇を来すことがあるため，同様に避けるべきである．

- さらに片麻痺症例や切断症例では健常者よりもエネルギー消費は大きくなることも考慮に入れるべきである．これらの心臓に問題がある症例に運動負荷を加える場合は，心電図モニターを設置することが好ましい．これにより心拍数，期外収縮の有無や頻度，ST，T波の変化などのモニタリングが可能であり，異常の早期発見ができることとなる．

> **🔁ここがポイント！**
> **―循環器系の問題―**
> - 循環器疾患には急性冠症候群，弁膜症，大動脈瘤などの重大な疾患が含まれる．
> - リハ中止基準の多くの項目を循環器系の基準が占めている．
> - 胸部症状や脈拍異常がある場合はこれらの重症度を評価する必要がある．
> - 循環動態を急激に変動させる練習メニューは避けるべきである．

心房細動(atrial fibrillation：AF)

- 心房細動は心房が不規則に運動している状態である．心電図所見としてはP波が欠如し，基線が不規則に揺れている．QRSの出現間隔も不規則である(図Ⅰ-27)．

> **脳卒中治療ガイドライン 2009 より**
>
> - 脳卒中またはTIAの既往があるか,うっ血性心不全,高血圧,75歳以上,糖尿病のいずれかの危険因子を2つ以上合併した非弁膜症性心房細動(NVAF)患者にはワルファリンが強く推奨される(グレードA).
> - 上記の危険因子を1つ合併したNVAF患者にもワルファリンが推奨される(グレードB).
> - ワルファリン療法の強度は,一般的にはPT-INR 2.0〜3.0が推奨される(グレードA).
> - 高齢(70歳以上)のNVAF患者では,1.6〜2.6にとどめることが推奨される(グレードB).

〔篠原幸人,他(編):脳卒中治療ガイドライン 2009.p31,協和企画,2009〕

- 自然に停止し,再発を繰り返す発作性心房細動(paroxysmal atrial fibrillation:PAF)と慢性心房細動とに分類される.心房細動は比較的頻度が高く,加齢とともに増加する.動悸・胸部不快感,心不全,塞栓症を来すこととなる.心拍数も不規則であり,徐脈・頻脈のいずれも生じうる.心房細動症例ではリハ前は当然として,リハ中やリハ後にも脈拍・血圧を中心としたバイタル測定をするべきである.
- 心房細動のある患者では脳塞栓の発症率が高く,ワルファリンなどでの抗凝固療法が必要である.このワルファリン治療中にはPT-INRを用いて薬剤の投与量が適切であることを確認する必要がある.PT-INRは抗凝固療法を実施されていない場合,1.0前後である.高値であるほど抗凝固療法の効果が強いと判断されるが,強すぎる場合は出血傾向に注意が必要となる.このため,PT-INRは2.0〜3.0を目標にワルファリン内服量を調整する.
- 何らかの理由で抗凝固療法が実施されていない患者では,脳梗塞発症のリスクを念頭においてリハをプログラムする必要がある.

> **ここがポイント！**
> **—心房細動の管理—**
> - 心房細動は加齢とともに頻度が高くなる．
> - 心不全を生じることがある．
> - 徐脈・頻脈のいずれも生じうる．
> - ワルファリンを用いた抗凝固療法を施行することが多い．
> - 無治療の場合，脳塞栓のリスクが高くなる．

心不全

- 心不全とは，心機能の低下により必要とされる量の血液を拍出できなくなった状態をいう．肺うっ血を特徴とする左心不全と，全身のうっ血を特徴とする右心不全とに分類される．心不全患者の死因としては，心不全増悪によるポンプ機能不全のほか，突然死もあるとされており，リハの施行にあたっては注意が必要である．そのリスクは心不全の重症度に依存して上昇するとされている．

- 症状としては，呼吸困難，乾性咳嗽，血痰，四肢の浮腫，頸静脈怒張，頻脈，血圧低下，肺うっ血，湿性ラ音，喘鳴，チアノーゼなどである．血液検査では，心不全のマーカーとして脳性ナトリウム利尿ペプチド（brain natriuretic peptide：BNP）が用いられる．これは数値が高いほど心不全が重度であることを示し，生命予後も不良と予測される．

- 心不全の臨床的重症度分類としては，Killip 分類，NYHA 分類，Forrester 分類などがある．その他に胸部単純 X 線，心電図や心エコーも参照し，重度の不整脈や弁膜症がないかも確認しておく必要がある．このほか，看護記録からの情報で心不全増悪を示唆するものとしては，血圧低下，脈拍上昇，酸素飽和度（SpO_2）低下，体重増加，尿量減少なども有用である．血圧低下・脈拍上昇・尿量減少は心臓のポンプ機能の低下を示唆し，酸素飽和度低下は肺水腫の可能性がある．また体重増加は浮腫による水分貯留を疑わせる所見である．

- 練習を行うにあたってはこれらの情報から事前に心不全の重症度を把握しておかなければならない．重症例では循環動態に変動を来す練習メニューは禁忌となる．

> **ここがポイント！**
> ―心不全の管理―
> - 心不全は生命予後に影響を与える併存疾患である．
> - BNPが心不全の重症度の目安となる．
> - 心不全患者では循環動態が大きく変動する練習メニューは避ける．

高血圧

- 脳卒中の急性期では血圧は上昇していることが多い．「脳卒中治療ガイドライン2009」[2]では脳梗塞の急性期においては，収縮期血圧 > 220 mmHg または拡張期血圧 > 120 mmHg の高血圧が持続する場合や，大動脈解離，急性心筋梗塞，心不全，腎不全などを合併する場合に限って慎重に降圧することを推奨している．脳梗塞の慢性期における降圧目標としては140/90 mmHg未満としている．同様に脳出血急性期症例においては収縮期血圧180 mmHg，拡張期血圧130 mmHg未満を降圧目標としている．脳出血の慢性期においては拡張期血圧75～90 mmHg以下にコントロールすることが推奨されている（表Ⅰ-45）．
- またリハ医療における安全管理・推進のためのガイドラインによるリハ中止基準[1]（表Ⅰ-46）において血圧値が記載されているので，これも参考とする．

> **ここがポイント！**
> ―血圧の管理―
> - 脳卒中の急性期では高血圧を呈することが多い．
> - 脳梗塞の急性期症例では高血圧は経過観察のみとなることが多い．
> - 高血圧は脳卒中再発の危険因子であり，慢性期症例では十分な降圧が必要となる．

糖尿病

- 加齢とともに糖尿病の頻度は上昇し，60歳を超えると男性の20％程度，女性の12％程度が糖尿病に罹患するとされている．

> **💬 脳卒中治療ガイドライン 2009 より**
>
> - 糖尿病患者では血糖のコントロールが推奨される(グレードC1).
> - 2型糖尿病患者では血圧の厳格なコントロールが推奨される(グレードA).

〔篠原幸人,他(編):脳卒中治療ガイドライン 2009. p25,協和企画,2009〕

このためリハの対象となる患者には糖尿病を合併している頻度は低くない.
- 糖尿病においては血糖降下薬による低血糖や高血糖による昏睡,

表Ⅰ-45 「脳卒中治療ガイドライン2009」に記載された血圧に関連する記載

脳卒中の病型と時期	推奨項目
脳梗塞急性期	収縮期血圧>220 mmHgまたは拡張期血圧>120 mmHgの高血圧が持続する場合や,大動脈解離・急性心筋梗塞・心不全・腎不全などを合併している場合に限り,慎重な降圧療法が推奨される
脳梗塞慢性期	140/90 mmHg未満を目標に降圧する(グレードA)
脳出血急性期	収縮期血圧180 mmHg,拡張期血圧130 mmHg未満を目標に降圧する(グレードC1)
脳出血慢性期	拡張期血圧75~90 mmHg以下を目標に降圧する(グレードB)

脳卒中急性期には血圧は高値となることが多い.時期ごとに降圧の基準が異なる.
〔篠原幸人,他(編):脳卒中治療ガイドライン2009. p7, 85, 138, 148, 協和企画,2009〕

表Ⅰ-46 リハ中止基準

積極的なリハを実施しない	安静時収縮期血圧200 mmHg以上 安静時拡張期血圧120 mmHg以上
途中でリハを中止する	運動時収縮期血圧が40 mmHg以上,または拡張期血圧が20 mmHg以上上昇した場合

リハ学会を中心とする関連学協会から発行されたガイドラインによるリハの中止基準である.
〔日本リハビリテーション医学会診療ガイドライン委員会(編):リハビリテーション医療における安全管理・推進のためのガイドライン.医歯薬出版,2006〕

動脈硬化の進行による閉塞性動脈硬化症，虚血性心疾患，脳血管障害などの合併症を生じる危険性がある．このためリハを実施するうえで十分なリスク管理が必要である．「脳卒中治療ガイドライン2009」[2]においても脳卒中発症予防のために血糖のコントロールが推奨されている．
- そのほかに糖尿病による合併症としては，糖尿病性網膜症，末梢神経障害，腎不全などもある．網膜症による視力障害，末梢神経障害による四肢の表在覚・深部覚の障害，腎不全による低栄養や筋萎縮はリハの阻害因子となる．
- 糖尿病による合併症は血糖コントロールが不良な場合に頻度が高くなる．糖尿病の重症度や治療効果についての評価は，血糖値とHbA1cを用いることが多い．HbA1cは過去1か月間程度の血糖値の推移を示す指標であり，高値であるほど血糖値が高値であったことを示す．治療効果の判定としては，HbA1cと血糖値が参考となる．また，糖尿病の合併症は高血圧が併存する場合にさらに危険が高まる．網膜症や腎症などの血圧コントロールが十分になされているかも重要な情報である．

■ 低血糖

- 経口血糖降下薬やインスリン注射にて血糖コントロール中の患者では，低血糖を生じることがある．経口血糖降下薬としてはスルホニルウレア薬（SU薬）が比較的低血糖を生じやすい．このほかにも血糖降下薬を2剤以上併用している場合も注意が必要である．
- 低血糖の症状としては，意識障害・発汗・手指振戦・動悸・不安感・けいれんなどがある（表Ⅰ-47）．
- インスリン使用例では，簡易血糖測定が行われていることもあるので，看護記録や自己記録された血糖値の推移を確認し，低血糖を生じていることがないかを把握する．
- また，在宅患者であれば，患者が簡易血糖測定器を所有していることが多いので，それを用いて血糖を測定する．血糖値が

表Ⅰ-47 低血糖による症状

気分不良，意識障害，不安，せん妄，眠気，あくび，けいれん，発汗，動悸，頻脈，手指振戦，顔面蒼白

60 mg/dL 未満であれば低血糖と判断する．低血糖であれば，ブドウ糖などを内服することで症状は改善するはずである．
- 血糖は食後2時間程度で最高値となることが多く，その後徐々に低下する．このため低血糖は食前に生じることが多い．食後に練習時間を割り振るなどの工夫で低血糖発作の予防が可能である．また，経口摂取量が不足している場合にも低血糖を生じるので，看護記録や本人から経口摂取量を調査する必要がある．

糖尿病性網膜症
- 罹病期間が長期の患者に多く，罹病期間10年で50％，20年では80％の患者に網膜症を発生するともいわれている．視力障害によりADL，QOL低下の原因となり，失明に至ることもある重大な合併症である．長期罹病例で血糖コントロールの不良な例，血圧コントロールの不良な例では注意が必要である．
- 診療録より眼科受診の結果を参照し，網膜症の重症度や今後の治療方針（光凝固を施行するのか）を把握する．重症度としてはDavis分類や福田分類が用いられている．Davis分類では単純網膜症は軽症，増殖前網膜症は中等症，増殖網膜症は重症と評価できる．重症例では血圧を上昇させないよう注意しつつ練習を行う．

糖尿病性壊疽
- 全身の動脈硬化に伴い，下肢の動脈も機能低下を生じる．これにより虚血による下肢壊疽を生じることがある．
- 壊疽が広範な場合および感染を伴った場合は切断となることもある．壊疽を生じるような重症患者の場合，糖尿病性末梢神経障害や腎不全などを合併していることも少なくないため，歩行不可能となることも多い．
- 動脈硬化の程度の評価としては，足背動脈の触知および足関節上腕血圧比（ABI）を参考とする．

> **ここがポイント！**
> ―糖尿病の管理―
> - 糖尿病が重度であるほど,罹病期間が長いほど合併症が多い.
> - 糖尿病治療としてインスリンや経口血糖降下薬を使用している場合は低血糖による意識障害を生じることがある.
> - 低血糖事故を避けるため,リハの時間調整や食事摂取状況の把握が必要である.
> - 注意すべき合併症として糖尿病性網膜症がある.

腎不全

- 腎不全は脳卒中の危険因子となるものであり,糖尿病に続発することも多い.脳卒中症例の併存疾患として比較的頻度の高い併存疾患である.
- 腎不全症例では低栄養や貧血を合併していることも多く,リハの阻害因子となる可能性がある.
- また透析症例では骨粗鬆症や関節変形を伴っていることもあり,これらを考慮したゴール設定やリスク管理が必要である.

文献

1) 日本リハビリテーション医学会診療ガイドライン委員会(編)：リハビリテーション医療における安全管理・推進のためのガイドライン.医歯薬出版,2006
2) 篠原幸人,他(編)：脳卒中治療ガイドライン2009.協和企画,2009

(宮越浩一)

11 脳卒中下肢装具

はじめに

- 脳卒中リハにおいて装具療法は，きわめて重要な役割を担っている．しかし，脳卒中でみられる病態は多様で，その運動麻痺も質・量ともに経時的に変化しうるため，装具を有効に使いこなすためには，装具そのものの知識やその取り扱い方に習熟するだけでなく，歩行能力低下を招いている機能障害の評価を詳細かつ定期的に行い，使用目的を明確にしておかなければならない．
- 本項では，個別の装具や取り扱い方についての詳細は紙面の都合上成書に譲り，装具選択の前に必要な機能障害の評価とその対処についての例示，装具選択の際に必要な検討事項，装具使用時のチェックポイントなどについて概説する．

歩行周期に沿った機能障害の評価[1]

脳卒中はさまざまな症状が合併し，その運動麻痺も多様であるため，装具選択の前には，通常の身体所見に加えて歩容の観察を詳細に行い，歩行能力低下の原因となっている機能障害は何かを把握してその対策を考えなければならない．

立脚初期

- 足関節背屈筋筋力低下による底屈制動困難や尖足があると足底全体での接地や爪先（前足部）接地となる．これに痙縮による内がえし肢位を伴うと不適切な荷重となる．膝関節伸展筋力が低下していると膝折れしやすくなるので，これを避けるために，床反力が膝関節の前方を通るように過伸展での接地となる．持続すると反張膝となる．この状態で重心を前方へ移動させようとすると体幹の前傾が必要となる．
 （対策）足関節の背屈補助，底屈制動，底屈制限などを検討．
 内反にはストラップによる距骨下関節の矯正や足底ウエッジを検討．
- 足関節背屈筋の痙縮が強い場合は，踵足となり，体重心が支持基

底面から後方へ外れるのを防ぐために膝関節は屈曲する．
(対策)背屈制限を検討．
[参考]正常の立脚初期
踵接地時に床反力ベクトルが足関節後方を通り足関節は底屈しようとするため，下腿は前方に回転する(踵ロッカー)．このとき，背屈筋群の遠心性収縮によりこれを制動する．また，膝関節は接地時の衝撃吸収のために，伸展筋を遠心性収縮させ軽度屈曲する．

立脚中期

- 足関節底屈筋群の遠心性収縮力が低下すると，足関節ロッカーが有効に機能せず，床反力作用点の前方移動が困難となる．そのため，重心移動が滑らかに行われず，前方への推進力が乏しくなる．また，股関節伸展筋群の麻痺があると非麻痺側下肢の振り出しが弱くなり歩幅が小さくなる．歩行速度も低下する．体重支持も十分にできず，単脚支持時間も短くなる．

- 尖足では爪先接地となり床反力ベクトルが膝関節前方を通るため，足関節ロッカーを機能させようとすると，膝関節伸展モーメントは増大し，いわゆる膝をロックした状態となる．これが常態化すると，十字靱帯および膝関節周囲の軟部組織が弛緩し，反張膝となる．反張膝は立脚期の支持性低下を招く．
(対策)足関節の底屈制限，底屈制動，背屈遊動，軽度背屈固定などを検討．

- 踵足では荷重により床反力ベクトルが膝関節後方を通るため，膝伸展筋筋力低下があると膝折れする．
(対策)足関節の背屈制限，背屈制動，軽度底屈固定などを検討．
[参考]正常の立脚中期
足関節ロッカーにより重心位置を高め，それを落下させることで床反力作用点を前方に移動し，身体は前方回転していく．このとき，足関節底屈筋群の遠心性収縮によって制動されながら，足関節は背屈していく．また，床反力ベクトルは足関節内を通過するようになり，体重支持力が高まり伸展モーメントは小さくなっていく．股関節が伸展することにより，反対側股関節屈曲モーメントが増大し，下肢がスムーズに振り出される．

■ 立脚後期

立脚中期から後期にかけての足関節底屈筋群筋力低下があると，足底の離床が困難となり，分回しや非麻痺側への体幹傾斜などで代償しようとする．

（対策）足関節背屈制動と底屈補助，または足関節背屈制限を検討．

[参考]正常の立脚後期

踵が離れると大きな床反力が前足部から発生し，足関節底屈モーメントが増大する（底屈筋群は活発に求心性収縮する）．床反力ベクトルは前方に傾き，爪先は離床する．このとき，体幹は前方に押し出されており，足関節は背屈位となる．

■ 遊脚期

足関節背屈筋群の筋力低下があれば下垂足となり，膝関節での屈曲共同運動が利用できれば，鶏歩となる．尖足ならば，分回しになったり，前足部を引きずったりする．

（対策）足関節の背屈補助あるいは底屈制限，反対側の補高などを検討．

[参考]正常の遊脚期

足関節背屈筋は遠心性収縮し爪先を上げて，床に足が引っかからないようにする．

立脚後期から遊脚期にかけて股関節屈筋群の求心性収縮によって大腿部が前方に振られ，膝関節が軽度屈曲することで下腿が遅れて振り出される．

用語説明

①床反力：足底が地面に接したときに地面から受ける力．
②関節モーメント：筋力が関節を回転させる作用．外部から関節に加わる力のモーメントと絶対値が等しく，極性が逆．
③ロッカー機能：立脚期に足の床に接した部分を中心として起こる回転作用のことを指す．ロッキングチェアにみられる回転運動に類似することに由来していると思われる．各立脚期にその中心は移動し，初期は踵，中期は足関節，後期は前足部で，おのおの，踵ロッカー，足関節ロッカー，前足部ロッカーとよばれる．足関節の背屈および底屈筋群の麻痺により，ロッカー機能が有効に働かないとスムーズな重心移動が行えない．
④反張膝：立脚期で，下肢矢状面で大転子と足関節外果を結ぶ線よりも膝関節軸が後方にある状態．

⑤尖足：足関節底屈拘縮のことで他動的矯正には技術を要する．これに対し，下垂足は立位歩行時に足関節底屈位をとる肢位異常で，他動的矯正は容易である．
⑥内反足：足関節の内返し肢位での拘縮のことで他動的矯正には技術を要する．
⑦固定：関節の肢位を特定すること．
⑧制限：関節を一定の角度までしか動かせないようにすること．
⑨遊動：関節の運動を邪魔しないこと．
⑩制動：関節の運動，力を減じるために外力を加えること．
⑪補助：運動の範囲，速度，力を増やす目的で外力を加えること．

装具選択時の検討事項

麻痺の病態の把握と回復レベルの推測

機能障害の改善と歩行能力の拡大のために必要な練習プログラムと適応装具は回復のステージでそれぞれ異なる．また，同じ回復ステージでも患者によって病態とゴールは多様である．よって，それぞれのステージで経時的に病態を評価し，かつ，発症からの時間経過も加味しながら機能障害の予後を推測したうえで装具の選択をする．機能障害の回復レベルの推測の目安は，一般に，発症後1か月で約70％，3か月で約95％とされている．

①弛緩性麻痺で座位保持困難な時期

体幹の筋緊張や姿勢反応低下による体幹支持性不良，深部感覚障害，半側空間無視に伴う体軸傾斜などがあると良好な座位保持は困難となる．このような場合，座位練習だけでなく，長下肢装具を用いた立位での体幹コントロール練習が有効なことがある．実用歩行獲得は困難と予測した場合でも，立位練習は必要かつ有効と思われ，リスク管理しながら積極的に行うべきである．

ただし，中等度以上の意識障害，高次脳機能障害，循環動態不安定，長期臥床後などの患者では，まずは tilt table 使用を検討すべきである．

②座位バランスや下肢支持性が不良だったり，共同運動を認めるが随意性が乏しい時期

重度下肢麻痺，陽性支持反射低下など下肢支持性が著しく低下していると，セラピストの介助のみでは良好な立位姿勢がとれないことがある．このような場合，長下肢装具により膝関節以下を固定あるいは可動域制限して支持基底面を安定させることで有効な練習が行える（技術に自信があれば短下肢装具で行ってもよい）．

③共同運動が随意的に制御できるようになる時期

膝関節伸展の随意性が上がってくると金属支柱付短下肢装具での練習が主となる．足関節機能の改善が著しく，かつ，痙縮が出現しないか，あるいは亢進しないとの確信があれば，プラスチック製短下肢装具を検討してもよい．しかし，回復過程で痙縮の程度は変化しうるもので，早期に痙縮を認めないか，あるいは軽度だからといって安易にプラスチック装具にすると，痙縮が亢進した場合，歩行能力低下，反張膝や内反足などの変形，皮膚障害などを招く危険があるので要注意である．

④分離運動がみられるようになる時期

分離運動が出現し非荷重時に足関節背屈が可能となっても，立脚初期から中期での底屈制動が不十分であれば，プラスチック装具のような底屈制動力の弱いものは不適応となることがあるので要注意である．

⑤分離運動が十分に可能な時期

基本的に装具は不要．

拘縮，変形あるいは肢位異常の有無

尖足，内反足などの拘縮・変形は，床反力ベクトルの方向や関節モーメントに影響を与える．

想定される移動能力のゴール

移動能力のゴールが低い(車椅子移動以下)，転帰先が施設などの場合，退院後に装具は使われず無駄になることもあるので作製は慎重に行う．

使用環境

装具の使用環境を考慮して足部の材質や形状を決定する．例えば，足部がプラスチック素材の装具を屋外で使用する場合は，併用する靴のヒールの高低が膝関節に影響を及ぼすため注意が必要である(装具のみのときは下腿と床面のなす角度が適正でも，靴を履くとその角度が変化し，それに伴い膝関節モーメントも変化することがある．例えば，角度がつき過ぎると膝は屈曲位となり膝折れの原因となることがある)．

管理能力

重度の感覚障害や高次脳機能障害(病態失認，注意障害など)がある場合，患肢および装具の管理ができないことがある．

また，体幹や上肢の機能が高くない場合，着脱が煩雑だと使用頻度が落ちることがある．

患者受け入れ

装着性や外観も考慮する．しかし，これらと機能は相反することもしばしばあり，優先しすぎて肝心の機能が疎かにならないようにしなければならない．

必要な機能を満たしたうえでそのニーズに合うような外観の装具を作製するという方向に発想を転換することが必要な場面もあり，実際にそのような工夫もなされている[2]．

装具作製への同意

装具の費用は償還払い方式のため，いったん，その全額を装具製作業者に支払う必要がある．後に一定程度還付されるとはいえ，経済的負担を負うものであるので，事前に装具の有用性や値段などについて説明と同意が必要である．

装具の種類

長下肢装具 KAFO

主に支柱，半月，カフベルト，足部，膝当てからなる支持物と継手で構成される．特に継手は，支持物間の連結だけでなく，支持矯正のための3点固定の支点，可動域の制限・制動・補助など関節機能の代償などきわめて重要な要素である．

短下肢装具

A 足継手のある装具

支持性の低いものは金属支柱付が適応となるが，支持性に問題がない場合は本体がプラスチック製で，病態に合わせて側方に付けた調節式足継手により足関節背屈と底屈の固定・遊動・制限・制動・補助などを行う．足継手には以下のようなものがある．
①調節式二方向制御足継手
②調節式二方向制限足継手
③調節式二方向ばね補助足継手（俗称：ダブルクレンザック足継手）
④調節式一方向制御足継手

B 足継手のないプラスチック製装具

素材の形状と可撓性によって，支持性，固定性，足関節の制動

力・補助力が決まる．軽量で外観が目立ちにくいので患者受けはよいが，一般に支持力，固定性，強制力は弱いため，それらの機能が重要な場合は適応とならない．

①後面支柱タイプ，②側方支柱タイプ，③前面支柱タイプ，④らせん支柱タイプなどがある．

装具の名称について(参考)

装具の名称は従来から，splint, brace, orthosis などさまざまあり，正式なものはないが，近年，関与する関節の頭文字を近位から順に重ね末尾に orthosis の頭文字 O を付与する，ISO の名称が用いられることが多い．

SLB は金属支柱付装具，プラスチック装具は AFO というように使い分ける者もいるが，このような鑑別は適切ではなく，避けたほうがよいと思われる．

適合判定[3)]

長下肢装具

①装具による局所の圧迫の有無：体との接触面(カットラインも含めて)が均一かつ滑らかで，局所の圧迫がないこと，装着時の疼痛・冷感・皮膚の色調不良などの有無，装具除去後の皮膚の発赤・損傷や衣服の損傷の有無などをチェックする．

②アライメント：アライメントがずれていると，支持性不良，足関節機能の代償・補助能低下，局所の圧迫などを招くので要注意である．

③継手の位置：継手の運動軸と運動解剖学的関節運動軸との一致を確認し，可動性・動作時異常音・可動域をチェックする．

④半月の位置：半月の位置が不適切だと，矯正力の低下や局所の圧迫を招くおそれがある．

⑤期待する機能が得られているか：装具装着しての歩行評価を行う(図Ⅰ-28)．

短下肢装具

①局所の圧迫：腓骨頭の圧迫による腓骨神経麻痺，皮膚障害などに注意

②アライメント：足関節継手位置のチェック

③カフベルト：固定性をチェックする．

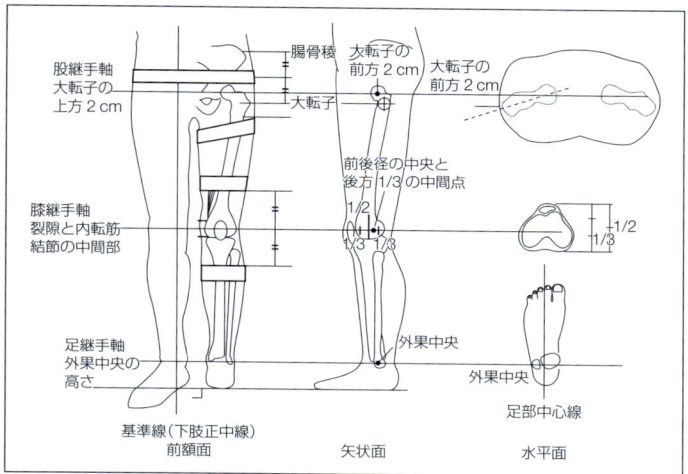

図Ⅰ-28 下肢装具(両側支柱付き)のチェックアウト基準

〔高嶋孝倫:下肢装具.日本義肢装具学会(監):装具学,第3版,p56,医歯薬出版,2003〕

④靴との適合性:プラスチック短下肢装具では併用する靴のヒールの高さによっては足関節の角度が変わり歩容に影響するため要注意.
⑤期待した機能が得られているか:実際に装具装着して歩行評価を行う.

支給システム

- 公的支給は,災害補償,医療,社会福祉などの目的に応じて行われる.どの制度に基づき支給されるかについては,①災害補償保険制度,②医療保険制度,③社会福祉制度(障害者総合支援法)の順で優先される.
- 支給される個数は原則として1種目につき1個である.
- 破損や故障については,耐用年数(長下肢装具は3年,短下肢装具は軟性が2年,その他が3年)内の場合,原則として修理または調整で対応する.しかし,本人の責任によらず紛失・破損した場合は必要と認められる装具費が新たに支給される.

- 再製作については，医療保険を利用した治療用装具では耐用年数を超えれば可能であるが，身体障害者手帳を利用した更生用装具では耐用年数を超えていても破損してなければ認められないことがある．
- 費用負担については，医療保険では3割，障害者総合支援法では1割の自己負担が必要である．ただし，償還払い方式のため，いったん費用の全額を装具製作業者に支払う必要がある．

退院後のフォローアップ

痙性亢進，変形，装具の変形，患者の不適切使用などによるさまざまなトラブルが起きることがあり，可能な限り外来でのフォローアップが必要である．

耐用年数と価格

KAFO（リングロック）
- 耐用年数：3年
- 価格：約16万円

AFO
- 耐用年数：
 靴型支柱付；3年，軟性；2年，硬性；1.5年
- 価格：
 ①金属支柱付靴型AFO；約11万円
 ②金属支柱付足部プラスチックAFO；約5万5千円
 ③シューホーン型；約4万円
 ④gait solution design；約9万円
 ⑤オルトップ；約2万3千円

文献
1) 勝平純司，他：介助にいかすバイオメカニクス．pp88-101, 医学書院，2011
2) 前田眞治：QOL向上を目的とした脳卒中患者の短下肢装具．リハ医 39：710-714, 2002
3) 髙嶋孝倫：下肢装具．日本義肢装具学会（監）：装具学，第3版, p56, 医歯薬出版，2003

(那須　巧)

2 リスク管理

1 合併症への対応

合併症管理の必要性

- 脳卒中は高齢者や併存疾患をもっている患者に生じることが多く,また脳卒中による障害のために合併症を生じることが少なくない.合併症の一部は生命予後や機能障害に影響を及ぼす重度なものがあり,予防と適切な対応が必要となる[1].
- 脳卒中による合併症は,脳卒中に続発して脳に生じる合併症,脳卒中に続発しやすい脳以外の臓器の合併症,併存疾患によりもたらされる合併症の3つに分類される(表I-48).
- 脳卒中症例における合併症の調査において頻度が高いものとしては肺炎や尿路感染などの感染症が挙げられている[2,3].その他の合併症としては深部静脈血栓症,虚血性心疾患などの重篤なものもある.このため脳卒中のリハを実施するにあたっては十分なリスク管理が必要である.
- 合併症対策をとるにあたり,どのような症例が合併症を生じるか

> ### 💬 脳卒中治療ガイドライン 2009 より
>
> - 脳卒中は一般に呼吸器感染,尿路感染,転倒,皮膚損傷など急性期合併症の頻度が高く,発症前から機能障害がある例や,重症脳卒中既往例,高齢者例に特に合併症が多い.合併症があると死亡率のみならず機能的転帰も悪くなるので積極的に合併症予防と治療に取り組むことが推奨される(グレードB).
> - 急性期から理学療法や呼吸リハビリテーションなどを積極的に行うことは,肺炎の発症を少なくするために推奨される(グレードB).

〔篠原幸人,他(編):脳卒中治療ガイドライン2009.p11,協和企画,2009〕

表 I-48 脳卒中症例に生じやすい合併症

分類	合併症
脳に生じる合併症	脳卒中再発※，出血性梗塞※，脳血管攣縮（SAH 後）※，水頭症，意識障害，痙攣，うつ傾向
脳以外の臓器の合併症	深部静脈血栓症，肺塞栓，虚血性心疾患※，不整脈※，感染症（肺炎，尿路感染），発熱，肩手症候群，起立性低血圧，消化管出血，悪心・嘔吐，便秘，脱水，電解質異常
併存疾患による合併症	不整脈※，心不全※，糖尿病，腎不全，変形性膝関節症，肩関節周囲炎，変形性脊椎症

※は緊急性が高い合併症である．

表 I-49 合併症を生じやすい症例

発症早期（急性期症例），脳卒中が重度，ADL 低下が重度，低栄養，認知症

が事前に予測できれば対策を効率よくとることができる．一般的に疾病発症早期の症例には合併症が多くみられる．脳卒中においても同様であり，発症早期の症例は脳卒中再発が多くみられ，その他の合併症の発生頻度も高い．Langhorne ら[2]は発症からの期間と合併症発生の関係を示している．ここでは肺炎，脳卒中再発などの重大な合併症は発症後 4 週間程度までの期間に発生が多くみられていた．また脳卒中が重度であるほど合併症の頻度が高いとしている報告が多い[4,5]．栄養状態の悪化[6]や認知症[7]も合併症の頻度を上昇させるとする報告がある．表 I-49 に合併症の予測因子を列挙した．これらに該当する場合は特に合併症に注意してリハを実施する必要がある．

- また発症からの時間の経過とともに発生する合併症の特徴も変化する．Prosser ら[8]は脳卒中発症からの時期別に合併症の分析をしている．ここでは発症 1〜3 週間までは中枢神経系の問題が多く，発症 3 週間以降は心原性や感染症による死亡が上位を占めるとしている．

> **ここがポイント！**
> ―合併症の管理―
> - 脳卒中症例では合併症が多い.
> - 緊急性が高いものと,頻度が高いものについての知識が必要である.
> - 緊急性が高いものとしては脳卒中再発や深部静脈血栓症,虚血性心疾患などがある.
> - 頻度が高いものとしては感染症やけいれんなどがある.

脳卒中再発

- 脳卒中は再発のリスクが高い疾患であることが知られている.Mohanら[9]は脳卒中後の再発率を時期別に調査している.発症から30日以内の再発率は3.1%,1年以内は11.1%であるとしている.発症早期ほど再発率が高く時間の経過とともに次第に低下している.
- Saccoら[10]は脳卒中再発を予測する予測因子の調査を行っている.再発率は発症～30日までで6%,1年で12%,5年で25%であった.急性期ほど再発が多くみられている(図Ⅰ-29).脳卒中の再発頻度に関する研究はほかにもあるが,発症～1年間で10%程度,その後は毎年5%前後としている報告が多い.
- 再発の危険因子としては,大血管のアテローム,多発病巣,脳卒中の既往などが挙げられている[11].
- また心房細動は脳塞栓の重大な危険因子であり,抗凝固療法が必要である.何らかの理由で抗凝固療法が実施されていない場合は脳塞栓再発の危険がある.
- 再発のリスクが高いと考えられる症例では意識レベルを中心としたバイタルサインや麻痺・構音障害などの神経学的所見を念入りに評価する必要がある.

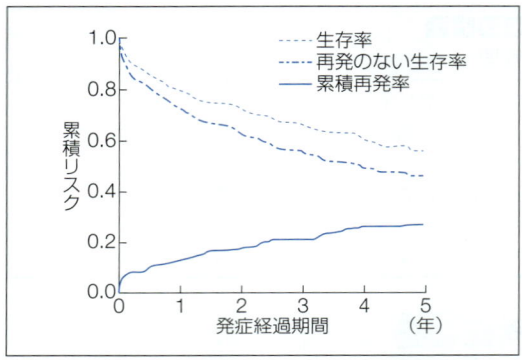

図Ⅰ-29 脳卒中後の生存率および再発を示す生存曲線

5年生存率は55%，5年間での再発は25%となっている．
急性期ほど再発や死亡は多くみられている．
(Sacco RL, et al : Predictors of mortality and recurrence after hospitalized cerebral infarction in an urban community : the Northern Manhattan Stroke Study. Neurology 44 : 626-634, 1994)

> **ここがポイント！**
> ―脳卒中の再発―
>
> - 脳卒中は再発のリスクが高い．
> - 急性期症例，大血管のアテローム，多発病巣，脳卒中の既往が危険因子である．

虚血性心疾患

- 脳卒中は動脈硬化や心房細動などに続発することが多くみられ，心疾患と関連が強い疾患である．動脈硬化の進行している症例では脳卒中を生じやすく，同時に虚血性心疾患の危険も同時にもっていると予想される．脳卒中症例に対する調査で30%程度に心筋虚血の所見が得られたとする調査もある[12,13]．

- 脳卒中症例における心血管系イベントの危険因子は心不全，糖尿病，クレアチニン高値，重度の脳卒中，期外収縮[8]としている報告がある．また頸動脈雑音の聴取により動脈硬化の有無や程度を

ある程度知ることが可能である．頸動脈雑音が観察される症例では心筋梗塞がオッズ比 2.15(95%CI：1.67～2.78)，心原性の死亡はオッズ比 2.27(95%CI：1.49～3.49)であったとしている[14]．

> **ここがポイント！**
> ―脳卒中と心合併症―
> - 脳卒中症例では動脈硬化や心房細動が存在していることが多い．
> - 虚血性心疾患や心不全などの循環器系の合併症にも注意が必要である．

深部静脈血栓症(DVT)

- 深部静脈血栓症(deep vein thrombosis：DVT)は，血流遅延，静脈壁損傷，血液凝固能亢進などの原因により下肢の深部静脈内に血栓が生じ，これが閉塞したために患肢の異常を生じる病態である．急性期脳卒中症例の 4 割程度に DVT が存在するとする報告もあり[15]，脳卒中症例では常に DVT のリスクを念頭におかなければならない．

- 静脈内の血栓が遊離して肺動脈へ移動することにより，肺塞栓症(pulmonary embolism：PE)を続発するリスクがある．

- 肺塞栓は死に至ることもある重大な合併症であり，患者の状態が変化した際には常に鑑別に挙げる必要がある．2004 年には日本循環器病学会など 7 つの学会により「肺血栓塞栓症および深部静脈血栓症の診断・治療・予防に関するガイドライン」(以下 PE・DVT ガイドライン)が発行され 2009 年には改訂版[16]が発行されているので，リハ医療に従事するスタッフは目を通しておくことが好ましい．

- DVT を疑わせる所見としては片側性の下肢の浮腫，疼痛，色調変化・皮下静脈の怒張がある．また，Homans 徴候(膝を軽く押さえ，足関節を背屈させると，腓腹部に疼痛を生じる)や Lowenberg 徴候(下腿に血圧測定用のカフを巻いて加圧すると，100～150 mmHg で疼痛を生じる)も参考となる．

- 検査所見としては血液検査における D ダイマーが重要である．これは感度 90%，特異度 5%，陰性的中率が 99% 程度とされて

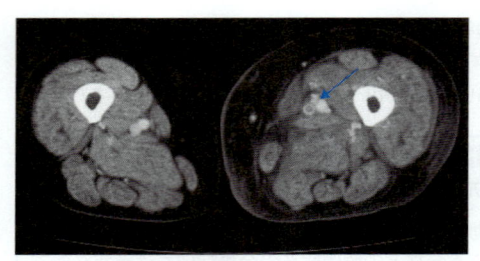

図 I -30 大腿静脈に生じた血栓の造影 CT 所見

静脈内の血栓を描出するためには造影剤を投与しての CT 撮影が必要である．血管は白く円状に造影されている．円の中心部分にあるグレーの部分が血栓である．

いる[17]．特異度は低いために，D ダイマーが高値を示していても必ずしも DVT とは限らないが，逆に，D ダイマーが正常であれば DVT をきわめて高い可能性で否定できることになる．D ダイマー高値であった際には，静脈エコーや造影 CT（図 I -30）などの画像診断を追加して診断を確定することとなる．

- Wells ら[18]はリスクファクターおよび臨床所見より DVT を予測する方法を報告している．これは表 I -50 に示す各項目の点数を加算し，0 点は low risk，1～2 点は medium risk，3 点以上は high risk と分類するものである．low risk 群は 3.0％，medium risk 群は 16.6％，high risk 群は 74.6％で DVT を発症していたとしている．この方法によると感度 89.5％・特異度 64.1％で DVT を予測することが可能となる．この方法は簡便であり，臨床の現場で応用しやすいものと思われる．

> **ここがポイント！**
> ―深部静脈血栓症―
> - 深部静脈血栓症は肺塞栓を生じることがある危険な疾患である．
> - 肺塞栓を生じた場合は突然死を生じることもある．
> - 疑わしい場合は血液検査（D ダイマー）や画像診断を早期に行うべきである．

表Ⅰ-50 Wells らによる DVT の予測

臨床所見	点数
活動性のある悪性腫瘍（治療中もしくは6か月以内に治療されていた，もしくはターミナル）	1
下肢の麻痺もしくはギプス固定	1
最近3日間以上臥床していた，もしくは大手術後4週以内	1
深部静脈の分布に沿った圧痛	1
下肢全体の腫脹	1
対側と比較して3cm以上の腫脹	1
圧痕のできる浮腫（pitting edema）	1
表層の側副静脈	1
DVT 以外のより疑わしい疾患	−2

上記の点数を加算し，0点は low risk，1〜2点は medium risk，3点以上は high risk と分類する．
(Wells PS, et al : Value of assessment of pretest probability of deep-vein thrombosis in clinical management. Lancet 350 : 1795-1798, 1997)

肺塞栓症（PE）

- 肺塞栓症は，下肢の静脈に生じた血栓（DVT）が，右心系を通って肺動脈に塞栓を形成するものである．DVT を発生した患者の10〜20％に肺塞栓を生じるとされている．肺動脈本幹をふさぐような大きな血栓の場合には，突然心肺停止で発症することもあり，重篤な合併症である．PE は致死性の高い疾患であり，発生した場合は心筋梗塞よりも死亡率が高いとされている．また，発症1時間以内の突然死が40％以上とされており，疑った場合は早急な対応が必要である[19]．

- 呼吸困難，胸痛，頻呼吸が代表的な症状である．原因不明の呼吸困難や突然発症した呼吸困難では，本疾患を鑑別診断に挙げる必要がある．そのほか発生状況も診断の参考となることがある．特徴的なものとしては，安静解除直後の最初の歩行時，排便や排尿時，体位変換時などがある．動作に伴い下肢の血栓が遊離して，肺動脈へ移動するためと考えられる．これらの状況より肺塞栓が疑われた場合，パルスオキシメーターにて酸素飽和度（SpO_2）を

> ### 💬 脳卒中治療ガイドライン 2009 より
>
> - 嚥下造影検査(VF 検査)あるいは水飲みテストで誤嚥の危険が高いと判断された場合,適切な食物摂取法および予防法を考慮することが推奨される(グレード B).
> - 嚥下障害による誤嚥性肺炎の予防に ACE 阻害薬(保険適用外),シロスタゾール(保険適用外)の投与を考慮してもよい(グレード C1).

〔篠原幸人,他(編):脳卒中治療ガイドライン 2009. p118,協和企画,2009〕

測定する.頻呼吸であるにもかかわらず,SpO_2 が低下している場合は肺塞栓を強く疑う.

感染症(肺炎,尿路感染)

- 脳卒中後の合併症として感染症は多くみられ,尿路感染と肺炎が多い.肺炎は重症化することで死亡の原因となることもある.肺炎により入院が長期化し,廃用による ADL 低下の危険性もあるため,危険性の高い症例では十分な注意が必要である.
- 肺炎の原因としては脳卒中に伴う仮性球麻痺や球麻痺などによる嚥下障害,意識レベルの低下による先行期嚥下障害が考えられる.このほかに脳卒中に伴う自律神経の障害による免疫機能の低下が影響しているとされている[20].
- 脳卒中後の肺炎の危険因子は高齢であること,脳卒中が重度であること,嚥下障害があること,肺炎の既往があること,などが挙げられている.特に嚥下能力の評価が重要であり,「脳卒中治療ガイドライン 2009」においても嚥下造影や水飲みテストの結果に応じて適切な予防をすることが推奨されている[1].
- Mann ら[21]は 128 例の初発脳卒中症例の前向き調査を行い,嚥下造影検査所見と肺炎発生の関係を調査した.6 か月間で 26 例(20%,95%CI:14〜28)で肺炎を発症した.嚥下造影にて嚥下反射の遅延や欠如を認めた症例が肺炎を発生する危険性はオッズ比 11.8(95%CI:3.3〜49.6)であったとしている.
- 尿路感染は入院中の症例や高齢者に多くみられる合併症である.症状としては頻尿,血尿・尿混濁,排尿時痛などが挙げられる.

多くは軽症であるが，腎盂腎炎となることで重症化することがあり，敗血症に至ることもある．尿路感染の危険因子としては，高齢であること，脳卒中が重度であること，など肺炎の危険因子と共通であるが，尿道カテーテル留置も尿路感染の発生と強い関連があるとする報告がある[22]．このため尿道カテーテルは可及的早期に抜去を試みることが好ましい．

> **ここがポイント！**
> ―肺炎の予防―
> - 肺炎は重篤化することで死に至ることもある重大な合併症である．
> - 肺炎の危険因子は高齢であること，脳卒中が重度であること，嚥下障害があること，肺炎の既往があることが挙げられる．
> - 嚥下のスクリーニングと適切な栄養摂取方法を検討する必要がある．

けいれん

- 脳血管障害ではけいれんを生じることが少なくない．カナダを中心とした国際的多施設共同研究(Seizure After Stroke Study：SASS)[23]にて，急性期脳卒中症例の 8.9％にけいれん発作を生じたとしている．そこでは脳出血 10.6％，脳梗塞 8.6％の割合でけいれんが多かったとしている．また脳血管障害発症早期ほどけいれんを生じやすかったとしている(図 I-31)．
- 「脳卒中治療ガイドライン 2009」[1]ではけいれんの予測因子として，出血性脳卒中，病巣が皮質を含んでいること，高齢，錯乱，大きな病巣，頭頂側頭葉の損傷，神経学的・内科的合併症を挙げている(表 I-51)．
- けいれんのリスクがある症例に対して予防的に抗けいれん薬を投与するかについて，明確な基準は設けられていない．抗けいれん薬の副作用とけいれん発生のリスクを考慮して総合的な判断により投与が決定されることが多い．
- 脳血管障害発症時にけいれんを生じることがあるため，初発のけいれん時には頭部 CT や MRI にて新しい病巣がないことを確認

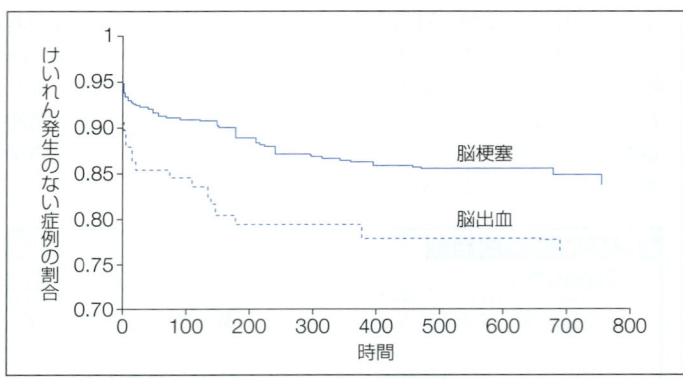

図Ⅰ-31 脳梗塞と脳出血におけるけいれん発生

生存曲線にて示されており,脳出血は脳梗塞よりもけいれん発生の頻度が高い.また急性期ほど発生のリスクが高いことが示されている.
(Bladin AF, et al: Seizures after stroke: a prospective multicenter study. Arch Neurol 57: 1617-1622, 2000)

表Ⅰ-51 脳血管障害後にけいれんを予測する因子

出血性脳卒中,病巣が皮質を含んでいること,高齢,錯乱,大きな病巣,頭頂側頭葉の損傷,神経学的・内科的合併症

脳血管障害後のけいれんはリハにおいて発生することの多い急変である.この予測因子に該当する症例では特に注意をする必要がある.
〔篠原幸人,他(編):脳卒中治療ガイドライン 2009.p14,協和企画,2009〕

する必要がある.

- けいれんを生じた際は患者がベッドから転落しないよう,患者周囲の安全を確保する.けいれんで最も注意するべきことは,呼吸困難による低酸素状態である.呼吸状態を確認,換気が不十分であればバッグバルブマスクを使用して換気を行う.自発呼吸が十分であれば,パルスオキシメーターを使用してSpO_2を測定する.SpO_2が低下しているようであれば,酸素投与を行う.
- また発作中に嘔吐を生じることもあるため,十分な安全が確保された状態であれば側臥位として吐物誤嚥の予防をすることが好ましい.

- 発作と発作の間に回復がみられず，発作を繰り返す場合や，5〜10分以上の長時間にわたってけいれんが持続する場合は重積状態と判断して早急に対応する必要がある．対応が遅れることにより脳に不可逆的損傷を生じて生命にかかわる重篤な状態になる場合もある．早期に抗けいれん薬を静脈内投与して，けいれんを停止する必要がある．

> **ここがポイント！**
> —脳卒中後のけいれん—
> - 脳卒中後のけいれんは比較的頻度が高い合併症である．
> - けいれんを予測する因子は大きな病巣・皮質の損傷・出血・発症早期である．
> - 5〜10分以上発作が持続する場合，発作を短時間の間に繰り返す場合は緊急性が高い．

文献

1) 篠原幸人，他（編）：脳卒中治療ガイドライン2009．協和企画，p11，14，118，2009
2) Langhorne P, et al：Medical complications after stroke：a multicenter study. Stroke 31：1223-1229, 2000
3) 宮越浩一：データベースを活用した研究の可能性と課題：脳卒中急性期症例における合併症調査．Jpn J Rehabil Med 49：82-85, 2012
4) Indredavic B, et al：Medical complications in a comprehensive stroke unit and an early supported discharge service. Stroke 39：414-420, 2008
5) Roth EJ, et al：Incidence of and risk factors for medical complications during stroke rehabilitation. Stroke 32：523-529, 2001
6) FOOD Trial Collaboration：Poor nutritional status on admission predicts poor outcomes after stroke：observational date from the FOOD trial. Stroke 34：1450-1456, 2003
7) Tatemichi TK, et al：Dementia after stroke is a predictor of long-term survival. Stroke 25：1915-1919, 1994
8) Prosser J, et al：Predictors of early cardiac morbidity and mortality after ischemic stroke. Stroke 38：2295-2302, 2007
9) Mohan KM, et al：Risk and cumulative risk of stroke recurrence：a systematic review and meta-analysis. Stroke 42：1489-1494, 2011
10) Sacco RL, et al：Predictors of mortality and recurrence after hospitalized cerebral infarction in an urban community: the Northrn Manhattan Stroke Study. Neurology 44：626-634, 1994

11) Ay H, et al : A score to predict early risk of recurrence after ischemic stroke. Neurology 74 : 128-135, 2010
12) Pasquale GD, et al : Cerebral ischemia and asymptomatic coronary artery disease : a prospective study of 83 patients. Stroke 17 : 1098-1101, 1986
13) 関口麻理子, 他:脳梗塞リハビリテーション患者に対する薬剤負荷心電図による虚血性心疾患合併頻度の推定. リハ医 43 : 752-755, 2006
14) Pickett CA et al : Carotid bruits as a prognostic indicator of cardiovascular death and myocardial infarction : a meta-analysis. Lancet 371 : 1587-1594, 2008
15) Kelly J, et al : Venous thromboembolism after acute ischemic stroke : a prospective study using magnetic resonance direct thrombus imaging. Stroke 35 : 2320-2325, 2004
16) 日本循環器学会, 他:肺血栓塞栓症および深部静脈血栓症の診断, 治療, 予防に関するガイドライン(2009 年改訂版).
 http://www.j-circ.or.jp/guideline/pdf/JCS2009_andoh_h.pdf
17) Ruiz-Giménez N, et al : Rapid D-dimer test combined a clinical model for deep vein thrombosis : Validation with ultrasonography and clinical follow-up in 383 patients. Thromb Haemost 91 : 1237-1246, 2004
18) Wells PS, et al : Value of assessment of pretest probability of deep-vein thrombosis in clinical management. Lancet 350 : 1795-1798, 1997
19) Ota M, et al : Prognostic significance of early diagnosis in acute pulmonary thromboembolism with circulatory failure. Heart Vessels 17 : 7-11, 2002
20) Chamorro A, et al : Infection after acute ischemic stroke : a manifestation of brain-induced immunodepression. Stroke 38 : 1097-1103, 2007
21) Mann G, et al : Swallowing function after stroke: prognosis and prognostic factors at 6 months. Stroke 30 : 744-748, 1999
22) Stott DJ, et al : Urinary tract infection after stroke. QJM 102 : 243-249, 2009
23) Bladin AF, et al : Seizures after stroke : a prospective multicenter study. Arch Neurol 57 : 1617-1622, 2000

(宮越浩一)

2 急性期の離床基準

早期離床によるメリットとリスク

- 脳卒中のリハをプログラムするにあたり,早期からのリハが必要であることは言うまでもない.早期リハを実施するにあたり,判断に悩む部分は離床の進め方であると考えられる.早期離床によるメリットとしては良好な機能回復と,長期臥床による廃用症候群や肺炎,深部静脈血栓症,せん妄などの合併症のリスクの低下である.その一方で早期離床にはさまざまなリスクを伴う.これらのメリットとリスク(表Ⅰ-52)を考慮して症例ごとに最良の離床プログラムを策定する必要がある.
- 早期離床に伴う問題として,大きく脳卒中の増悪,脳卒中以外の全身合併症,転倒や各種チューブ抜去などの事故に分類されると考えられる(表Ⅰ-53).脳卒中の増悪としては,脳梗塞では梗塞

表Ⅰ-52 早期離床によるメリットとデメリット

	早期離床	離床遅延
メリット	良好な機能回復,廃用の予防	脳卒中再発や増悪のリスク減少
デメリット	脳卒中再発や増悪のリスク(脳虚血や脳圧亢進による),その他(表Ⅰ-53)	廃用の進行,深部静脈血栓症・肺炎・せん妄などの合併症

それぞれにメリットとデメリットがあり,病型や症状に応じて症例ごとに判断する必要がある.

表Ⅰ-53 早期離床に伴い想定される問題

脳卒中に直接関連する合併症	脳梗塞:梗塞巣の拡大,脳梗塞再発,出血性梗塞 脳出血:出血巣拡大 くも膜下出血:再破裂,脳血管攣縮 水頭症,けいれん
脳卒中以外の合併症	血圧変動,不整脈
事故	各種チューブの抜去事故,転倒事故

> ### 🗨 脳卒中治療ガイドライン 2009 より
>
> - 廃用症候群を予防し,早期の ADL 向上と社会復帰を図るために,十分なリスク管理の下にできるだけ発症後早期から積極的なリハビリテーションを行うことが強く勧められる(グレード A).その内容には,早期座位・立位,装具を用いた早期歩行練習,摂食・嚥下練習,セルフケア練習などが含まれる.
> - 急性期リハビリテーションにおいては,高血糖,低栄養,けいれん発作,中枢性高体温,深部静脈血栓症,血圧の変動,不整脈,心不全,誤嚥,麻痺側の無菌性関節炎,褥瘡,消化管出血,尿路感染症などの合併症に注意することが勧められる(グレード B).

〔篠原幸人,他(編):脳卒中治療ガイドライン 2009.p283,協和企画,2009〕

巣の拡大や再発,出血性梗塞が代表的であり,脳出血では出血巣拡大,くも膜下出血では動脈瘤の再破裂や脳血管攣縮が挙げられる.その他に脳卒中に続発する水頭症やけいれんなどの合併症もある.脳卒中以外の全身合併症としては,血圧変動や不整脈などがある.

- 近年では evidence based medicine(EBM)が一般的となっている.特にリスクを伴う医療行為にあたっては EBM に基づいた治療が求められる.しかし早期離床の効果に関する文献は散見されるものの,エビデンスとして質の高いものは少ない.2009 年の Cochrane Review[1])においてこの分野の文献の吟味が行われている.ここでは抽出された文献は 1 件のみであり,早期離床に関するエビデンスは不十分であると結論されている.その後,2010 年には本邦の脳卒中症例に対する後ろ向きコホート調査が報告[2])された.ここでは早期離床により良好な機能改善が得られたとしている.そのほかに早期離床により良好な成績を得ることができるという報告が散見され,早期離床に関するエビデンスは今後も蓄積されていくものと思われる.
- 「脳卒中治療ガイドライン 2009」[3])においても,合併症に注意しつつ(グレード B),早期リハを実施する(グレード A)ことが推奨さ

れている．

> **ここがポイント！**
> ―早期離床―
> - 早期離床にはメリットとデメリットがあり，メリットとしては機能改善，廃用予防がある．
> - 早期離床のデメリットは，症状増悪，その他の合併症が想定される．
> - 積極的な早期離床が主流になりつつあるが，十分な安全管理が必要である．

脳卒中急性期の症状増悪

- 脳卒中急性期症例の離床にあたり，最も危惧されることは麻痺などの神経症状が増悪し，それが生命予後や入院期間，最終的なADLに悪影響を及ぼすことである．American Heart Association (AHA)のガイドライン[4]においても，離床により神経学的増悪を生じることがあるため，離床開始にあたっては十分な監視が必要であるとされている．
- 脳卒中の症状増悪の頻度は報告によって異なるが，20〜50%程度とされており，症状増悪は発症早期の症例に多くみられたとされている．
- 大野[5]は脳卒中急性期に神経症状増悪を来す病態として，再発や出血性梗塞，血腫の増大などを挙げ，その頻度や発生時期をまとめている（表Ⅰ-54）．
- The Harvard Cooperative Stroke Registry[6]では脳卒中急性期症例の20%で増悪がみられ，緩徐な増悪が10%，段階的な増悪が10%であったとしている．増悪の頻度が高いものはラクナ梗塞と主幹動脈の閉塞であったとしている．
- 後述するようにラクナ梗塞では診断当日から離床可能とされているが，ラクナといえども症状増悪のリスクは低くないことを知っておく必要がある．また画像上ラクナと類似するものに，BAD (branch atheromatous disease)がある．BADでは増悪の頻度は30〜40%程度とされており，特に注意が必要な病型である．注

表I-54 脳卒中急性期の神経症状増悪の頻度

脳梗塞	再発：全体の15% 進行性脳卒中：4～43%(多くは20%前後，多くは1週間以内に完成する) 出血性梗塞：血栓性梗塞の17%，脳塞栓の33～61% 水頭症：小脳梗塞の40%前後
脳出血	再発：2～12%(再出血の1/3は1か月以内) 血腫の増大：15%(多くは6時間以内に生じる) 急性水頭症：高血圧性脳出血の5%，小脳出血例の26～64%，著明な脳室内出血では83%
くも膜下出血	症候性脳血管攣縮：18～25%

(大野喜久郎：脳卒中急性期の神経症状増悪要因—離床待機を考慮すべき病態. 医のあゆみ183：397-400, 1997を参考に作成)

意深く画像を評価し，事前に増悪のリスクを察知していることが好ましい．
- 麻痺の状態を毎日評価し，前日の状態と比較して増悪がないかを確認することが必要である．

「脳卒中治療ガイドライン2009」に記載された離床方法

- 上述したように発症早期ほど増悪や合併症が多くみられる．このため早期の離床はリスクを伴う．離床の開始時期についてはさまざまな方法が提唱されている．しかし早期離床による効果と合併症についてはRCTなどの研究デザインをすることが困難である．離床方法についてはエビデンスに基づいた明確な基準は整備されていない．
- AHAのガイドライン[4]では離床開始にあたっては十分な監視が必要であると述べられているが，具体的な離床基準などは記載されていない．
- 本邦の「脳卒中治療ガイドライン2009」[3]では離床の開始時期について推奨が述べられている．そこでは臨床所見と脳卒中の病型から離床の方法が推奨されている．残念ながらこのエビデンスとなる質の高い研究は数少なく，これらの推奨グレードはいずれもグレードC1にとどまっている．しかし現状で利用可能な基準としては最良のものであり，原則としてこれに準拠して離床を進めることが好ましいと考える．この離床基準をもとに対応例をフロー

> ### 🗨 脳卒中治療ガイドライン 2009 より
>
> - リハビリテーション（坐位練習・立位練習など）は，Japan Coma Scale 1桁で，運動の禁忌となる心疾患や全身合併症がないことを確認したうえで，ラクナ梗塞では診断が確定した日より，主幹動脈閉塞および脳出血では神経症候の増悪がないことを確認してから可及的早く開始することが勧められるが，十分な科学的根拠はない（グレードC1）．
> - 早期離床を行ううえで注意すべき病態（①脳出血：入院後の血腫増大，水頭症の出現，コントロール困難な血圧上昇，橋出血など，②脳梗塞：主幹動脈閉塞または狭窄，脳底動脈血栓症，出血性梗塞例など，③くも膜下出血）においては，離床の時期を個別に検討することが勧められる（グレードC1）．
> - 病型別に離床の時期を決定するのではなく，重症度などを考慮し個別に検討することが勧められる（グレードC1）．

〔篠原幸人，他（編）：脳卒中治療ガイドライン 2009．p287，協和企画，2009〕

化したものを示す（図Ⅰ-32）．ガイドラインにも述べられているが，病型のみで離床時期を決定するのではなく，重症度などを考慮して総合的に判断する必要がある．

病型や臨床所見に応じた離床基準

- 病型や臨床所見に応じた離床基準についてはいくつかの報告がみられる．それらは発症からの経過日数や脳卒中の病型，症状などから離床開始の時期や方法を述べている．

文献レビューより

発症後の経過日数で決定するものとしては三好[7]のものがある．三好は臥床期間を1～3日以内とし，発症後 2～4 日目から起立練習する方法を提唱している．
棚橋[8]は脳卒中の病型による離床基準を提案している．ここではラクナ梗塞では発症 3～5 日の早期から離床可能，アテローム血栓性脳梗塞や心原性塞栓では 5～10 日後から離床するとしている．
原[9]は脳卒中の病型と臨床症状の組み合わせによる離床方法を紹介している．ここでは意識障害が軽度（JCS 10 以下）であり，入院後 24 時間神経症状の増悪が

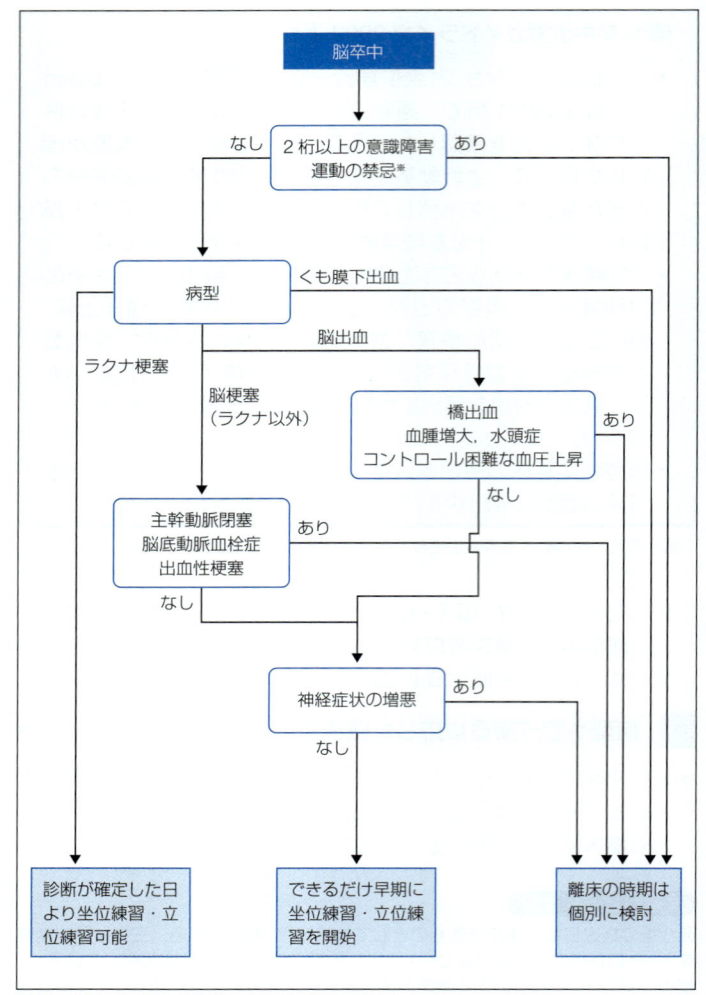

図 Ⅰ-32 病型や症状に応じた離床の進め方

「脳卒中治療ガイドライン2009」を参考として作図した．脳卒中の病型や意識障害などに応じて離床方法が提示されている．これを参考として，重症度などを考慮したうえで個別に検討する．
※心疾患や全身合併症など．

なく，運動禁忌の心疾患がない場合には 2〜3 日以内に離床開始とする．主幹動脈の閉塞や狭窄がある場合，発症から 1 週間経過して神経症状の増悪がなければ離床開始とする．脳出血では血腫の増大と水頭症の出現がない場合は，発症から 3〜5 日以内に離床を開始する．

近藤[10]は 303 例の急性期脳卒中症例の症状増悪について詳細な調査を行っている．臨床的増悪は 26.4％で発生していた．その内容としては意識障害の悪化が多くを占めており，臨床的増悪のうちの 75.0％となっていた．臨床的増悪は発症早期にみられ，第 7 病日以内に 85.0％で症状増悪が停止していた．入院時の重症度と臨床的増悪発生の有無の関係では，意識レベルが 2 桁の症例の 40.9％，3 桁の症例の 66.7％であった．入院時の意識障害が 1 桁であった症例でも麻痺が Brunnstrom stage IV 以下の症例では 36.4％に臨床的増悪がみられていた．不可逆的な症状増悪は脳梗塞に多くみられたとしている．この結果より意識障害と麻痺の程度から安静基準を以下のように提唱している．

①意識レベルが 2 桁以上の場合は 1 桁に回復するまで安静
②意識レベルが 1 桁で Brunnstrom stage IV 以下の中等度から重度の麻痺症例では 3 日間は床上安静

この他にくも膜下出血では脳血管攣縮による脳梗塞に注意が必要である．Fisher 分類 Group 3 以上の症例に多くみられ，くも膜下出血発症 2 週以内に発生する．意識レベルの変動や麻痺の増悪などに注意する必要がある．

ここがポイント！
―症状増悪―

- 症状増悪は発症早期（1 週間以内）に多く，早期離床には十分な注意が必要である．
- 以下に該当する場合は症状増悪の危険がある．
  ①意識障害
  ②主幹動脈の閉塞や狭窄
  ③中等度以上の麻痺
- BAD は特に症状増悪が多くみられるため，注意が必要である．
- 症状増悪がないか十分に評価を行い，増悪がみられる場合は進行が停止するまで離床は待つことが好ましい．

離床方法の実際

- 離床にあたっては頭部挙上の方法が議論となる．これは脳循環の自動調節能障害による脳血流の変動が危惧されるためである．特に脳梗塞症例では梗塞巣の周囲にペナンブラとよばれる完全に梗塞に至っていない領域があり，この部分の虚血が進行することに

表I-55 意識障害に応じた離床練習

初回	意識障害2桁以上	ポジショニング,関節可動域練習,体位変換
	意識障害1桁以下	ポジショニング,関節可動域練習,体位変換,運動機能で可能な能力で3〜5分の坐位・立位・歩行練習,練習は可能ならば1日2〜3回,数時間以上間隔をあけて行う
以後		徐々に時間を延長,30分座れるようになればリハ室で練習,15分疲労なく立てるようになれば平行棒内歩行練習

(前田眞治:脳卒中急性期患者に対するリハ—私の早期離床プログラムI. 臨床リハ 6:29-33, 1997)

より梗塞巣が拡大し,障害が増悪する可能性が示唆されている.特に脳卒中の急性期では脳循環の自動調節能が障害されており,循環動態の変動による影響が大きくなる可能性がある.脳循環の自動調節能の障害は発症後2〜4週持続するとの報告もあり,この期間は特に注意が必要であると考えられる.

- 離床の方法としては,ベッド上安静からギャッジアップ,端坐位,立位・歩行などの順に段階的に進められることと,運動機能に応じて早期から立位・歩行する方法とがある.いずれの方法を選択するとしても,循環動態の変動などでさまざまなイベントを生じうるため,離床は慎重に行う必要がある.

- Caplanら[11]は坐位とすることで症状が増悪し,臥位とすることで症状が回復したとする4例のケースシリーズを報告している.この症例はいずれも主幹動脈病変であった.早期離床が症状増悪の危険因子であるとする根拠となりうる.しかしこれらの症例は臥床することで症状は回復したとしている.このため,症状変化時にすぐに臥床できる環境で離床を進める必要がある.

- また症状変化に早期に気づくことが必要であり,離床練習にあたっては自覚症状を訴えることができる覚醒状態が必要である.

- 前田[12]は離床練習の方法として,意識障害に応じた方法を提唱している(表I-55).初回練習時の意識レベルに応じて,意識障害が2桁以上の際にはポジショニングや関節可動域練習,体位変換のみにとどめる.意識障害1桁以下で意思疎通が可能な場合には,上記の練習に加え,坐位・立位・起立・歩行練習を行う.初回は患者の易疲労性を考え,全体で30分以内の練習時間とす

表 I-56 坐位耐性練習

> 来院時あるいは医師の診察時に起坐・歩行可能なものは,はじめから端坐位とする.
> 上記以外は,30度,45度,60度,最高位(80〜90度)のギャッジ坐位,車椅子の5段階とし,30分可能となれば次の角度に進める.

(近藤克則:脳卒中急性期リハにおけるcontroversy―急性期における早期離床の重要性.臨床リハ6:24-28, 1997)

表 I-57 離床方法を決定するにあたり参考とする情報と,離床にあたって観察するべき事項

脳卒中の病型など	脳梗塞(ラクナ・アテローム血栓,心原性塞栓など),脳出血,くも膜下出血,出血性梗塞,出血巣の増大,水頭症などの有無
合併症や併存疾患	心疾患(不整脈の有無や心房内血栓の有無),全身合併症
脳卒中の重症度	NIHSS,JSS
バイタルサイン	血圧,脈拍,不整脈の有無(開始時・5分後・10分後・15分後など経時的な変化も観察) 意識レベル:JCS,GCS(顔つき,声かけに対する反応など主観的な所見も重要)
臨床症状	神経症状の増悪,SIAS,Brunnstrom stageなど

る.以後,徐々に時間を延長し,30分間の坐位が可能となればリハ室での練習を開始し,15分間疲労なく立てるようになれば平行棒内歩行練習へ進めるとしている.また近藤[13]は表 I-56 に示すような段階的な坐位耐性練習を提唱している.30度,45度,60度,最高位までの5段階に分類されており,慎重な離床練習が必要な症例に応用することができる.

- その他,離床方法にはさまざまな方法があるが,いずれを選択するとしても症状変化を見落とさない注意深い観察が必要である.表 I-57 に離床方法を決定するにあたり参考とする情報と,離床にあたって観察するべき事項をまとめた.
- また本邦では「病気になったときは安静」という安静志向が強いため,リハで離床したために症状が増悪したという誤解を患者や家族に与えないよう注意が必要である.このため,病型・重症度に応じた離床を慎重に計画すると同時に,患者や家族への十分な情報提供が必要である.説明の内容としては,早期離床のメリット

表Ⅰ-58 離床にあたっての患者・家族説明のポイント

障害の増悪のリスク	十分な治療をしていても一定の割合で症状増悪があること
早期離床のメリット	良好な機能回復が期待できること 深部静脈血栓症や肺炎などの合併症のリスクが減ること
離床にあたってのリスク管理	症状を観察しながら慎重に離床を進めること 異常があれば中止して適切な対応をとるので，障害に悪影響を与える可能性は低いこと

と安全に対して十分な配慮をすることが重要となる(表Ⅰ-58).

> **ここがポイント！**
> ―離床の方法―
> - 意識レベル，その他のバイタルサイン，神経学的所見に注意して離床を進める．
> - 異常がみられた際には速やかに臥床させることができる環境で離床を開始する．
> - 早期離床にあたっては，患者や家族への十分な説明が必要である．

離床の中止基準

- 日本リハビリテーション医学会を中心としてリハの中止基準が発行されている．ここには自覚症状やバイタルサインなどに応じてリハを中止する基準が記されている．しかしこの中止基準は脳卒中のみを対象としたものではなく，その他の疾患も含めたものとなっている．脳卒中の急性期症例では上述したように体位変換による症状増悪のリスクが他の疾患と比較して大きいため，脳卒中急性期症例においてはより厳密な中止基準が必要であると考えられる．
- 離床の中止基準としては意識レベルや血圧変動，その他の自覚症状や他覚所見が挙げられていることが多い．前田[12]や近藤[13]は意識状態やバイタルサインによる離床の中止基準を提唱している(表Ⅰ-59)．特に神経学的所見の変化には十分な注意が必要であ

表 I-59 離床の中止基準

著者	基準
前田[12]	①自覚症状・他覚所見の新たな出現,あるいは悪化. ②収縮期血圧が練習直前に比較して 30 mmHg 以上低下. ③収縮期血圧 200 mmHg 以上. ④直前の脈拍 100/分以上,練習中脈拍 120/分(心房細動 140/分)以上,脈拍増加 40/分以上.
近藤[13]	①意識や反応が鈍くなったとき. ②血圧低下が 30 mmHg 以上のとき. ③血圧低下が 30 mmHg 未満のときは,その後の回復や自覚症状で判断する. ④血圧上昇時は脳梗塞では自覚症状がなければ続行.脳出血時は 30 mmHg 以上の上昇,180 mmHg 以上になった場合は中止. ⑤自覚症状を訴えたときには他覚症状をみて総合的に判断する.

離床練習中はこれらの所見に注意するべきである.

る.神経学的増悪がみられた際には速やかに臥床とし,症状が安定するまでは積極的な離床は控えることが好ましいと考える.

文献

1) Bernhardt J, et al : Very early versus delayed mobilization after stroke : Cochrane Database of Systematic Reviews ; CD006187, 2009
2) Matsui H, et al : An exploration of the association between very early rehabilitation and outcome for the patients with acute ischemic stroke in Japan : a nationwide retrospective cohort survey. BMC Health Serv Res 10 : 213, 2010
3) 篠原幸人,他(編):脳卒中治療ガイドライン 2009. p283,協和企画,2009
4) Adams HP Jr, et al : Guidelines for the early management of adults with ischemic stroke. Circulation 115 : e478-534, 2007
5) 大野喜久郎:脳卒中急性期の神経症状増悪要因―離床待機を考慮すべき病態.医のあゆみ 183 : 397-400, 1997
6) Mohr JP, et al : The Harvard Cooperative Stroke Registry : a prospective registry. Neurology 28 : 754-762, 1978
7) 三好正堂:脳卒中の急性期治療―早期リハビリテーションをめぐる議論.総合リハ 23 : 1045-1050, 1995
8) 棚橋紀夫:急性期薬物療法と離床時期の判断.医のあゆみ 183 : 401-405, 1997
9) 原 寛美:脳卒中急性期リハビリテーション―早期離床プログラム.医のあゆみ 183 : 407-410, 1997
10) 近藤克則:急性期リハビリテーションの安全管理.総合リハ 23 : 1051-1057, 1995

11) Caplan LR, et al : Positional cerebral ischemia. J Neurol Neurosurg Psychiatry 39 : 385-391, 1976
12) 前田眞治：脳卒中急性期患者に対するリハ―私の早期離床プログラム I. 臨床リハ 6 : 29-33, 1997
13) 近藤克則：脳卒中急性期リハにおける controversy ―急性期における早期離床の重要性．臨床リハ 6 : 24-28, 1997

〔宮越浩一〕

3 誤嚥と窒息

肺炎や窒息のリスクと嚥下障害

- 肺炎や窒息を起こす原因の1つに嚥下障害があることは確かである．また嚥下障害はいわゆる誤嚥性肺炎や窒息を引き起こしやすいことも容易に想像される．しかしこれは必ずしも一対一で対応するものではない．
- 誤嚥性肺炎＝嚥下障害ではなく，誤嚥性肺炎と嚥下障害の関係については整理して理解することが必要である．

誤嚥性肺炎が発症する条件

- 誤嚥したからといって患者に必ず誤嚥性肺炎が起こるわけではなく，誤嚥性肺炎が発症する条件を3つの要因で考えると理解しやすい．
- 1つは誤嚥されるものの形態や化学的性質や感染性である．次に誤嚥がどれだけ頻回に起こったかどうか．最後に誤嚥に対する防御機能がどれだけ残されているかである．これらの3つの要因(表Ⅰ-60)が重なり合って発症するか発症しないかが決まってくる[1]．

嚥下性肺疾患の定義と分類(表Ⅰ-61)

- 誤嚥性肺炎という言葉が一般的にはよく使われているが，正式には誤嚥障害に伴って発症した肺疾患と定義される嚥下性肺疾患(aspiration pulmonary diseases)のなかの1つに誤嚥性肺炎が分類されている[2]．
- 嚥下機能障害によって引き起こされる肺疾患には誤嚥性肺炎以外のものもある．

罹患場所による肺炎の分類

- 肺炎は原因や病型などによっても分類されるが，最近は罹患場所による分類がなされており，それぞれに治療ガイドラインが作成

表Ⅰ-60　誤嚥性肺炎が発症する要因

| 1. 誤嚥内容 |
| 2. 誤嚥頻度 |
| 3. 宿主条件 |

表 I-61 嚥下性肺疾患の定義と分類

定義	嚥下機能障害によって発症した肺疾患
分類	1. 誤嚥性肺炎/嚥下性肺炎(通常型) 2. Mendelson 症候群：胃内容物の嘔吐に伴う誤嚥による急性化学性肺炎 3. 人工呼吸器関連肺炎：気管内挿管後に発症する細菌性肺炎 4. びまん性嚥下性細気管支炎：細気管支炎でありX線で肺炎像は認めない.

表 I-62 罹患場所による肺炎の分類

1. 院内肺炎
2. 市中肺炎
3. 医療・介護関連肺炎

> **ここがポイント！**
> ―誤嚥性肺炎と嚥下障害は関連するが同じではない―
>
> - 誤嚥性肺炎＝嚥下障害ではない.
> - 複数の要因が重なって誤嚥性肺炎が発症する.
> - 嚥下性肺疾患のなかの1つに誤嚥性肺炎がある.

されている.
- 医療機関での入院中に発症する院内肺炎, 普通の生活のなかで発症する市中肺炎, それ以外の医療・介護施設に入所しているなかで発症する医療・介護関連肺炎の3つに分類される(表 I-62)が, 特に院内肺炎では誤嚥性肺炎の占める割合が高いことが知られている[2].

A 院内肺炎とは
- 病院に入院後48時間以上を経過してから発症した肺炎で, 入院時にすでに感染していたものを除いたもの.

B 市中肺炎とは
- 病院外で日常生活をしていた人が発症した肺炎.

C 医療・介護関連肺炎とは
①長期療養型病床群もしくは介護施設に入所している
②90日以内に病院を退院した
③介護を必要とする高齢者・身障者
④通院にて継続的に透析, 抗菌薬, 化学療法, 免疫抑制薬などによる治療を受けている

- 以上の①〜④のいずれかに当てはまる肺炎.

誤嚥性肺炎を起こしやすい疾患と病態（表Ⅰ-63）

- 誤嚥性肺炎の診断には誤嚥の事実が明らかに確認される場合と確認できない場合がある．臨床場面や検査で直接誤嚥が確認できる顕性誤嚥はむしろ少なく，臨床場面では誤嚥を直接的には捉えにくい不顕性誤嚥が原因となっている場合が多い．また経口からの食事摂取をしていない状態であっても唾液の誤嚥などにより誤嚥性肺炎が起こる．
- 誤嚥を起こしやすい疾患や病態について，また不顕性誤嚥の存在や非経口摂取患者にも誤嚥性肺炎が起こることを理解する必要がある．

非経口摂取患者に起こる誤嚥性肺炎

- 誤嚥性肺炎の危険性がある場合，経口摂取を禁止して絶飲食にすれば肺炎が予防できるかという問題がある．
- 非経口摂取患者が誤嚥性肺炎を起こす要因（表Ⅰ-64）は主に2つあり，それらが単独あるいは両者が重複して関与する場合もある[3]．経口摂取をしていないからといって誤嚥が起こらないということではない．

> **ここがポイント！**
> ―誤嚥性肺炎は多くの疾患に起こる―
> - 誤嚥を起こしやすい疾患や病態は多い．
> - 臨床場面では捉えにくい不顕性誤嚥が原因となることが多い．
> - 経口摂取をしていなくても誤嚥性肺炎が起こる．

表Ⅰ-63 誤嚥性肺炎を起こしやすい疾患や病態

- 脳卒中や脳外傷
- 変性疾患や神経筋疾患
- 意識障害や認知症
- 慢性呼吸器疾患
- 胃食道逆流や胃切除後
- 気管切開や経鼻胃管

表Ⅰ-64 非経口摂取患者に誤嚥性肺炎が起こる原因

1. 唾液の慢性誤嚥（多くは不顕性誤嚥）
2. 胃食道逆流症に伴う経腸栄養剤や上部消化管液の逆流による誤嚥

表Ⅰ-65 窒息事故の主な原因

不適切な食形態や食品の提供,不適切な摂食用具や姿勢,不適切なペース配分,不適切な内服方法,不適切な食事介助,嚥下機能の低下,事故発生時の対応の不備

(神奈川県看護協会:患者安全警報 No.23〈窒息事故予防に対する取り組みについて〉,を参考に作成)

表Ⅰ-66 窒息の原因となるもの

食べ物	パン,もち,団子,寿司,おにぎり,バナナ,リンゴなど
異物	義歯,ティッシュペーパー,薬の袋など
喀痰	乾燥や汚染が強いとより危険である

(神奈川県看護協会:患者安全警報 No.23〈窒息事故予防に対する取り組みについて〉,を参考に作成)

表Ⅰ-67 窒息の危険性が高い患者

- 指示理解が困難で一口量が多く,ペース配分が早い患者
- 嚥下機能が低下しており,喀痰の自己喀出が困難な患者

窒息と嚥下機能

- 窒息は食べ物や異物による気道閉塞に起因した急性の呼吸障害で死亡に至ることも多い.窒息の発生には嚥下機能障害の有無も影響するが,それ以外の要因も重要である.なぜなら嚥下機能の低下そのものより,不適切な食形態の提供や不適切な摂食方法などが窒息事故を引き起こす原因になることが多いからである(表Ⅰ-65, Ⅰ-66)[4].もちろん脳卒中患者は嚥下機能の低下に加え,いわゆる認知面の低下もあることからそのような要因をもちあわせており(表Ⅰ-67),窒息を起こす危険性が高いと考えなくてはならない.

> **ここがポイント!**
> ―窒息は嚥下障害がなくても起こる―
> - 窒息は嚥下機能障害以外の要因も大きく関係する.
> - 窒息を防ぐためには食形態や摂食方法が重要である.

表Ⅰ-68　神経機序からみた嚥下障害の病態

皮質延髄路の障害	嚥下惹起遅延型
脳幹の障害	嚥下停滞型，嚥下惹起不全型

表Ⅰ-69　球麻痺と仮性球麻痺

	球麻痺	仮性球麻痺
障害部位	延髄	延髄より上位
嚥下のパターン	異常	正常
喉頭挙上	不十分	十分
食物の形態	固形物の嚥下がより困難	液体の嚥下がより困難
その他の所見	舌萎縮，カーテン徴候など	口腔期の異常など

脳卒中に伴う嚥下障害の頻度と危険因子

嚥下障害の損傷部位からみた分類

- 障害を受けた脳の部位により嚥下障害の病態分類(表Ⅰ-68)がなされている[5]．同様に損傷部位が延髄か延髄より上位かにより球麻痺と仮性球麻痺として分類され(表Ⅰ-69)，それぞれが特徴的な症状を呈する．しかし臨床現場ではこれらの病態分類やその結果として起こる嚥下障害のタイプや臨床症状はさまざまである．それぞれの病態が単独で起こることも重なり合っていることもあるため，実際には教科書通りの典型的な症例ばかりではなく多彩な症状を呈することも多いからである．

> **ここがポイント！**
> ―嚥下障害の病態と分類―
> - 嚥下障害には障害部位による特徴的なタイプがある．
> - 臨床場面ではさまざまな病態が重なり多彩な症状を呈することも多い．

脳卒中に伴う嚥下障害の頻度

- 脳卒中急性期の嚥下障害の頻度についてはさまざまな報告があり，その頻度はおおよそ30〜60％の割合であるといわれてい

表Ⅰ-70 誤嚥性肺炎の危険因子

- 意識障害
- 嚥下障害や誤嚥
- 重度の運動麻痺
- 高齢や認知症

表Ⅰ-71 誤嚥性肺炎を起こしやすい病変

- 脳幹病変
- 両側性病変
- 多発性病変

る[6]. 報告による割合の違いが大きい理由は評価時期や評価方法などの相違によると考えられているが，いずれの報告でも嚥下障害を合併する頻度は高い.

- 特に脳卒中の発症早期に高頻度に認められた嚥下障害は，その後1〜2週間で半減するが，6か月後にも数％程度は残存すると報告されており，そのことからも発症の早期からの迅速な対応が必要であることがわかる[7,8].

脳卒中後の肺炎を引き起こす危険因子

- 脳卒中に関連した肺炎(stroke-associated pneumonia：SAP)は急性期脳卒中患者の約20％に発症すると報告されており，危険因子としては意識障害，嚥下障害や誤嚥，重度の運動麻痺，高齢，認知症などさまざまな要因が挙げられている(表Ⅰ-70).
- 病巣との関係については脳幹病変，両側性病変，多発性病変において嚥下障害が重症となりやすくリスクが高いと考えられている(表Ⅰ-71).

> **ここがポイント！**
> ―脳卒中では嚥下障害を考慮する―
> - 脳卒中における嚥下障害の頻度は高く，特に急性期からの対応が必要である.
> - 脳卒中後に肺炎を起こしやすいとされる因子や病巣がある.

誤嚥性肺炎への対応策

- 脳卒中後の誤嚥性肺炎による死亡率は決して低いものではなく，またいずれ治癒できたとしても誤嚥性肺炎を合併することは長期的な機能予後を低下させることもわかっている. われわれは誤嚥性肺炎を起こさせないようにするためのさまざまな対応策(表Ⅰ-72)を行うことが必要である[9]. また嚥下機能の改善などによ

表 I-72 誤嚥性肺炎への対応策

摂食に伴う誤嚥の最小化	嚥下機能そのものの改善，摂食方法や摂食時の対応
microaspirationへの対策	積極的な口腔ケア，胃食道逆流の軽減や防止
防御機構の活性化	咳反射や喀出能力の向上，栄養状態の改善，体力や免疫力の向上

(藤谷順子：誤嚥性肺炎をどう防ぐか オーバービュー. J Clin Rehabil 20：806-811, 2011)

表 I-73 誤嚥性肺炎発症予防につながる薬物治療

嚥下機能の改善	ACE阻害薬，シロスタゾール，アマンタジン，Lドーパ，半夏厚朴湯，カプサイシン
胃食道逆流の改善	プロトンポンプ阻害薬，モサプリドクエン酸塩

表 I-74 嚥下障害に対するリハ

間接練習	嚥下体操，呼吸練習，リラクゼーション，頸部体幹の可動域練習，口腔器官や顔面の可動域練習，咀嚼練習，アイスマッサージ，嚥下誘発訓練，シャキア法，チューブの嚥下訓練，バルーン拡張法など
直接練習	食形態や摂食姿勢の調整，訓練食を用いた練習と実際の食事場面での訓練，さまざまな嚥下方法の練習，嚥下の意識化，息こらえ嚥下，複数回嚥下，交互嚥下，うなずき嚥下，横向き嚥下など

り誤嚥性肺炎を予防するための薬物治療(表 I-73)もある．

嚥下障害に対するリハビリテーション

- 嚥下機能を改善させるためのリハ(表 I-74)には，食物を使用しない間接練習と実際に食物を用いる直接練習とがある[10]．
- 間接練習は，例えば認知面の低下などその他の障害により練習が成立しない場合があるが，リスクは少ない．
- 直接練習は食物を使用する分だけリスクは高くなるが，実際に摂食を開始するためにはいずれ必要となる訓練である．
- これらの練習を嚥下機能などの評価をもとにして行うが，摂食嚥下リハは言語聴覚士のみならず多職種がかかわるチームアプローチが必要である．

嚥下障害と栄養管理

- 嚥下障害が認められる，あるいは誤嚥性肺炎と診断された場合

に，経口摂取が禁止となり点滴による治療となることがある．意識障害が重度であったり，血圧や呼吸状態が不安定であったりする場合には経口摂取は禁止の判断が必要になる．
- しかし経口摂取を中止しているその間の栄養管理は十分になされていないことが多いので注意が必要である．静脈栄養となり消化管を使わないことによる免疫力の低下や経口摂取を中止することで嚥下機能そのものを使わないことによる廃用性変化も起こることを考慮して対応することが必要である．

> **ここがポイント！**
> ―誤嚥性肺炎を防ぐための対応―
> - 誤嚥性肺炎を予防するためにはさまざまな対応策がある．
> - 間接練習，直接練習，摂取方法の工夫，口腔ケア，薬物治療，栄養管理など多角的なアプローチがある．

文献

1) 藤島一郎：よくわかる嚥下障害．改訂第3版，永井書店，2012
2) 日本呼吸器学会 呼吸器感染症に関するガイドライン作成委員会(編)：成人院内肺炎診療ガイドライン．日本呼吸器学会，2008
3) 片桐伯真，他：非経口栄養患者の誤嚥性肺炎予防．J Clin Rehabil 20：826-831, 2011
4) 神奈川県看護協会：患者安全警報 No.23〈窒息事故予防に対する取り組みについて〉．
http://www.kana-kango.or.jp/img/anzen_23.pdf
5) 進 武幹：神経機序からみた嚥下とその病態．音声言語医 41：320-329, 2000
6) Martino R, et al：Dysphagia after stroke：incidence, diagnosis, and pulmonary complication. Stroke 36：2756-2763, 2005
7) Smithard DG, et al：The natural history of dysphagia following a stroke. Dysphagia 12：188-193, 1997
8) 前島伸一郎，他：脳卒中に関連した肺炎：急性期リハビリテーション介入の立場からみた検討．脳卒中 33：52-58, 2011
9) 藤谷順子：誤嚥性肺炎をどう防ぐか オーバービュー．J Clin Rehabil 20：806-811, 2011
10) 日本摂食・嚥下リハビリテーション学会医療検討委員会，他：訓練法のまとめ(改訂2010)．日摂食嚥下リハ会誌 14：644-663, 2010

(森　憲司)

3 予後予測

予後予測の必要性

- リハのプログラムにあたっては，予後予測を行い，それに基づいた適切な治療計画を作成することが必要である．また患者や家族に対する情報提供においても適切な予後予測が必要である．脳卒中急性期における生命の危機を脱した患者および家族の次の不安はどれだけ後遺症が残るかということである．ここで求められることは，歩行ができるのか，上肢は使用できるようになるのか，排泄は自立できるのか，などである．これらの情報は患者が社会復帰するにあたり，本人や家族にとって大変重要な情報となる．また，機能予後の予測のみでなく，入院期間や退院先などの社会的な予測も重要である．
- さらに今後の高齢化の進行とともに脳卒中患者の数も増加することが予想される．その一方で病床数は限られたものであり，特に回復期病棟は地域による偏在も大きく，大幅に回復期病棟が不足している地域も存在する．このため病床は有効に活用する必要がある．限られたリハビリテーション資源の有効な活用のためには，回復の可能性が高い患者により優先的にこれらの資源が配分される必要がある．こうした社会的背景からも予後予測は求められている．
- 「脳卒中治療ガイドライン2009」[1]においても脳卒中予後予測の必

> ### 脳卒中治療ガイドライン2009より
>
> - リハビリテーションプログラムを実施する際，日常生活動作(ADL)，機能障害，患者属性，併存疾患，社会的背景などをもとに機能予測，在院日数，転帰先を予測し参考にすることが勧められる(グレードB)．
> - すでに検証の行われている予測手段を用いることが望ましく，その予測精度，適用の限界を理解しながら使用すべきである(グレードB)．

〔篠原幸人，他(編)：脳卒中治療ガイドライン2009．p281，協和企画，2009〕

要性が述べられ，比較的高い推奨レベル(グレード B)が与えられている．

> ### ここがポイント！
> ―予後予測の要点―
> - リハのプログラムには予後予測が必要である．
> - 機能予後の予測，入院期間の予測，退院先の予測が必要である．
> - 既存の予測方法は限界があることを知って利用するべきである．
> - 個別の症例の回復過程を詳細に評価し，それを予後予測に反映させる必要がある．

予後予測の方法

- 予後予測の方法としては，過去の帰結研究の応用がある．特に脳卒中においては多くの帰結研究が報告されているため，応用は他の疾患と比較して比較的容易である．
- 研究デザインとしては，専門家の経験に基づくエキスパートオピニオンや，ロジスティック回帰分析や重回帰分析を使用した多変量解析により重要な予測因子を統計学的に抽出したものがある．一部の研究では予後予測に使用しやすくする目的で，フローチャート化しているものがある．これらは臨床に応用しやすく便利である．
- 従来の帰結研究の大部分は初発の大脳病変の脳梗塞・脳出血を対象としているものが大部分である．このため，それ以外の病巣である脳幹，小脳などのテント下病変や，くも膜下出血などの異なる病型のもの，再発症例の帰結研究についての報告はわずかである．
- そして急性期に重度の合併症を生じていた患者や，意識障害が遷延した患者，急性期に十分なリハを受けていなかった患者の予後予測も従来の研究からは不可能である．若年者や，高齢者でも病前の活動性が高かった症例では予想を上回る改善が得られることもある．これらの限界をよく知ったうえで従来の予測方法を適応する必要がある．
- 従来の帰結研究を使用できない症例では，対象患者の回復過程か

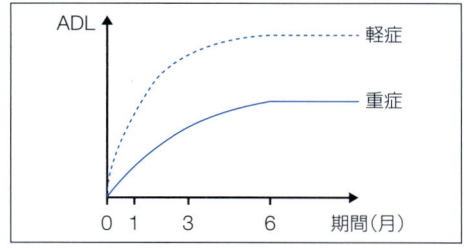

図Ⅰ-33 時間経過と機能回復の経過のイメージ

脳卒中の帰結研究の多くでこのような回復カーブが示されている．発症から早期ほど回復は良好であり，時間の経過とともに回復は緩徐となる．6か月程度でプラトーに近くなることが多い．ただしこのカーブはあくまでも全体の平均値であり，患者の個別性は大きい．個々の回復過程を重視し，現場で修正する必要がある．

ら将来を予測することとなる．リハの実施にあたっては，定期的に機能評価を実施しているものと思われる．この過去の経過が上昇傾向であれば今後も上昇を続けると予想し，横ばいの状態であれば今後もあまり機能向上は見込めないプラトーの状態と予想する．脳卒中症例の多くでは発症から1か月程度は比較的良好な回復を示し，その後はやや緩徐な回復となる．6か月以降の回復はごくわずかとなり，プラトーに近づくことが多い．このため一般的には図Ⅰ-33のような回復カーブを描くことが多い．これをイメージすることにより発症からの時間と今までの回復過程から将来の回復を予想することが可能である．

参考にするべき予測因子

- 予測因子としては大きく，疾患の重症度と患者の予備能力（回復能力）の2つに大別できると考えられる（表Ⅰ-75）．
- 疾患の重症度としては脳卒中病型，病巣の大きさや部位が挙げられる．
- 患者の予備能力としては年齢，併存疾患の有無や重症度，発症前の機能障害・能力障害の有無が挙げられる．

表 I-75 脳卒中の帰結に影響を与える予測因子

予測因子	主な予測因子	予測のポイント
疾患の重症度	脳卒中の病型	脳梗塞，脳出血，くも膜下出血
	損傷部位・大きさ	テント上・下，錐体路損傷の有無，大きさ
	脳卒中発症時の重症度	NIHSS, SIAS, Brunnstrom stage
	脳卒中に伴う合併症	痙攣，水頭症，脳血管攣縮など
	発症後の全身状態	意識障害の程度，持続期間，その他バイタルサインなど
予備能力	年齢	
	栄養状態	身長，体重，経口摂取量，アルブミン値
	併存疾患（既往歴）	認知症，心疾患，糖尿病など
	発症前の日常生活状態	ADL は自立していたか
その他	回復過程	早期から随意運動の回復はあったか，痙性亢進の有無・程度や生じた時期
	急性期リハの状況	早期から積極的なリハが実施されていたか
	リハに対する意欲，協力	リハに対する拒否傾向がないか
	発症前の生活環境	自宅環境や同居家族

これらの情報を網羅して収集し，総合的に判断する必要がある．

- 予後予測にあたっては，これらの項目を網羅して情報収集し，総合的に判断する必要がある．

年齢

- 年齢は併存疾患の有無や発症前の機能障害・能力障害とも関連する重要な因子であり，患者と接する前からカルテなどより情報収集できる有力な予測因子である．年齢と機能回復の調査をした研究は数多く，そのいずれもが強い関連を報告している．Knoflachら[2]は年齢と3か月後の modified Rankin Scale(mRS) の関係を調査している．ここでは高齢であるほど予後は不良であることが示されている（図 I-34）．また死亡例も高齢であるほど多くみられ，機能予後のみでなく生命予後も不良である．

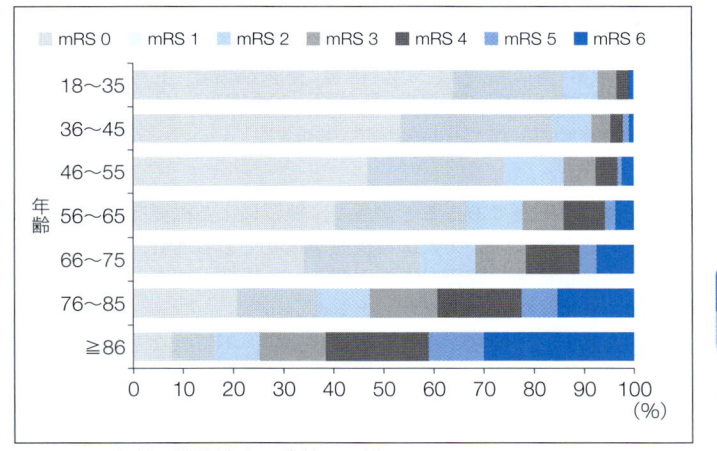

図Ⅰ-34 年齢と機能障害の改善の関係

年齢と3か月後の modified Rankin Scale(mRS)の関係が示されている．mRS は数値が大きいほど機能不良である(mRS 6は死亡を示す)．高齢であるほど予後は不良であることが示されている．
(Knoflach M, et al : Functional recovery after ischemic stroke ; A matter of age : data from the Austrian Stroke Unit Registry. Neurology 78 : 279-285, 2012)

脳卒中の重症度

- 発症時の脳の損傷が大きいほど予後は不良である．急性期脳卒中の重症度評価としては NIHSS(National Institute of Health Stroke Scale)が代表的である．Sato ら[3]は発症3日以内の NIHSS と発症3か月時の mRS の関係を比較している．発症3か月時に良好な ADL(mRS≦2)を予測する条件として，前方循環で NIHSS≦8(感度80%，特異度82%)，後方循環で NIHSS≦5(感度84%，特異度81%)が必要としている．この他にも Canadian Stroke Scale を予測因子とするものもある．いずれも急性期において重症であった症例ほど将来の機能予後も不良であることを示している．

併存疾患

- 脳卒中は高齢者に生じることが多く，複数の併存疾患をもっていることが多い．併存疾患がある患者はそうでない患者と比較して

表Ⅰ-76　リハの阻害因子

高齢，認知症，せん妄，多発病巣，両側障害，感覚障害，糖尿病・心疾患・呼吸器疾患などの内科疾患，変形性関節症・変形性脊椎症などの整形外科疾患，意欲低下，拒否傾向

これらの重症度に応じてゴール設定を下方修正する．

　基礎体力は不良であることが多く，練習による機能向上が得られにくいことが多い．また併存疾患が重度である場合，リスク管理のために積極的な練習が実施困難となる場合もあり，リハの効果が得られにくい結果となることも多い．
- 併存疾患として頻度が高いものは糖尿病，不整脈などの内科的疾患，変形性関節症や変形性脊椎症のような整形外科疾患が代表的である（表Ⅰ-76）．また併存疾患が多い症例では経過中に肺炎などの合併症を生じるリスクもあり，これらの合併症も機能予後に悪影響を及ぼすこととなる．合併症が予測される症例では合併症の管理を十分に行う必要がある．

発症前のADL
- 疾病により障害を生じた場合，発症前のADLを超える能力を獲得できる可能性は非常に低い．このため，発症前のADLを聴取することも非常に重要である．
- 例えば歩行能力の情報収集にあたっても，歩けていたか/歩けていなかったか，という情報のみでなく，歩行補助具が必要であったか，屋外歩行できていたか，歩行距離はどの程度であったか，階段昇降は可能であったか，転倒をしたことはあったか，などを詳しく聴取することで患者の予備能力を詳細に知ることができ，予測精度が向上するものと考えられる．また就労状態やスポーツ活動なども重要である．
- そしてそれらができていなかった場合，どのくらいの期間，その状態が続いていたかも調査する必要がある．

画像所見
- 脳にはある程度の機能分布が存在することが知られている．予後予測にあたっては脳の損傷の大きさではなく，損傷された部位が与える影響が大きいことが予想される．
- 前田[4]は病巣部位別に小さい病巣でも運動予後の不良な部位，病

表Ⅰ-77　病巣と運動予後との関係

小さい病巣でも運動予後の不良な部位	放線冠(中大脳動脈穿通枝領域)の梗塞，内包後脚，脳幹(中脳・橋・延髄前方病巣)，視床(後外側の病巣で深部関節位置覚脱失のもの)
病巣の大きさと比例して運動予後がおおよそ決まるもの	被殻出血，視床出血，前頭葉皮質下出血，中大脳動脈前方枝を含む梗塞，前大脳動脈領域の梗塞
大きい病巣でも運動予後が良好なもの	前頭葉前方の梗塞・皮質下出血，中大脳動脈後方の梗塞，後大脳動脈領域の梗塞，頭頂葉後方〜後頭葉・側頭葉の皮質下出血，小脳半球に限局した片側性の梗塞・出血

〔前田眞治：我々が用いている脳卒中の予後予測(Ⅳ)．J Clin Rehabil 10：320-325, 2001〕

巣の大きさと比例して運動予後がおおよそ決まるもの，大きい病巣でも運動予後が良好なものと3項目に分類してまとめている（表Ⅰ-77）．そこでは放線冠，内包後脚などの錐体路を含む病巣では小さい病巣でも運動機能の予後は不良であることが多い．後頭葉や側頭葉下部を栄養する後大脳動脈領域の梗塞では，視覚的認知の障害や記憶障害は生じるが，運動機能の予後はよいものが多い．被殻や視床では大きさにより予後が異なる．また，視床の損傷で関節位置覚を障害されたものでは歩行予後は悪い．脳幹の梗塞・出血では損傷部位によって，腹側の損傷では運動機能予後が悪く，背側の損傷では知覚機能予後が悪い．小脳出血・梗塞では良好な改善が得られることが多く，初期の症状からは判断困難であると述べられている．

- 上述したように，運動機能の予後を予測するためには病巣の錐体路の障害の有無が重要な情報である．このため予後予測にあたっては，脳の解剖学的知識も必要となる．
- 脳室周囲の白質病変の存在は機能回復不良を予測する因子としている報告[5]もある．さらに脳卒中の病型との関係も考慮する必要がある．比較的最近提唱された病型であるBAD(branch atheromatous disease)は急性期に症状増悪を呈することが多く，リスク管理のうえで重要な問題である．この症状増悪は退院時の機能予後に与える影響も大きいとされている．星野ら[6]はBADとそれ以外の病型において退院時mRSの比較を行っている．退

院時 mRS≦1 以下の症例は BAD 以外の病型で 60.0〜67.6% であったのに対して，BAD では 36.5〜40.5% と不良であったとしている．画像所見から BAD を鑑別することは，リスク管理のみでなく予後予測の上でも重要である．
- 近年では拡散テンソル画像（diffusion tensor tractography）の所見と機能予後の研究が増加しつつある．この応用により従来の単純 CT や MRI と比較して予測精度が向上している．錐体路の損傷が視覚的に理解しやすい方法である．今後高性能 MRI 検査装置の普及により一般的な臨床現場でも応用可能になると期待される．

総合的判断

- 上記のように機能予後を予測するための予測因子は多岐にわたる．この他に患者の性格や病棟環境などによっても練習効果は影響を受けると考えられる．個々の予測因子のみではなく，さまざまな予測因子を考慮し，患者の全体像を把握し，総合的に判断することが必要である．そのうえで機能改善の経過を吟味して，個別に症例の将来を予測する必要がある．このためには感度が高く，再現性の高い質の高い評価を定期的に実施することが必須である．

> **ここがポイント！**
> - 病前の患者の状態と疾患の重症度から総合的に予後を予測する．
> - 年齢や精神機能，病前の ADL が重要な情報である．

歩行能力の予測方法

- 脳卒中により片麻痺を生じた場合に，自宅退院の可否を判定するにあたっては，歩行可能か否かは重要な因子となる．このため将来の歩行能力を早期から予測することは重要である．

文献レビューより

道免ら[7]は classification and regression trees（CART）による決定分析を使用した多変量解析を実施している．ここでは退院時の移動能力を予測する因子として下肢近位機能，体幹機能，年齢が重要な予測因子として抽出されている．
石神ら[8]は初診時の坐位保持能力という体幹機能のみで将来の歩行能力を予測す

る試みをしている．これは初診時にベッド上で他動にて足を床につけた状態で端坐位姿勢をとらせ，この状態で両手を膝の上において 15 秒以上坐位保持が可能であれば，坐位保持良好とする．姿勢の保持が困難であれば坐位保持不良とする．坐位保持良好群は 4 週間以内の入院期間で歩行が可能となり，ADL が自立すると予測する．

Veerbeek ら[9]は発症 72 時間以内の所見と 6 か月後の歩行能力との関係を調査している．ここでは年齢，body mass index，併存疾患，損傷半球，病型，感覚障害，trunk control test，下肢 motricity index，Fugl-Meyer assessment などが予測因子となっている．多変量解析の結果，trunk control test と下肢 motricity index が重要な予測因子として抽出されている．

このようにエキスパートオピニオンとしても，コホート研究から得られたエビデンスからも下肢機能のみでなく，体幹機能は歩行能力の予測にあたって重要な予測因子であることが理解できる．

二木[10]は急性期病院に入院した脳卒中症例を詳細に調査し，その回復過程を報告している．下肢の Brunnstrom stage を経時的に調査したところ，発症から早期ほど回復は良好であり，時間の経過とともに回復は緩徐なものとなっている．そして重症例ほど回復には長期間を要している．また，この調査結果をもとにして入院 6 か月時の歩行能力の予測方法を提唱している．これは患者の年齢，各時期の自立度・基礎的 ADL（能力障害）および臨床的諸因子（機能障害など）を組み合わせ，最終自立度（能力障害）との関連を後方視的に検討したものである．結果としては，歩行能力の予後予測に影響を与えるのは年齢，病前の歩行能力，麻痺の程度，各時期における基礎的 ADL（食事，尿意の訴え，寝返り），意識障害，

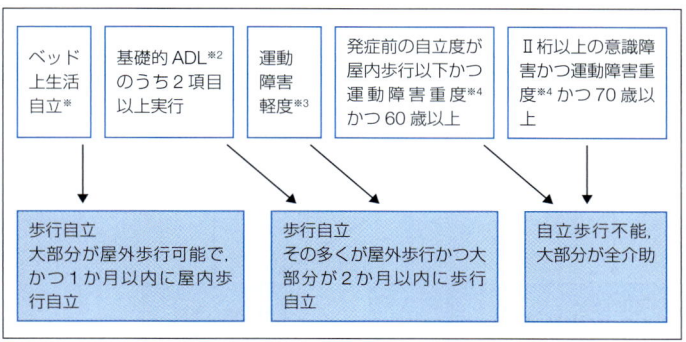

図 I-35 入院時の予測

ベッド上生活自立[*]	基礎的 ADL[*2]のうち 2 項目以上実行	運動障害軽度[*3]	発症前の自立度が屋内歩行以下かつ運動障害重度[*4]かつ 60 歳以上	II 桁以上の意識障害かつ運動障害重度[*4]かつ 70 歳以上
↓	↓	↓	↓	↓
歩行自立 大部分が屋外歩行可能で，かつ 1 か月以内に屋内歩行自立		歩行自立 その多くが屋外歩行かつ大部分が 2 か月以内に歩行自立		自立歩行不能，大部分が全介助

[*] 介助なしでベッド上の起坐・坐位保持が可能
[*2] 基礎的 ADL：食事，尿意の訴え，寝返り
[*3] Brunnstrom stage IV 以上
[*4] Brunnstrom stage III 以下

（二木 立：脳卒中リハビリテーション患者の早期自立度予測．リハ医学 19：201-223, 1982）

認知症, 両側障害（体幹バランス障害を含む）, 高度の心疾患の各項目であった. これをフローチャート式にまとめると図Ⅰ-35〜Ⅰ-37のようになる. この方法により入院時自立歩行不能患者のうち入院時に67%, 入院2週時に82%, 1か

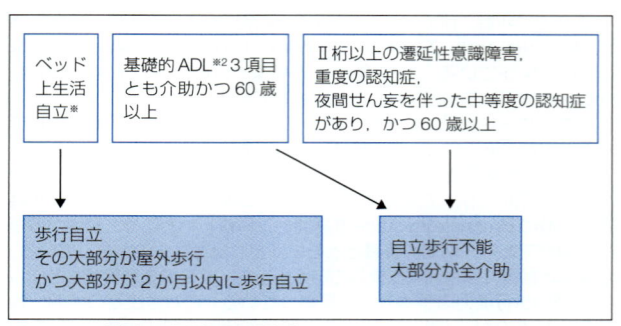

図Ⅰ-36 発症2週時での予測

* 介助なしでベッド上の起坐・坐位保持が可能
*2 基礎的ADL：食事, 尿意の訴え, 寝返り
(二木 立：脳卒中リハビリテーション患者の早期自立度予測. リハ医学 19：201-223, 1982)

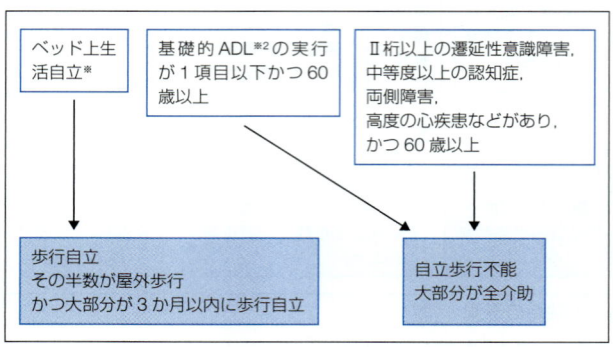

図Ⅰ-37 発症1か月時の予測

* 介助なしでベッド上の起坐・坐位保持が可能
*2 基礎的ADL：食事, 尿意の訴え, 寝返り
(二木 立：脳卒中リハビリテーション患者の早期自立度予測. リハ医学 19：201-223, 1982)

月時に88%の予測が可能であったとしている．ただし入院後1か月の時点で，59歳以下で全介助の患者，および60歳以上だが遷延性意識障害・認知症・両側障害・高度の心疾患を有さず，しかも基礎的ADLを2項目以上実行している患者では明確な予測は困難であったとしている．この予測方法はフローチャート式で理解しやすく，臨床現場でも使用しやすいことから現在でも多くの臨床家が参考にしているものと思われる．会議録では予測精度の検証もいくつか報告されているが，いずれも良好な結果を報告している．

> **ここがポイント！**
> ―歩行能力の予測―
> - 下肢麻痺の重症度のみでなく，体幹機能も重要である．
> - 二木の予後予測はフローチャート式になっており，臨床現場で利用しやすい．

上肢機能の予測方法

- 歩行能力の予測方法と比較して上肢機能の予測に関する報告は数が少ない．
- 上肢機能が実用的レベルに達したといえるのは利き手であれば箸が巧みに使えて，書字に支障がなく，非利き手であればボタンをとめたりするなどの補助的な動作に支障がないことが要求される．このように利き手か非利き手かで機能予後の判定が異なり，評価方法も下肢より複雑なため，歩行能力の帰結研究と比較して上肢の帰結研究の数は少ないものとなっていると思われる．

文献レビューより

Nakayamaら[11]はCopenhagen Stroke Studyにおいて421人の脳卒中患者を対象に発症直後から1週ごとに手指機能を評価し，上肢機能の回復過程を報告している．入院時の上肢および手指の機能をScandinavian Stroke Scaleの上肢および手指機能で評価し，点数によりsevere，mild，no paresisの3群に分類して評価を行っている．そこでは4週間後に実用的なまでに回復したのは入院時重度麻痺では11%，軽度麻痺では77%であり，実用性をもたなかったのは入院時重度麻痺では20%，軽度麻痺では5%であったとしている．また，95%の患者がプラトーに到達するために必要な期間は軽度麻痺では6週，重度麻痺では11週となっており，重症症例では回復に長期間を要していた．

三好[12]は上肢の麻痺は，深部反射亢進や筋緊張亢進，連合反応や共同運動の段階を経て段階的に回復するのではなく，発症後1～3週前後から随意運動が改善

して，筋緊張があまり亢進しない場合は回復良好で，随意運動の回復よりも連合反応，深部反射亢進や筋緊張亢進が顕著となる場合は，回復不良と述べている．また，実用手となるための条件として発症当日に完全麻痺でないこと，数日以内に随意運動の回復が始まること，上肢各関節で同時に随意運動が出現すること，1か月以内に準実用手レベルに達することを挙げている．

道免[13]は発症後1か月の時点で手指のSIAS(Stroke Impairment Assessment Set)が3(全指の分離運動が可能)であれば5割の確率で，4(分離運動を軽度のぎこちなさで可能)以上であれば8割が実用手となるが，手指SIASが0(随意運動なし)の場合その7割は全廃という予測を提唱している．

Smaniaら[14]は急性期脳卒中症例48例の上肢機能の回復過程を調査している．予測因子として，全指の自動伸展(0〜5の6段階評価)，肩をすくめる(可能 or 不可能の2段階評価)，肩関節外転(30度以上 or 以下)，Hand Movement Scale(6段階評価)を調査し，帰結評価をNine Hole Peg test, Fugl-Meyer arm subtest, Motricity Indexとして，これらの関係を調査している．この結果，手指伸展能力が最も予後をよく予測したとしている．

Nijlandら[15]は72時間以内のさまざまな予測因子(年齢，病型，併存疾患，感覚障害，motricity index, Fugl-Meyer assessmentなど)と6か月後の上肢機能(action research arm test：ARAT)との関係を調査している．この結果，手指伸展と肩関節外転が影響の大きい予測因子であった．それぞれのオッズ比は58.67(95%CI：13.83〜257.17)と32.57(95%CI：12.64〜83.92)であり，手指伸展が重要な予測因子となっていた．

これらのことより，上肢機能の良好な回復を予測する因子としては，以下のものが考えられる．
①発症早期から随意運動が観察されること
②手指の随意的な伸展や分離運動が可能であること
③筋緊張が早期に亢進しないこと

> **ここがポイント！**
> ―上肢機能の予測―
>
> - 早期に随意性が回復することが重要な予測因子である．
> - 手指の伸展や肩の外転が早期から随意的に可能な場合は予後良好である．
> - 筋緊張の亢進が早期に観察される場合は予後不良である．

痙縮の予測方法

- 麻痺と同様に痙縮も日常生活に影響を与える機能障害である．上肢であれば屈筋痙性によりリーチ動作や手指での作業に支障を生じ，下肢であれば内反尖足による歩行障害や反張膝などの障害を生じることとなる．このため麻痺と同様に痙縮の予測も必要とな

文献レビューより

Urbanら[16]は211例の急性期脳梗塞症例の前向きコホート調査において，6か月後の痙性をmodified Ashworth Scaleで評価している．ここでは42.6%で痙性が観察されたとしており，15.6%でmodified Ashworth Scale 3以上の重度の痙性が観察されたとしている．重度の痙性亢進は上肢で18.9%，下肢で5.5%であり，上肢に多くみられたとしている．麻痺の危険因子は麻痺が重度であること，感覚障害があることとしている．

失語症の予測方法

- 失語症の回復は麻痺の回復と比較して長期間持続することが知られている．初期に重症であった症例ほど予後は不良である．また，失語症のタイプによっても予後は異なる．

文献レビューより

Bakheitら[17]は失語症症例の回復過程を失語症のタイプごとに調査している．その結果，全失語は長期的な予後不良であり，失名詞失語は予後良好となっていた（図Ⅰ-38）．

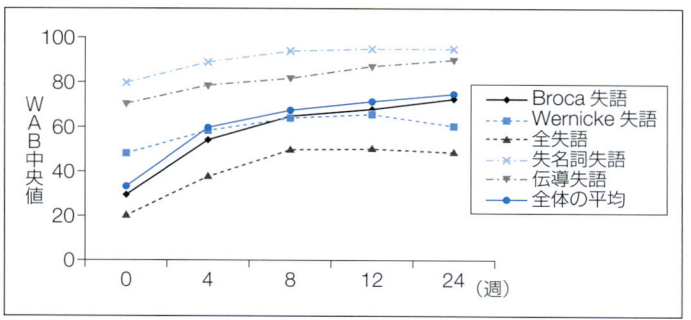

図Ⅰ-38　失語症の回復過程

言語機能の回復には長期間を要していることがわかる．全失語の回復が最も不良である．失名詞失語は予後良好となっている．
(Bakheit AM, et al : The rate and extent of improvement with therapy from the different types of aphasia in the first year after stroke. Clin Rehabil 21 : 941-949, 2007)

佐野ら[18]は126名の右利き失語症例の調査において，失語症の回復を予測する因子を検討している．ここでは年齢と病巣が失語症の回復と関連がみられたとしている．特に40歳未満は回復がよいとしている．病巣との関係としては前方限局型は良好な回復が得られるが，後方限局型は若年者と高齢者で回復程度が異なるとしている．また穿通枝型や視床型では失語はほぼ消失するとしている．

嚥下障害の予測方法

- 脳卒中後の嚥下障害は比較的頻度が高く，経管栄養が必要となる症例も多い．長期間経管栄養が必要とされる場合は胃瘻造設の検討も必要となる．このため早期に経口摂取能力の予測をたてる必要がある．また，脳卒中後の合併症としては肺炎などの感染症が多くみられる．肺炎は重症化した場合死に至ることもある合併症であり，予防が重要である．肺炎の原因としては嚥下障害が重要な要因であり，合併症管理の面からも将来の嚥下障害の予測は重要である．

文献レビューより

Martinoら[19]は脳卒中後の嚥下障害の頻度はスクリーニングテストで判定すると40%前後，嚥下造影検査や嚥下内視鏡検査で併用して判定すると60%前後としている．嚥下障害がある場合の肺炎の相対危険度は3.17，誤嚥のある場合の相対危険度は11.56としている．
寺岡ら[20]はくも膜下出血を除く脳卒中220例を分析し，ロジスティック回帰分析を用いて退院時の経口摂取の可能性を予測している．退院時の経口摂取能力が不良であることを予測する因子は嚥下造影検査での誤嚥，画像上の両側病変，分離していない片麻痺の3つであったとしている．

文献

1) 篠原幸人，他(編)：脳卒中治療ガイドライン2009．協和企画，2009
2) Knoflach M, et al : Functional recovery after ischemic stroke ; A matter of age : data from the Austrian Stroke Unit Registry. Neurology 78 : 279-285, 2012
3) Sato S, et al : Baseline NIH Stroke Scale Score predicting outcome in anterior and posterior circulation strokes. Neurology 70 : 2371-2377, 2008
4) 前田眞治：我々が用いている脳卒中の予後予測(IV). J Clin Rehabil 10 : 320-325, 2001
5) Kissela B, et al : Clinical prediction of functional outcome after ischemic stroke : the surprising importance of periventricular white matter disease and race. Stroke 40 : 530-536, 2009
6) 星野晴彦，他：Branch atheromatous diseaseにおける進行性脳梗塞の頻度と急性期転帰．脳卒中33 : 37-44, 2011

7) 道免和久, 他：Classification and Regression Trees(CART)による脳卒中患者の退院時 ADL 予測. リハ医 32：920-921, 1995
8) 石神重信, 他：我々が用いている脳卒中の予後予測(V). J Clin Rehabil 10：326-330, 2001
9) Veerbeek JM, et al：Is accurate prediction of gait in nonambulatory stroke patients possible within 72 hours poststroke? The EPOS study. Neurorehabil Neural Repair 25：268-274, 2011
10) 二木　立：脳卒中リハビリテーション患者の早期自立度予測. リハ医 19：201-223, 1982
11) Nakayama H, et al：Recovery of upper extremity function in stroke patients：the Copenhagen Stroke Study. Arch Phys Med Rehabil 75：394-398, 1994
12) 三好正堂：脳卒中片麻痺からの回復. 岩倉博光, 他(編)：臨床リハビリテーション　脳卒中Ⅰ：脳卒中のみかた. 医歯薬出版, 1990
13) 道免和久：脳卒中のリハビリテーション. 千葉直一, 他(編)：脳卒中のリハビリテーション, リハビリテーション MOOK2. 金原出版, 2001
14) Smania N, et al：Active finger extension：a simple movement predicting recovery of arm function in patients with acute stroke. Stroke 38：1088-1090, 2007
15) Nijland RH, et al：Presence of finger extension and shoulder abduction within 72 hours after stroke predicts functional recovery：early prediction of functional outcome after stroke：the EPOS cohort study. Stroke 41：745-750, 2010
16) Urban PP, et al：Occurence and clinical predictors of spasticity after ischemic stroke. Stroke 41：2016-2020, 2010
17) Bakheit AM, et al：The rate and extent of improvement with therapy from the different types of aphasia in the first year after stroke. Clin Rehabil 21：941-949, 2007
18) 佐野洋子, 他：失語症のリハビリテーションと長期予後. リハ医 37：161-164, 2000
19) Martino R, et al：Dysphagia after stroke：incidence, diagnosis, and pulmonary complications. Stroke 36：2756-2763, 2005
20) 寺岡史人, 他：脳卒中に伴う嚥下障害の予後予測―経口摂取の可否に影響する因子の検討. リハ医 41：421-428, 2004

（宮越浩一）

4 カルテ記載の方法

カルテ記載の必要性

- 初診時に適切に脳卒中患者のリハプログラムを行うことは必ずしも容易ではない．その理由としては，以下のものが挙げられる．
①単純に片麻痺があるだけでなく，さまざまな障害を呈すること
②脳卒中を生じる併存疾患に様々なものがあり，リハの阻害因子となりうること
③脳卒中は経過中に合併症を生じることが少なくないこと
④最終的に後遺障害が残存することが多く，社会復帰にあたってさまざまな調整が必要であること

- これらを考えるためには非常に多くの患者情報を収集し，対応を検討する必要がある．さらに近年の高齢化により患者の問題点は相互に関連し合って複雑な構造を呈している．効果的かつ効率的なリハのプログラムのためにはこれらの情報を理解しやすく整理することが必要である．

- そしてリハの実施にあたっては，多職種でのチームワークが重要である．限られた時間とマンパワーで良好なチームワークを形成するためには，効率的な情報共有が必要である．情報が整理され，論理的に構成されたリハプログラムが記載されたカルテはこの情報共有のための貴重な資料となる．

- これにより問題点が明確に共有可能となり，チームの目指すべき方向性が統一される．そして各専門職が良好なチームワークを保ちながらそれぞれの専門性を発揮し，効果的かつ効率的なリハを実施することが可能となる．

- 他職種が理解しやすいカルテには，使用されている用語が理解可能であること，必要な情報がどこに記載されているかがわかりやすいことが必要である．このためにはカルテの記述方法が標準化されていることが好ましい．

- また，医学のさらなる進歩のためには臨床研究の蓄積が不可欠といえる．リハの臨床研究の多くは後方視的調査からなっている．これは過去の患者情報をカルテから抽出してデータを収集するものである．必要な情報が網羅されたカルテを記載することによ

り，このような調査が可能となり，診療の質の向上につなげることが可能となる．充実したカルテは患者個人の治療成績を向上させるのみでなく，データの集積により医学の進歩にも貢献することとなる．
- そのほかにカルテは診療報酬請求の根拠となるものでもあり，リハ実施内容・実施時刻・算定分類などの記述が求められている．

> **ここがポイント！**
> ―カルテ記載の目的―
> - 論理的思考過程の整理
> - 治療効果判定のため
> - 評価結果や治療方針を他者と共有し，良好なチームワークを形成する．
> - 研究や教育のための資料
> - 診療報酬請求の根拠

カルテ記載のための情報収集

- 脳卒中患者のカルテの記載にあたってはさまざまな情報が網羅される必要があり，情報収集方法も多様である．患者や家族との面接による病歴や生活歴の聴取，患者を診察しての身体所見のみでなく，他職種からの情報収集も必要である．
- 他職種から得られる情報源としては，医師カルテや看護記録からの情報収集や，血液検査・画像所見，リハ処方箋，カンファレンスでのディスカッションなどが挙げられる．必要な情報の例を表Ⅰ-78に示す．このようにして患者の全体像が把握できる情報を収集する必要がある．

POMRに基づいた情報の整理

- 脳卒中症例では扱うべき情報量は多い．これらを列挙するだけでは収集した情報を有効に活用することは困難であり，情報を整理する必要がある．
- カルテ記載はPOMR (problem oriented medical record) に基づくことが多い（表Ⅰ-79）．これは問題志向型診療記録のことである．

表 I-78 カルテ記載に必要な情報源と具体的内容

他職種のカルテ	医師カルテ	脳卒中の重症度, 併存疾患の有無・重症度・治療状況, 安静度, 今後の治療方針(疾患の予後, 治療期間)
	看護記録	バイタルサイン, 食事摂取状況, 自覚症状の推移
	MSW	生活歴, 家族状況, 家屋環境, 経済状況
検査結果からの情報収集		画像所見, 血液検査所見など
リハ処方箋		具体的な練習内容, 装具適応の有無・種類・時期, 初期ゴール設定, 入院期間, リハ中止基準
患者や家族からの問診		現病歴, 既往歴, 生活歴, 発症前のADL
患者を診察しての身体所見		脳卒中による障害の重症度(麻痺, 体幹機能), 筋力, 関節拘縮
カンファレンス		機能改善の経過, 治療方針, ゴール設定

これらの多くの情報からリハに必要な情報を抜粋して整理する.

表 I-79 POMRの流れ

1. 初診記録
   患者基本情報(年齢, 既往歴, 生活歴, 病歴, 身体所見, 検査所見など)
   プロブレムリスト作成
      疾患
      障害(機能障害, 能力障害)
      社会的不利
   初期治療計画作成
      予後予測に基づいた治療計画, 教育計画, 合併症対策
2. 経過記録
   SOAPに基づいて記載
   必要に応じてプロブレムリストの見直し
3. 退院時要約

プロブレムリストの管理が重要である.

- POMRでは収集した患者の情報から問題点(プロブレム)を列挙し, プロブレムリストを作成する. そのプロブレムリストに基づき, 初期治療計画が作成される.
- POMRによる経過記録はSOAP形式で記述する. SOAPは経過内容を作成した問題リストごとにsubjective data, objective data, assessment, planの4つの項に分けて整理する.

表Ⅰ-80 初診記録に記載される事項

基本情報・所見など	病歴	併存疾患(既往歴),主訴,現病歴,発症前のADL,社会歴
	身体所見	全身状態,脳卒中による障害の評価(表Ⅰ-81参照)
	検査所見	画像や血液検査など(表Ⅰ-81参照)
プロブレムリスト		上記の情報から患者の問題点を列挙する
考察		プロブレムごとにゴール設定をする
初期治療計画		ゴールに到達するための具体的アプローチ方法

初診記録で扱われる情報量は多いため,統一された書式を使用することが好ましい.

- POMRを用いることの利点は,プロブレムリストにより患者の問題点を網羅的に把握できること,標準化された記載方法により記録や情報収集が省力化されること,チームを構成する各スタッフが問題点を明確に共有できることである.

初診記録

- 初診記録は対象患者の治療方針を決定する重要な記録である.
- 初診記録ではゴール設定とリスク管理の十分な吟味が必要である.そのためには問題点が網羅されたプロブレムリストを作成する必要がある.
- プロブレムリストを作成するために必要な情報としては,現病歴や併存疾患などの病歴情報,身体所見,検査所見が重要な情報である(表Ⅰ-80).

病歴
- 主訴,既往歴,家族歴,生活歴,現病歴などを記載する.既往歴では脳卒中の既往が特に重要である.
- 障害が残存していた場合は機能障害や能力障害に関する詳細な情報が必要である.他院からの転院の場合は,前医での治療経過やリハの実施内容も記載する.

脳卒中の重症度
- 脳卒中の重症度は予後予測やリスク管理の点で重要であり,必ず記載するべきである.評価されるものとしては,以下のものがある.

①脳卒中発症時，発症後の経過
② NIHSS など重症度の評価
③急性期治療の経過
④意識レベルの程度，持続した期間
⑤ t-PA 使用の有無，手術の有無，水頭症やけいれんなどの合併症

併存疾患（既往歴）

- 脳卒中発症前の疾患の情報を網羅する．発症年や現在の治療状況も把握する必要がある．時系列で記載するか，臓器別に整理する．糖尿病，高血圧，不整脈，心不全，腎不全などが脳卒中症例では多くみられる併存疾患である．
- リハの阻害因子となる変形性関節症などの整形外科疾患や認知症の有無も重要な情報である．
- 内服薬の情報より併存疾患の治療状況や，薬剤による副作用のリスクも評価できる．降圧薬による起立性低血圧や血糖降下薬や，インスリンによる低血糖はリハ中のリスクにつながるものである．また精神安定薬や抗けいれん薬は覚醒レベルを低下させることがあり，リハの阻害因子となることがある．

発症前の状態

- 脳卒中発症前の ADL を超えるゴール設定は不可能である．このため発症前の ADL は機能予後の予測のため最も重要な情報となる．単に歩行が可能であったか，不可能であったかのみでなく，屋外歩行や階段昇降の可否など，詳細な評価が必要である．
- またゴール設定には機能予後のみでなく，退院先の予測も必要である．これには家族構成や住宅環境，経済状況などの社会的環境も重要な情報となる．高齢になるほどこれらの問題は多くなるため，詳細な情報収集を心がける必要がある．

身体所見

- 医療者が，直接観察した身体診察の結果を記載する．
- 疾患の重症度と全身状態を把握する部分であり，ゴール設定やリスク管理にあたって重要な情報となる．全身状態と機能障害を網羅する必要がある．評価方法は可能な限り普及した評価方法を用いるべきである．異常所見の記載のみでなく，初診時は正常所見も記載することが必要である．

表 I-81 身体所見・検査所見の例

身体所見	全身状態	バイタルサイン：意識レベル・血圧・脈拍・呼吸・SpO$_2$，体重，体重変化，筋力・筋萎縮，食事状況，その他自覚症状
	機能障害(表 I-82 参照)	麻痺(SIAS や Brunnstrom stage)，体幹機能，感覚障害，高次脳機能障害
	能力障害	歩行障害，ADL 障害
検査所見	\multicolumn{2}{l	}{頭部 CT・MRI，胸部 X 線写真(心不全や肺炎などがある場合)，脊椎・四肢関節の X 線写真(整形外科的問題がある場合)，心電図(不整脈や心不全がある場合)，血液検査 ・貧血・出血傾向(ヘモグロビン，血小板数，PT-INR など) ・炎症反応(WBC，CRP) ・栄養状態(アルブミン，リンパ球数，コリンエステラーゼなど) ・心機能(BNP) ・腎機能(BUN，CRE，電解質，尿蛋白) ・糖尿病治療状態(血糖値，HbA1c，尿糖) ・深部静脈血栓症のリスク(D ダイマー)}

検査所見

- 頭部の CT や MRI は脳卒中の重症度を把握するために必要な情報である．これにより生じる障害や予後，合併症のリスクを予測することができる．
- また血液検査や胸部 X 線，心電図などは併存疾患の重症度や全身状態を把握するために必要な情報となる．
- 上記の身体所見と合わせて患者の状態を総合的に判断することとなる．必要な情報の例を表 I-81 に示す．

プロブレムリスト

- プロブレムリストの作成は POMR で最も重要な作業となる．以上で収集した情報を整理して患者のもつ問題を列挙する．疾患の状態，機能障害，能力障害，社会的不利に分けて重要な順に整理する(表 I-82)．

考察

- プロブレムリストにあがった問題ごとに予後を予測する．
- ここでは短期的ゴール，長期的なゴールを考える．必要な予測としては到達する ADL，必要な治療期間である．
- 治療にあたって考慮するべきリスクもここで考察する．これらをもとに安全かつ効果的なアプローチ方法を検討する．疾患のみで

表 I-82 脳卒中症例で生じうるプロブレムの例

疾患	脳卒中の病型(脳梗塞・脳出血・くも膜下出血),併存疾患(高血圧・糖尿病・脂質異常症・高尿酸血症・変形性関節症・変形性脊椎症・心房細動・心不全・腎不全・認知症),合併症(肺炎・尿路感染・急性冠症候群・けいれん・水頭症・肩手症候群・褥瘡)
機能障害	麻痺(片麻痺・両片麻痺・単麻痺),感覚障害,筋緊張異常,体幹バランス・筋力失調,痙縮,固縮,筋力低下・筋萎縮,拘縮,構音障害,嚥下障害,疼痛,呼吸機能障害,視覚障害(視野狭窄・半盲),聴覚障害,意識障害,失語,高次脳機能障害(注意障害・記憶障害・遂行機能障害・半側空間無視・失行・失認),自律神経障害(起立性低血圧・排尿障害)
能力障害	歩行障害,日常生活動作障害,発動性低下
社会的不利	住宅環境,家族環境,経済的問題,通院手段,職業,就学

なく,障害や社会的,心理的な問題も考慮して判断する必要がある.

治療計画

- 考察のうえで導かれたアプローチ方法を問題点ごとに具体的に記載する.
- 具体的な治療計画としては以下のものが含まれる必要がある.

①離床計画
②機能改善のための練習メニュー
③装具の適応,処方時期
④合併症リスクの予防対策

> **ここがポイント!**
> ―初診記録記載時の要点―
>
> - 初診記録では初期ゴール設定とリスク管理の計画が必要である.
> - プロブレムリストではこれらに関連する項目を網羅する必要がある.
> - プロブレムリストに挙げた問題に対する治療方針を論理的に考察する.
> - 他職種からも治療方針が理解できるように具体的に記載する.

経過記録

- 経過記録は診療に応じて毎回記録する必要がある．SOAP形式に従って記載する．SOAPの内容としては以下のものが挙げられる．

S：subjective data　主観的データ
- 患者の訴えや自覚症状を単純な羅列ではなく，重要なものを1〜2個記載する．
  痛み，麻痺の改善など，患者が訴えている症状
  問題となっている症状がどのように変化したか

O：objective data　客観的データ
- 身体所見などの客観的情報を記載する．
  バイタルサイン(リハの中止基準に該当しないかを確認する)
  機能障害，能力障害(機能改善が得られているかの効果判定ができる評価を使用する)

A：assessment　評価・考察
- 自覚症状や身体所見などから得られた情報をもとに経過の総合的考察を行う．
  ・プロブレムごとに整理して記載する．
  ・客観的データに基づき，治療効果の判定を行う．
  ・必要に応じてゴール設定の修正を行う．

P：plan　計画・方針
- 上記のアセスメントに応じてゴール設定や治療方針の変更を必要に応じて行う．
  ・治療方針に変更がない場合もそのことを記載する．初期治療計画と同様に，短期・長期的ゴール設定を記載．
  機能予後の予測，治療期間，退院先，装具適応，具体的治療内容など．

🖝ここがポイント！
―経過記録記載時の要点―

- SOAP形式で記載
- 治療効果がわかるように定期的に評価を実施する．
- 評価結果に応じてゴール設定や治療方針の再検討を行う．

表Ⅰ-83 退院時サマリーに必要な情報

初診記録の要約，プロブレムリスト，入院後の経過，退院時の身体所見・ADL，退院先，住宅環境，家族状況，退院後のフォロー計画，退院時指導内容

中間サマリー

- リハに関連する評価は日々大きな変化をするものではない．毎日記載することは煩雑であり，記載内容が多くなりすぎることで変化を観察しにくくなることもある．毎日の経過記録は必要最低限のものとし，定期的に中間サマリーを作成することで省力化が可能である．
- 申し送りの際にも情報が整理された中間サマリーは有用である．ここで必要な情報としては，以下のものが挙げられる．

①機能障害，能力障害および改善状況
②具体的なリハ実施内容
③リスク管理(中止基準など)
④ゴール設定

退院時サマリー

- 退院時サマリーは入院中に行われた治療経過のまとめである．リハの必要となる脳卒中患者では退院後も何らかのリハが必要になることが多い．このため外来リハを継続する際の重要な情報となる．
- また脳卒中は再発を繰り返すことも少なくない．再発した際にはゴールの再設定のために前回退院時の状況は重要な情報である．必要な情報としては最終的なADLのみでなく，初期に挙げたプロブレムリスト，入院後の経過，退院先，生活環境などが挙げられる(表Ⅰ-83)．

(宮越浩一)

II

急性期から回復期での対応

1 評価と治療

- 本項ではまず,「脳卒中治療ガイドライン2009」[1])に示されている脳卒中リハビリテーションの進め方における「評価」の内容を確認する.
- 以降の各セクションにおいては,主に急性期から回復期の脳卒中患者に必要な評価(機能障害,高次脳機能障害,ADL,嚥下機能,失語症・構音障害)について詳細に述べる.
- さらに,近年実施されている麻痺回復運動の特徴について紹介し,基本動作や日常生活動作,退院時指導のポイントについて説明する.

💬 脳卒中治療ガイドライン2009より

- リハビリテーションを行うにあたり,脳卒中の病態,機能障害,能力低下〔活動制限,日常生活動作(ADL)障害〕,社会的不利(参加制約)を評価する必要がある(グレードB).
- 汎用され,信頼性・妥当性が検証されている以下の評価尺度を用いることが勧められる(グレードB).
  1) 総合評価:Fugl-Meyer Assessment,脳卒中重症度スケール(JSS),Stroke Impairment Assessment Set(SIAS),NIH Stroke Scale
  2) 機能障害:Brunnstrom Stage,(modified)Ashworth Scale
  3) ADL:Functional Independence Measure(FIM),Barthel Index

〔篠原幸人,他(編):脳卒中治療ガイドライン2009.p276,協和企画,2009〕

評価を治療に活かすために

- 評価を治療に活かすためには以下の3点が重要である.
① 推奨グレードの高い評価法を知る.
② それらの評価がどのように構成され,どのような意味をもっているかを理解する.
③ 得られた評価内容をどう解釈して,どう治療計画に活かすかを考える.

評価⇔治療を繰り返す

- 日々の診療のなかにおける評価は可能な限り数値化し，獲得すべき行為目標と期間を具体的に定める必要がある(例えば1か月でトイレ動作 FIM6 点，10 m 歩行 10 秒以内，など).
- 目標を達成するためには患者の動作や言葉の変化に注意を払いながら，評価→治療→効果判定を繰り返す.

脳卒中の機能障害の評価

- 脳卒中機能障害の評価は病態把握や予後予測，目標設定のために重要である.
- 評価を実施することは患者の病棟での活動範囲を決める基準となり，また先行研究との比較をするために有用である.
- 国内外で広く使用されている，かつ，信頼性・妥当性が検証されている評価方法を使用することが求められる.
- 「脳卒中治療ガイドライン 2009」[1]では信頼性・妥当性が検討されている評価を高く推奨しており，その評価を中心に紹介する.

障害像を把握するために

- 人間の生活機能と障害の分類法として，2001 年 5 月に世界保健機関(WHO)総会にて国際生活機能分類(International Classification of Functioning, Disability and Health：ICF)が採択された.
- 身体機能の障害による生活機能の障害という捉え方ではなく，生活機能をプラス面からみるようにし，環境面も含めて評価するように構成されている(図 II-1)[2].

> **ここがポイント!**
> - 急性期～生活期までの病期にかかわらず，国際生活機能分類(ICF)構造を利用して，患者の全体像を把握する(ある特定の要素のみ固執することがないよう注意する).
> - ICF にて全体像を把握したうえで，その枠組みのなかから問題点を抽出し，治療介入の優先順位をつける.

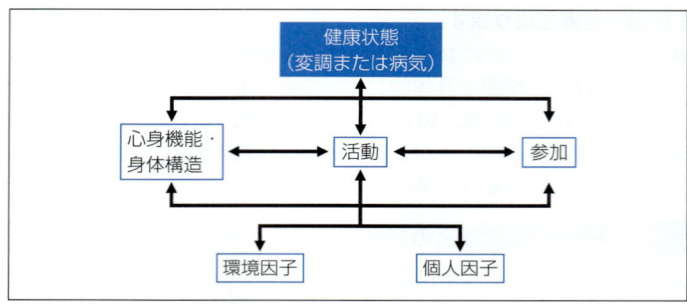

図Ⅱ-1　ICF の構成要素間の相互作用

〔障害者福祉研究会(編):国際生活機能分類—国際障害分類改訂版. p17, 中央法規出版, 2002〕

表Ⅱ-1　脳卒中患者向けの簡易的 ICF コアセット

ICF コンポーネント	ICF カテゴリータイトル
身体機能	意識, 見当識, 筋力, 言語に関する精神機能, 注意機能, 記憶
身体構造	脳の構造, 上肢の構造
活動と参加	歩行, 話すこと, 排泄, 食事, 自分の身体を洗うこと, 更衣, 話し言葉の理解
環境要因	家族, 保健の専門職, 保健サービス・制度・政策

＊色字は重要項目
(Geyh S, et al : ICF Core Sets for stroke. J Rehabil Med 44 : 135-141, 2004)

文献レビューより

Ewert ら[3]により, 脳卒中における ICF の構成概念の妥当性が支持されている. Geyh ら[4]は, 脳卒中に対して必要なカテゴリーを抽出し, ICF コアセットを作成. さらに, 18 の簡易的 ICF セットを作成した(表Ⅱ-1).

総合評価

- 総合評価として Fugl-Meyer Assessment[5], 脳卒中重症度スケール(JSS)[6], Stroke Impairment Assessment Set(SIAS)[7], NIH Stroke Scale(NIHSS)[8]が推奨されている(表Ⅱ-2).

ここがポイント！

- 総合評価として，急性期ではNIHSSとSIAS，回復期以降はSIASを最低限1か月に1回は評価することが望まれる．
- 研究的な側面ではFugl-Meyer assessmentまたはSIASが有用である．

表Ⅱ-2 脳卒中総合評価法とその概要

評価法	概要
Fugl-Meyer Assessment[5]	運動の回復段階がよく反映され，国際的にも受け入れられているが，評価に時間がかかる．点数が高いほど，機能がよいとされる．運動機能100点(上肢66点・下肢34点)，バランス14点(坐位6点・立位8点)，感覚24点(触覚8点・位置覚16点)，関節可動域44点，関節痛44点から構成．
脳卒中重症度スケール(JSS)[6]	日本脳卒中学会にて，急性期の重症度を定量的に評価する目的に作成．各評価項目が重みづけされており，従来のスケールではみられない比例尺度により定量化．意識，言語，無視，視野欠損または半盲，眼球運動障害，瞳孔異常，顔面麻痺，足底反射，感覚系，運動系(手，腕，下肢)の12項目からなる．
Stroke Impairment Assessment Set (SIAS)[7]	信頼性・妥当性ともに検討されており，国際的にも使用されている．点数が高いほど機能がよい．麻痺側運動機能は0～5点で採点し，筋緊張，感覚，関節可動域，疼痛，体幹機能，高次脳機能(空間無視，失語)，非麻痺側筋力は0～3点で採点する(『機能障害の評価』の項，166ページを参照)．
NIH Stroke Scale[8]	急性期に実施できる脳卒中後の神経学的欠損を量的に評価．意識，瞳孔反射，注視の偏差，顔面麻痺，上肢運動，下肢運動，足底反射，失調，感覚，無視，構音障害と失語を0点から2～4点で評価．0点は機能障害がないことを示し，高い得点はより重症であることを示す．

機能障害評価

- 機能障害の評価方法として Brunnstrom Stage[9], modified Ashworth Scale[10] が推奨されている(表 II-3).

ADL 評価

- ADL の尺度として Functional Independence Measure(FIM), Barthel Index がある(表 II-4). 高い信頼性と妥当性が検討されており,特に FIM の信頼性はメタ解析の研究においても担保されている.

文献

1) 篠原幸人,他(編):脳卒中治療ガイドライン 2009. pp276-280, 協和企画, 2009

表 II-3 機能障害評価法とその概要

評価法	概要
Brunnstrom Stage[9]	運動麻痺を弛緩状態(stage I)から正常な協調運動(stage VI)までの6段階に分類. 上肢,手指,下肢を各々評価(169 ページを参照).
modified Ashworth Scale[10]	痙縮の程度を主観的に評価. 全可動域を他動的に動かしたときの抵抗感を評点し,5 段階に分類. 点数は低いほど,筋緊張が低い. 0 点(筋緊張亢進なし)〜4 点(屈曲・伸展困難). 改訂版では1と2の間に1+を追加(171 ページを参照).

表 II-4 ADL 評価法とその概要

ADL 評価法	概要
Functional Independence Measure(FIM)	実際にしている ADL の介助量を評価する. 評価項目は運動 13 項目,認知 5 項目から構成され,1 点(全介助)〜7 点(自立)の 7 段階で評価される. したがって,運動項目は 91 点,認知項目 35 点,合計 126 点で総合的に評価される(182 ページを参照).
Barthel Index	できる ADL の介助量を評価. 全 10 項目から構成され,配点は 5 点刻みで,全介助 0 点,自立は項目によって 5, 10, 15 点となっている. 合計 100 点.

2）障害者福祉研究会(編)：国際生活機能分類—国際障害分類改訂版．p17，中央法規出版，2002
3）Ewert T, et al : Validation of the International Classification of Functioning Disability and Health framework using multidimensional item response modeling. Disabil Rehabil 32 : 1397-1405, 2010
4）Geyh S, et al : ICF Core Sets for stroke. J Rehabil Med 44 : 135-141, 2004
5）Fugl-Meyer AR, et al : The post-stroke hemiplegic patient. 1. a method for evaluation of physical performance. Scand J Rehabil Med 7 : 13-31, 1975
6）日本脳卒中学会 Stroke Scale 委員会：日本脳卒中学会・脳卒中重症度スケール(急性期)．脳卒中 19 : 2-5, 1997
7）Chino N, et al : Stroke Impairment Assessment Set(SIAS). Jpn J Rehabil Med 31 : 119-125, 1994
8）Brott T, et al : Measurements of acute cerebral infaction : a clinical examination scale. Stroke 20 : 864-870, 1989
9）Brunnstrom S : Motor testing procedures in hemiplegia : based on sequential recovery stages. Phys Ther 46 : 357-375, 1966
10）Bohannon RW, et al : Interrater reliability of a modified Ashworth scale of muscle spasticity. Phys Ther 67 : 206-207, 1987

〔室井大佑〕

1 機能障害の評価

- 脳卒中の総合評価として反応性がよい指標とされている Stroke Impairment Assessment Set(SIAS)(表Ⅱ-5[1], Ⅱ-6)を取り上げ,評価方法について詳細に述べる.
- さらに,本邦で運動麻痺の指標としてよく使用されている Brunnstrom Stage,筋力評価としての Manual Muscle Test(MMT),筋緊張の評価である modified Ashworth Scale(MAS)を紹介する.
- それぞれの利点・欠点,臨床活用へのポイントについて述べる.

表Ⅱ-5 Stroke Impairment Assessment Set(SIAS)評価表

	上肢	下肢
運動機能		
近位	0〜5	0〜5(股)
		0〜5(膝)
遠位	0〜5	0〜5
筋緊張		
腱反射	0〜3	0〜3
筋緊張	0〜3	0〜3
感覚		
触覚	0〜3	0〜3
位置覚	0〜3	0〜3
関節可動域	0〜3	0〜3
疼痛	0〜3	
体幹		
腹筋力	0〜3	
垂直性	0〜3	
視空間認知	0〜3	
言語機能	0〜3	
非麻痺側機能	0〜3	0〜3
合計	76	

〔Chino N, et al：Stroke Impairment Assessment Set(SIAS)脳卒中機能評価法. リハ医 31：119-125, 1994〕

表 II-6 SIAS の評価基準

評価項目	評価基準		評価の例
運動機能	0点(まったく収縮なし), 1点(わずかな動き), 2点(不十分), 3点(中等度または著明にぎこちないが遂行可能), 4点(軽度ぎこちない), 5点(非麻痺側と同じ程度にスムーズ)	上肢近位テスト	2点(手が口に届かない)
		上肢遠位テスト	1A(わずかな集団屈曲), 1B(集団伸展), 1C(一部分離可能), 2点(分離可能だが, 屈伸不十分)
		下肢近位股屈曲テスト	2点:足部が床から離れる
		下肢近位膝伸展テスト	2点:足部が床から離れる
		下肢遠位足背屈テスト	2点:つま先が床から離れる
筋緊張	0点(著明亢進), 1A(中等度亢進), 1B(低下), 2点(軽度亢進), 3点(正常)		
感覚	0点(感覚脱失), 1点(中等度), 2点(軽度または異常感覚), 3点(正常)		
関節可動域	肩外転;0点(~45度), 1点(45~90度), 2点(90~150度), 3点(150度~) 足背屈;0点(~-10度), 1点(-10~0度), 2点(0~10度), 3点(10度~)		
疼痛	0点(睡眠を妨げる), 1点(中等度, 眠りを妨げない), 2点(軽度), 3点(なし)		
体幹機能	腹筋:0点(坐位困難), 1点(坐位可能), 2点(軽い抵抗にて可能), 3点(強い抵抗にて可能) 垂直性:0点(坐位困難), 1点(傾き修正困難), 2点(指示にて垂直), 3点(正常に坐位が取れる)		
視空間認知	50 cm の巻尺の中央からのずれ:0点(15 cm 以上のずれ), 1点(5~15 cm), 2点(2~5 cm), 3点(ずれなし)		
言語機能	0点(全失語), 1A(重度感覚性), 1B(重度運動性), 2点(軽度), 3点(失語なし)		
非麻痺側機能	大腿四頭筋筋力:0点(MMT2以下), 1点(中等度の低下 MMT 4まで), 2点(軽度), 3点(正常) 握力:0点(3 kg以下), 1点(3~10 kg), 2点(10~25 kg), 3点(25 kg以上)		

〔Chino N, et al:Stroke Impairment Assessment Set(SIAS). リハ医 31:119-125, 1994 より一部改変〕

SIAS

- 「脳卒中治療ガイドライン 2009」[2]において,総合評価として推奨されている.
- SIAS の運動項目は本邦で最も馴染み深い Brunnstrom Stage と相関が高く,運動機能指標としてヨーロッパで広く利用されている Motricity index との相関も確認されている[3].

利点
- 運動麻痺だけでなく,感覚や筋緊張,高次脳機能などを総合的に評価しているため,障害像を把握しやすい.
- 下肢近位と遠位が区別されているため,下肢の運動機能変化が捉えやすく,長下肢・短下肢装具の適応を考えるうえでの基準となる.
- 国内外に数多く文献があり,さまざまな機能的変化に鋭敏に反応する指標である.

欠点
- 全体を評価するのにやや時間がかかる(慣れれば5分程度).
- 握力など道具を使用するデータを取り忘れるなど,欠損値が出やすい.

> **ここがポイント!**
> ― SIAS について―
>
> - 脳卒中患者の全体像を把握するために,SIAS を活用することが勧められる.
> - 急性期の坐位獲得時から SIAS を定期的に評価することで,退院時の機能や装具使用の有無を予測することに役立つ.

文献レビューより

園田[4]は発症4か月以内の脳卒中患者に対し,退院時 Functional Independent Measure(FIM)身体項目の帰結予測における,SIAS の寄与について検討した.その結果,ステップワイズ変数選択にて下肢近位(膝)運動機能,下肢遠位運動機能,言語,上肢関節可動域,健側四頭筋筋力,下肢触覚,腹筋としたうえで,SIAS を重回帰式に加えることで,退院時の FIM 運動項目をより精度よく予測できたと報告されている.

Brunnstrom Stage

- 本邦では最も頻繁に使用されているが，妥当性と信頼性を検定した報告が少ない．
- 推奨グレードの高い Fugl-Meyer Assessment の項目に Brunnstrom Stage の基準(表Ⅱ-7)が使用され，麻痺の回復段階としての概念が利用されている．

利点
- 道具を必要とせず，評価が簡便である．
- 概念は多くの医療従事者に理解されており，医師や看護師においても共通言語となっている．
- 古くから予後予測の研究に利用されており，おおよその機能予後を知ることができる．

欠点
- 下肢近位と遠位の運動機能の差を表現できない．
- 回復段階を表現したもので，筋出力としての量的な変化を表現していない．

> **ここがポイント！**
> ― Brunnstrom Stage について ―
> - 必ずしも段階通りに麻痺が回復するわけではないことを頭に入れる必要がある．

表Ⅱ-7 Brunnstrom Stage の評価基準

ステージ	上肢・下肢	手指
Ⅰ	動きなし(弛緩性麻痺)	動きなし(弛緩性麻痺)
Ⅱ	連合反応のみ出現(随意運動なし)	連合反応のみ
Ⅲ	共同運動出現(随意運動出現)	同時屈曲のみ
Ⅳ	分離運動開始	部分的な伸展と横つまみ
Ⅴ	さらなる分離運動	完全伸展と対立つまみ
Ⅵ	協調のある動作可能	協調のある動作可能

MMT（表Ⅱ-8）

- 本邦において運動麻痺を表現する際にはほとんど使用されていない．
- 欧米でよく使用されている Motricity index は肩，肘，手指，股，膝，足関節それぞれ各1方向の MMT を数量化したものであり，また，SIAS においても抗重力活動をみており，その概念は広く利用されている．

利点
- 非麻痺側の筋力を示すことができる．
- 分離が良好な麻痺側の運動機能を定量的に評価ができる．
- 筋力低下を示すのに，医師や看護師などの他職種にわかりやすい指標である．

欠点
- 共同運動を伴うような中等度の運動麻痺には適応できない．
- 評価肢位がとれず，評価困難となってしまう場合が多い．

> **ここがポイント！**
> ―MMT について―
> - 非麻痺側の粗大筋力は最低限，近位（殿筋群，大腿四頭筋など）と遠位（下腿三頭筋，前脛骨筋など）を評価する．可能であれば，ハンドヘルドダイナモメータを併用して客観性のあるデータを取る．
> - 運動麻痺の評価には SIAS の指標を利用することが望ましい．

表Ⅱ-8 MMT の評価基準

グレード	定義
5：Normal	最大抵抗に抗して全可動域を保ち続けられる
4：Good	全可動域での最大抵抗に抗しきれない
3：Fair	重力に抗して，全可動域いっぱいに動かせる
2：Poor	重力の影響を最小にした肢位なら，全可動域いっぱいに動かしうる
1：Trace	筋のわずかな収縮がみられるまたは触知できるが，関節は動かない
0：Zero	筋の収縮がまったくみられない

modified Ashworth Scale(MAS) (表 II-9)[5]

- 筋緊張が精神的状態や姿勢など各種要因で変化しやすいこともあり，信頼性が高い[6]とする報告と検者間の信頼性が得にくい[7]という報告がある．

利点
- 簡便に評価可能である．
- 脳卒中の特徴として最も表現しづらい筋緊張を数値化していることで，痙縮の変化を追うことができる．

欠点
- 運動の範囲や速度，評価肢位に規定がないため，再現性をもたせるためには検者自身が設定する必要がある．
- 主観的な評価であるため検者間での誤差がでやすい．

> **ここがポイント！**
> ―MAS について―
> - 他のセラピストと評価が一致しているかを確認し，検者間の信頼性を高めて活用する．

表II-9 modified Ashworth Scale(MAS)の評価基準

スコア	評価基準
0	筋緊張増加なし
1	軽度の筋緊張増加あり（屈曲または伸展運動で引っかかると感じと消失感，もしくは最終可動域におけるわずかな抵抗感）
1+	軽度の筋緊張増加あり（明らかに引っかかる感じ，もしくは全可動域の 1/2 以下の範囲で受けるわずかな抵抗感）
2	はっきりとした筋緊張の増加あり（全可動域のほとんどで抵抗を受けるが，患部の可動は容易）
3	かなりの筋緊張増加あり（他動運動は困難）
4	患部は固まり，屈曲・伸展困難

(Bohannon RW, et al : Interrater reliability of a modified Ashworth scale of muscle spasticity. Phys Ther 67 : 206-207, 1987)

文献レビューより

Alibiglou ら[8]は筋トルクなどの定量的評価客観的評価との相関が乏しいと報告している．
また，Naghdi ら[9]は神経生理学的評価としての振幅 H/M 比との相関はないとしており，MAS はトルク変化や痙縮の序列を表しているのではないことが示されている．

廃用・加齢による筋力低下と麻痺の鑑別方法

- 廃用，加齢による筋力低下と麻痺による筋出力低下を区別するためにはこれまでの病歴や入院前の生活を聴取する必要がある．

調査項目

- 安静臥床の期間は？
- リハビリを開始するまでの期間は？
- これまでの生活は自立していたか？
- 杖を使っていたか，外出の機会があったか？　など

A 廃用・加齢による筋力低下

- 廃用，加齢により筋線維数や筋断面積は低下する．

> **ここがポイント！**
> ―廃用・加齢による筋力低下―
> - 筋自体の変化による筋力低下．
> - アプローチは，筋力強化が選択される．

B 運動麻痺による筋出力低下

- 麻痺側の運動単位数の減少は発症後第 2 週から生じ，少なくとも 1 年後まで継続し，麻痺が重度であるほど著しい[10]との報告がある．麻痺筋に対しては運動単位の動員異常が問題となっている．
- もしくは共同運動などに支配されており，目的とする運動ができないことで，筋力が低下していると見なされている（分離運動が困難）．

> **ここがポイント！**
> **―運動麻痺による筋出力低下―**
> - 筋自体の問題ではなく，大脳皮質から脊髄前角細胞までの信号がうまく伝わらないことによる筋出力の低下と考えられる．
> - アプローチは負荷量に注意し，正しい運動を導いているかチェックしながら自動介助または自動運動を実施する．
> - 筋肥大を目的として最大筋力を求める筋力強化を行うと，強化したい神経回路のみならず，他の神経回路も興奮させてしまう可能性があるので注意する．

感覚障害，失調の評価

感覚評価の重要性
- 脳卒中患者において，運動麻痺は軽度でも感覚障害が重度で，うまく動作が遂行できない患者が多い．そのため，適切な感覚の評価が必要である．

感覚障害の評価
- セラピストが実施する感覚評価として，脊髄視床路系の温痛覚や，内側毛帯系の触覚，圧覚，位置覚，2点識別などがある．
- 脳卒中の総合評価として推奨グレードの高い，Fugl-Meyer Assessment と SIAS の感覚評価項目として共通しているものは，手掌・足（足背，足底）触覚，手指（母指）・足趾（母趾）の位置覚であり，特に重要であるといえる．
- 触覚と位置覚は識別性感覚が伝達される内側毛帯系の障害を評価している．

評価時の注意点
- 評価は患者の主観であるため，意識状態や精神機能に異常がないことが前提となる．
- 評価時のポイントは，検査内容をしっかり説明すること，閉眼にて行うこと，答えを誘導しないことである．

評価基準
- 触覚検査では毛筆などを使用し，非麻痺側→麻痺側の順で同じ部位を触り，非麻痺側と比べて主観的にどのような感じがするかを

表Ⅱ-10 SIAS 位置覚の評価基準

点数	評価基準
0	全可動域にわたって患者の指を動かしても,動きがわからない
1	動いていることはわかるが,全可動域の動きでも正しい方向がわからない
2	中等度の動きで正しい方向がわかる
3	わずかな動きでも方向がわかる

〔Chino N, et al：Stroke Impairment Assessment Set(SIAS)脳卒中機能評価法.リハ医 31：119-125, 1994〕

答える(通常,非麻痺側の感覚を 10 としたときの相対値を答えさせる).評価基準として感覚脱失,感覚鈍麻,正常(左右差なし),触覚過敏,異常感覚に分類される.
- SIAS では手掌,足背の触覚を,0:感覚脱失,1:重度鈍麻,2:軽度麻痺か異常感覚,3:正常の 4 段階で表現する.
- Fugl-Meyer Assessment では 0:感覚脱失,1:感覚鈍麻/異常,2:正常の 3 段階.
- 位置覚は空間における各身体部位の関係性を知るうえで重要であると考えられ,SIAS における評価は表Ⅱ-10 に示される.
- Fugl-Meyer Assessment における位置覚の評価基準は 0:感覚脱失,1:左右差あるが 3/4 はわかる,2:左右差なしである.

> **ここがポイント!**
> - 感覚と運動は相互作用しているため感覚を通して運動を改善させることや,運動を通して知覚を改善させることを考慮するべきである.
> - 感覚評価は患者の主観評価であるため,特に感覚脱失の評価は注意が必要である.患者自身の先入観や身体失認・半側空間無視などの高次脳機能障害の影響を十分考慮する.

失調の評価
- 本邦では失調の総合的な評価表として確立されたものはなく,失調を捉えるためには以下のような検査を行うのが一般的である.
①歩行観察(ワイドベース,よろめき歩行など)
②支持基底面を減らした状態での立位バランス(閉脚,つぎ足など)

表Ⅱ-11　SARA 評価項目

評価項目	スコア
1. 歩行 　①壁から安全な距離をとって壁と平行に歩き，方向転換 　②帰りは介助なしでつぎ足歩行	0〜8
2. 立位(開眼) 　①自然立位，②足をそろえる，③つぎ足	0〜6
3. 坐位：開眼で両上肢を前方に伸ばした姿勢で足を浮かせてベッドに座る	0〜4
4. 言語障害	0〜6
5. 指追い試験：人差し指で検者の人差し指をできるだけ早く追う	0〜4
6. 鼻-指試験	0〜4
7. 手の回内・回外運動	0〜4
8. 踵-すね試験	0〜4

点数が低いほうが正常．最重症 40 点〜正常 0 点となる．
(Schmitz-Hübsh T, et al : Scale for assessment and rating of ataxia : development of a new clinical scale. Neurology 66 : 1717-1720, 2006)

③上肢の失調検査として指鼻指試験(患者の指で鼻とセラピストの指を行き来)，膝うち試験(手掌と手背で交互に膝をたたく)
④下肢の失調検査として踵膝試験(一側踵で他方の踵をたたく，また，踵をたたいたのち脛を滑らせる)，foot pat(踵を床につけてできるだけ早く足関節底背屈)
⑤物品操作時の企図振戦(コップつかみなど)
⑥重量覚障害(おもりを手にのせて識別させる)

- Schmitz-Hübsh ら[11]によって失調の客観的評価として Scale for the Assessment and Rating Ataxia(SARA)(表Ⅱ-11)が提唱され，Barthel Index などとの相関も示されているが，本邦ではあまり普及していないのが現状である．
- SARA は厚生労働省難治性疾患克服研究事業，「運動失調症に関する調査および病態機序に関する研究」班のホームページからダウンロードできる(http://neurol.med.tottori-u.ac.jp/scd/img/sara.pdf)．

パフォーマンステスト

- 脳卒中患者における運動性のテストとして,片脚立位,10 m歩行,Timed Up and Go test(TUG),2ステップテストがよく用いられる.これらのテストを使用するメリットとしてはカットオフ値が設定されていることで,在宅生活での転倒を予測できるという点にある.
- 最大パフォーマンスを行わせる点と,セラピストが計測器具を持っている状態でテストを行わせている点から,評価中の転倒に十分気をつける必要がある.
- 文献によって測定方法が異なること(最大値or平均値など)があるが,測定方法を一定にすることで再現性を確保する必要がある.

片脚立位(閉眼,開眼)(図Ⅱ-2)

A 測定方法

- 両上肢下垂位で開眼での片脚立位を指示する.測定終了の基準として非検査脚が床についた場合,または検査脚の位置がずれた場合とするのが一般的.左右2,3回測定し,最大値(または平均値)をとる.

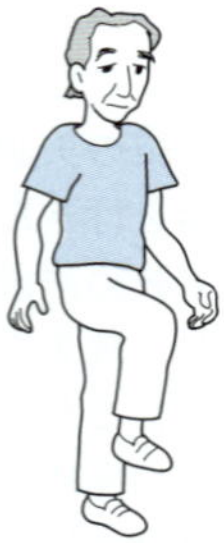

B カットオフ値:3.5秒[12]〜5秒[13] (開眼)

図Ⅱ-2 片脚立位

- 吉本ら[12]は発症後3〜4か月の脳卒中患者の身体機能のうち,麻痺側片脚立位時間のカットオフ値を3.5秒と設定することで,1年後の在宅における脳卒中患者の転倒有無を高い精度で予測できるとした.
- 高齢者の場合は5秒以下の場合で転倒リスクが高くなるとされている[13].

> **ここがポイント!**
> - 動的な立位バランスなど,より精度の高いバランス能力評価を行いたい場合はBerg balance scaleを活用.

10 m 歩行(図Ⅱ-3)
A 測定方法
- 平坦な床面上に,助走3 mを含めた16 m(計測区間10 m)を最大歩行(または自由歩行)してもらう.2,3回測定し,最大値(または平均値)をとる.

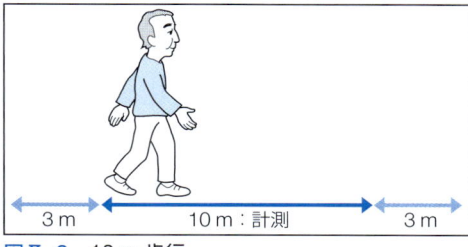

図Ⅱ-3 10 m 歩行

B カットオフ値:10秒以内
- 鈴木ら[14]の報告によると,健常な在宅高齢者に対して,5年間にわたり転倒の有無の追跡調査を行ったところ,歩行速度が0.96 m/s以下の高齢者の約25%が転倒をしていることがわかった.
- 藤田[15]は横断歩道を渡るには最低1 m/sつまり,10 mを10秒以内と述べている.
- これらの結果より,転倒リスクや屋外歩行に必要な速度のカットオフは約10秒と考えられる.

Timed Up and Go test(TUG)(図Ⅱ-4)
A 測定方法
- 肘かけ付き椅子に背中をつけた状態から立ち上がり,3 m歩行し,方向転換後3 m歩行して戻り,椅子に座って背中をつけるまでの一連の流れを測定する.

B カットオフ値
- 13.5秒以内;転倒リスク少
- 20秒以内;屋外外出可能
- 30秒以上;日常生活動作に要介助
- Podsiadloら[16]は運動機能に異常のない高齢者は10

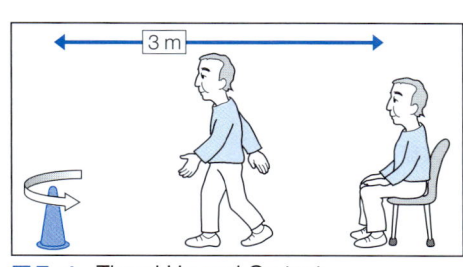

図Ⅱ-4 Timed Up and Go test

秒以内で遂行可能であり，20秒以内であれば屋外外出可能レベル，30秒以上かかる場合は要介助レベルであると報告している．

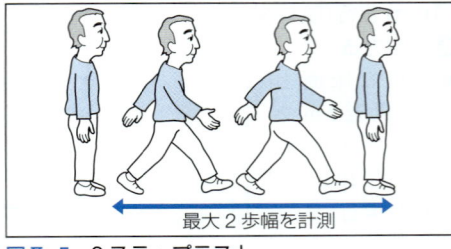

図Ⅱ-5 2ステップテスト

- また，Shumway-Cookら[17]は転倒リスクのカットオフ値を13.5秒とすることで高い精度で予測可能とした．

2ステップテスト[18]（図Ⅱ-5）

A 測定方法

- 立位からバランスを崩さず実施可能な最大2歩幅長（ストライド）を計測する．測定値を身長で割ることで標準化した値を2ステップ値とする．

B カットオフ値：1.0以下 90％以上が転倒のリスクあり

- 村永ら[18]は2ステップテストと10m最大歩行速度や6分間歩行は高い相関関係があると述べている．また，日常生活自立度（寝たきり度）との関係では，健常高齢者で1.4，屋外歩行可能レベルのJ1で1.2，近隣外出レベルのJ2で0.9であり，80歳を超えても自立した生活を送っている場合は1.0を下回ることはないと報告している．

> **ここがポイント！**
> - パフォーマンステストを複数組み合わせることで，おおよその転倒のリスクを把握し，病棟生活での活動度（車椅子使用，屋内歩行自立など）を決めるための一助とする．

文献

1) Chino N, et al：Stroke Impairment Assessment Set(SIAS)．リハ医 31：119-125, 1994
2) 篠原幸人，他（編）：脳卒中治療ガイドライン2009．協和企画，2009
3) 道免和久，他：脳卒中機能障害評価セット：Stroke Impairment Assessment

Set(SIAS)(2)麻痺側運動機能評価項目の信頼性と妥当性の検討. リハ医 30：310-314, 1993
4) 園田 茂：脳卒中片麻痺患者の機能評価法 Stroke Impairment Assessment Set(SIAS)の信頼性および妥当性の検討(2)―体幹, 高次脳機能, 感覚項目, 帰結予測. リハ医 32：123-132, 1995
5) Bohannon RW, et al：Interrater reliability of a modified Ashworth scale of muscle spasticity. Phys Ther 67：206-207, 1987
6) Gergson JM, et al：Reliability of the Tone Assessment Scale and the modified Ashworth scale as clinical tools for assessing poststroke spasticity. Arch Phys Med Rehabil 80：1013-1016, 1999
7) Blackburn M, et al：Reliability of measurements obtained with the modified Ashworth scale in the lower extremities of people with stroke. Phys Ther 82：25-34, 2002
8) Alibiglou L, et al：The relation between Ashworth scores and neuromechanical measurements of spasticity following stroke. J Neuroeng Rehabil 15：5-18, 2008
9) Naghdi S, et al：The correlation between Modified Ashworth Scale scores and the new index of alpha motoneurones excitability in post-stroke patients. Electromyogr Clin Neurophysiol 48：109-115, 2008
10) 原 行弘：中枢性麻痺と運動単位―脳卒中片麻痺の生理的運動単位減少. 臨脳波 45：423-428, 2003
11) Schmitz-Hübsh T, et al：Scale for assessment and rating of ataxia：development of a new clinical scale. Neurology 66：1717-1720, 2006
12) 吉本好延：在宅における脳卒中患者の転倒予測に関する臨床研究―入院中の身体機能の点から. 理療科 24：245-251, 2009
13) Vellas BJ, et al：One-leg balance is an important predictor of injurious falls in older persons. J Am Geriatr Soc 45：735-738, 1997
14) 鈴木隆雄, 他：地域高齢者の転倒発生に関連する身体的要因の分析的研究―5年間の追跡研究から. 日老医誌 36：472-478, 1999
15) 藤田大二(編著)：交通現象と交通容量. 交通工学実務双書―1, p153, 技術書院, 1992
16) Podsiadlo D, et al：The Timed "Up & Go"：a test of basic functional mobility for frail elderly persons. J Am Geriatr Soc 39：142-148, 1991
17) Shumway-Cook A, et al：Predicting the probability for falls in community-dwelling older adults using the Timed Up & Go Test. Phys Ther 80：896-903, 2000
18) 村永信吾, 他：2ステップテストを用いた簡便な歩行能力推定法の開発. 昭和医会誌 63：301-308, 2003

〔室井大佑〕

2 ADL 評価

日常生活動作評価の目的

- 脳卒中は，身体機能・精神機能に障害を来す疾患であり，多くの症例において日常生活動作(activities of daily living：ADL)に問題が生じる．そのため，脳卒中の対象者に対して ADL 評価は必須項目である．
- ADL にかかわらず評価を行う目的は，①問題点の抽出，②治療プラン立案への応用，③治療効果判定，④研究の資料などが挙げられる．そのため単に，既存の評価表を埋めるといった「評価のための評価」ではなく，評価した結果から問題点を抽出し治療プログラムに応用でき治療効果判定できることが重要である．

ADL 評価尺度

- ADL 評価には，数多く既存の評価尺度が存在する．これらを利用することは，点数化し一般化することで，情報の共有・治療前後の効果判定・他者との比較が容易にすることができる．さらに ADL は広範囲な動作や活動であるため，必要な項目を一通り抜け落とすことなく評価することを可能にする．
- 本項では他者との比較も考え，最も一般的に用いられている Barthel Index(BI) と Functional Independence Measure(FIM)について説明する．「脳卒中治療ガイドライン 2009」においても，信頼性妥当性が検証された BI と FIM を用いることが勧められている(グレード B)[1]．

■ Barthel Index(BI) (表 II-12)[2]

- 1955 年頃に米国メリーランド州の慢性疾患病院で開発された評価尺度である．高い信頼性と妥当性があるとされている．
- 「している ADL」を評価する尺度として開発されているが，現状では「できる ADL」の評価尺度として用いられることが多い．

<BIの特徴>

① 10 項目で構成されており，合計点の範囲は 0〜100 点である．

表Ⅱ-12 BIの得点の定義

項目	点数	記述	基準
食事	10点	自立	皿やテーブルから自力で食物をとって，食べることができる．自助具を用いてもよい．食事を妥当な時間内に終える．
	5点	部分介助	なんらかの介助・監視が必要(食物を切り刻むなど)．
椅子とベッド間の移乗	15点	自立	すべての動作が可能(車椅子を安全にベッドに近づける．ブレーキをかける．フットレストを持ち上げる．ベッドへ安全に移る．臥位になる．ベッドの縁に腰かける．車椅子の位置を変える．以上の動作の逆)．
	10点	最小限の介助	上記動作(1つ以上)最小限の介助または安全のための指示や監視が必要．
	5点	移乗の介助	自力で臥位から起き上がって腰かけられるが，移乗に介助が必要．
整容	5点	自立	手と顔を洗う．整髪する．歯を磨く．髭を剃る(道具はなんでもよいが，引出しからの出納も含めて道具の操作・管理が介助なしにできる)．女性は化粧も含む(ただし髪を編んだり，髪型を整えることは除く)．
トイレ動作	10点	自立	トイレの出入り(腰かけ，離れを含む)，ボタンやファスナーの着脱と汚れないための準備，トイレット・ペーパーの使用，手すりの使用は可．トイレの代わりに差し込み便器を使う場合には便器の清浄管理ができる．
	5点	部分介助	バランス不安定，衣服操作，トイレット・ペーパーの使用に介助が必要．
入浴	5点	自立	浴槽に入る，シャワーを使う，スポンジで洗う．このすべてが，他人の援助なしで可能．
移動	15点	自立	介助や監視なしに45m以上歩ける．義肢・装具や杖・歩行器(車つきを除く)を使用してよい．装具使用の場合には立位や坐位でロック操作が可能なこと，装着と取りはずしが可能なことも含める．
	10点	部分介助	上記事項について，わずかの介助や監視があれば45m以上歩ける．
	5点	車椅子使用	歩くことはできないが，自力で車椅子の操作ができる．角を曲がる，方向転換，テーブル，ベッド，トイレへの操作など，45m以上移動できる．患者が歩行可能なときは採点しない．

(つづく)

表Ⅱ-12 つづき

項目	点数	記述	基準
階段昇降	10点	自立	介助や監視なしに安全に階段の昇降ができる．手すり，杖，クラッチの使用可．杖をもったままの昇降も可能．
	5点	部分介助	上記事項について，介助や監視が必要．
更衣	10点	自立	通常着けている衣類，靴，装具の着脱(実用性がある)が行える．
	5点	部分介助	上記事項について，介助を要するが，作業の半分以上は自分で行え，妥当な時間内に終了する．
排便自制	10点	自立	排便の自制が可能で失敗がない．脊髄損傷患者などの排便訓練後の坐薬や浣腸の使用を含む．
	5点	部分介助	坐薬や浣腸の使用に介助を要したり，ときどき失敗する．
排尿自制	10点	自立	昼夜とも排尿自制が可能．脊髄損傷患者の場合，集尿バッグなどの装着・清掃管理が自立している．
	5点	部分介助	ときどき失敗がある．トイレに行くことや尿器の準備が間にあわなかったり，集尿バッグの操作に介助が必要．

(Mahoney FI, et al : Functional evaluation : The Barthel Index. Md St Med J 14 : 61-65, 1965)

②各項目によって満点が5〜15点の重みづけがなされている．
③各項目は基本的に自立・部分介助・全介助の3段階で，簡便に用いることができるが，段階づけが粗いためわずかな変化に対する感度が低い．
④尺度水準は順序尺度であるため，複数名の結果を平均値などは用いることができない(度数・中央値・最頻値を用いる)．

Functional Independence Measure(FIM) (表Ⅱ-13, Ⅱ-14)[3]

- 1984年に，米国リハビリテーション医学会と米国リハビリテーションアカデミーで統一的データシステムの能力低下評価法として開発された評価尺度である．評価方法を十分に学んだものでは検者間信頼性が高い．介護時間およびBIとの相関も高く妥当性が高いとされている．
- 「している ADL」を評価する尺度として広く用いられている．

表Ⅱ-13 FIMの評価項目

運動項目		評価内容
セルフケア	食事	咀嚼し嚥下を含めた食事動作.
	整容	口腔ケア,整髪,手洗い,洗顔,髭剃りなど.
	清拭	風呂・シャワーなどで首から下(背中以外)を洗う.
	更衣上半身	腰より上の更衣および義肢装具の装着.
	更衣下半身	腰より下の更衣および義肢装具の装着.
	トイレ動作	衣服の着脱,排泄後の清潔,生理用具の使用.
排泄コントロール	排尿管理	排尿の管理,器具や薬剤の使用を含む.
	排便管理	排便の管理,器具や薬剤の使用を含む.
移乗	ベッド・椅子・車椅子移乗	それぞれの間の移乗.起立動作を含む.
	トイレ移乗	便器へ(から)の移乗.
	浴槽・シャワー移乗	浴槽,シャワー室へ(から)の移乗.
移動	歩行・車椅子	屋内での歩行,または車椅子移動.
	階段	12〜14段の階段昇降.
認知項目		評価内容
コミュニケーション	理解	聴覚または視覚によるコミュニケーションの理解.
	表出	言語的または非言語的表現.
社会的認知	社会的交流	他患,スタッフなどとの交流,社会的状況への順応.
	問題解決	日常生活上での問題解決,適切な決断能力.
	記憶	日常生活に必要な情報の記憶.

〔千野直一(編著):脳卒中患者の機能評価―SIASとFIMの実際.シュプリンガー・ジャパン,1997〕

<FIMの特徴>

① 18項目7段階の評価尺度であり,合計点の範囲は18〜126点である.
②各項目での重みづけはない.
③すべての項目を7段階で評価を行うため,比較的感度が高い.

表II-14 FIMの採点基準

採点基準	運動項目 介助者	運動項目 手出し	運動項目	認知項目 介助者	認知項目 手出し	認知項目
7 完全自立	不要	不要		不要	不要	
6 修正自立	不要	不要	時間がかかる, 補助具が必要, 安全性の配慮.	不要	不要	時間がかかる, 補助具が必要, 安全性の配慮.
5 監視・準備	必要	不要	監視, 指示, 促し.	必要	不要	監視, 指示, 促し.
				必要	必要	90%より多く自分で行う.
4 最小介助	必要	必要	75%以上自分で行う.	必要	必要	75%以上, 90%以下自分で行う.
3 中等度介助	必要	必要	50%以上, 75%未満自分で行う.	必要	必要	50%以上, 75%未満自分で行う.
2 最大介助	必要	必要	25%以上, 50%未満自分で行う.	必要	必要	25%以上, 50%未満自分で行う.
1 全介助	必要	必要	25%未満しか自分で行わない.	必要	必要	25%未満しか自分で行わない.

〔千野直一(編著):脳卒中患者の機能評価—SIASとFIMの実際. シュプリンガー・ジャパン, 1997〕

④ 18項目は, 運動項目(13項目:91点満点)・認知項目(5項目:35点満点)に分けられる.

⑤ 尺度水準は順序尺度であるが, 介護時間との相関が高いため合計点数は間隔尺度として用いられることも多い(各項目では順序尺度として扱う).

尺度を用いる注意点

- 単に点数をつけることだけでなく, 各項目に「どのような補助具を使用しているか」「どのような方法で実施しているか」など具体的なコメントを記載することが重要である.

尺度の応用
A 予後予測として
- 「脳卒中治療ガイドライン 2009」において，ADL などをもとに機能予後，在院日数，転帰先を予測し参考にすることが勧められる（グレード B）[1]．
- 予測式は，重症度・病期・社会背景などによる違いがあるため，適宜選択する必要がある．
- FIM を帰結評価とした予測式も報告されているので参考とすることができる[4]．

例：退院時 FIM 運動項目＝

$97.3 - \dfrac{909}{入院時 FIM 運動項目} + 0.26 \times 入院時 FIM 認知項目 - 0.2 \times 年齢 - 0.047 \times 発症後入院までの日数$

B 臨床指標として
- 近年，リハにかかわらず医療の質を示すことが求められており，その指標として臨床指標（clinical indicator）を用いることが多い．
- リハの臨床指標として，FIM 効率（FIM efficiency[5]）・FIM 利得を使用することも多い．

　　　　FIM 効率＝FIM 利得/在院日数
　　　（FIM 利得＝退院時 FIM －入院時 FIM）

C 急性増悪の指標として
① 脳血管疾患等リハ（医療保険）：1 週間以内に FIM 得点または BI が 10 点以上低下するような状態などを急性増悪とする．
② 訪問リハ（介護保険）：1 か月以内に FIM 得点または BI が 5 点以上低下するような状態などを急性増悪とする．
- 上記に対応できるよう，定期的な ADL 評価が必要である．

D FIM 運動項目総得点のもつ意味
- 辻[6]は，FIM 運動項目の総得点のもつ意味を表 II-15 のように示した．
- 運動項目の総得点より，対象者のおおむねの自立度を想定することが可能となる．

E 評価時期
- リハの効果判定として，適切な時期に評価する必要がある．
- 初診時および定期的な再評価が必要．

　　　例：急性期・回復期；1 か月に 1 回

表Ⅱ-15 FIM の運動項目合計のもつ意味

運動項目合計（91点満点）	グループ
80点台後半	屋外歩行自立群
80点台前半	屋内歩行自立群
70点台	セルフケア自立群
50〜60点台	半介助群
50点未満	全介助群

〔辻 哲也，他：入院・退院時における脳血管障害患者の ADL 構造の分析—機能的自立度評価法（FIM）を用いて．リハ医 34：301-309, 1996〕

維持期（生活期）；3か月に1回
- 短期間で急激な向上・低下が認められる場合は、そのつど評価することも必要．

ADL 評価の実践

「できる ADL」・「している ADL」とは
- ADL の評価の対象として、「できる ADL」と「している ADL」に分けることができる．
- どのような評価尺度を用いる場合でも、対象者の「できる ADL」「している ADL」の両方を理解しておく必要がある．

A できる ADL
- 「できる ADL」は、行おうとすれば何とかできる ADL である．
- 一般的に環境を整えた場所（運動療法室など）での能力を「できる ADL」として評価することが多い．
- 対象者の最大限の能力を評価することにより、動作の具体的な問題点を抽出することができ、治療効果や予後予測を検討するうえで重要である．

B している ADL
- 「している ADL」とは、日常生活で実際に行っている ADL を指す．
- 「している ADL」を評価するためには、入院中であれば病棟での生活、通院通所利用者であれば自宅での生活を調査する必要があり、普段から介助を行っている職種や家族から情報を収集する必要がある．

「できる ADL」・「している ADL」の評価ポイント

- 「できる ADL」を正確に評価するためには，一職種で評価できるものではない．例えば移動であれば理学療法士，更衣は作業療法士，食事やコミュニケーションであれば言語聴覚士といったように，最大限の能力はその動作・活動を主に治療している専門職から情報を得ることが重要である．
- 「している ADL」を正確に評価するためには，看護・介護職や家族などの介助者の情報を得る必要がある．現状での生活環境においての実行状況，日内・日差変動などは，1日の一定時間しか対象者にかかわらないセラピストのみで評価することは困難である．
- 「できる ADL」と「している ADL」を適切に評価すること自体がリハチームとしての重要な情報交換であり，優れたチーム医療の実践そのものにつながる．

「する ADL」[7]・「目標とする ADL」[8]

- 「している ADL」は現状で行っている ADL である．
- 入院・入所中の場合は，施設の環境(物的・人的)において「している ADL」であり，今後の生活でも必ず行うものではない．
- 自宅では環境の変化，本人の依存心，家族の介助量などの影響を受けやすいため[9]，今後の生活を想定し，それに合った「する ADL」や「目標とする ADL」を考慮する必要がある．

ADL 評価の視点

- ADL 評価には下記の 4 つの視点がある．

①量的な視点

- 単に要介助・見守りだけではなく，どの程度介助が必要かといった量的な視点で評価を行う必要がある．
- 介助量や失敗の回数など，できるだけ客観的な視点を入れる．
- 量的な視点では，現状の介助量や治療効果の判定のためにも意味のあるものである．

  例えば：移乗；両手でしっかり引き上げる介助が必要

  食事；1/3 程度であれば自己摂食可能であるが残りは介助が必要

  排泄；1 週間に 1 回程度，尿失禁あり　　など

②質的な視点

- どのような方法で実施しているか，どのような介助が必要か，ど

うすれば実施可能かを調べる必要がある.
- 質的な視点は,「なぜ実施できないか」,「なぜ介助が必要か」「どうすれば実施できるのか」を明らかにすることで,それ自体を治療プログラムに反映することができる.そのためセラピストであれば,量的な視点のみならず,質的な視点で評価することが重要となる.

　例えば：起き上がり；麻痺側上肢を非麻痺側で把持して実施可能
　　　　　浴槽；麻痺側の下肢を持ち上げる介助必要
　　　　　更衣；前開きシャツであれば着脱可能,被りシャツであればシャツを被る際に坐位バランスを崩す

③環境などによる違い

　例えば：移乗；縦手すりを右手で把持すれば介助なく実施可能
　　　　　食事；トロミをつければムセることなく摂食可能
　　　　　排泄；日中はトイレにて実施するが,夜間はポータブルトイレでなければ困難

④見守り(監視)と指示
- 見守りと指示は,評価尺度上であれば同じ点数となるが,セラピストとしての介入は全く異なる.

　例えば：移動
　　　　　　見守り；方向転換時にふらつきがあり見守りが必要
　　　　　　　　⇒介入方法；動的バランスの改善
　　　　　　指示；車椅子のブレーキのかけ忘れ
　　　　　　　　⇒介入方法；注意の喚起

各項目の評価

- ADL は狭義では食事,整容,排泄,起居動作,移動,入浴などに分けられる.
- 狭義の ADL はセルフケアおよび移動動作であり,これだけでは自立した生活を送ることはできない.
- 家事や交通機関の利用などの生活関連動作も考慮する必要がある.本項では,狭義の ADL 評価の注意点について触れる.

A すべての項目に関して
- まずは,自立・見守り(監視)・介助の有無・介助量を確認する.

- 介助の場合は，どのような介助であるかを確認する必要がある．

B 食事
- 含まれる動作：①食物を口に運ぶ，②咀嚼・嚥下

<評価のポイント>
①食物を口に運ぶ
- 麻痺肢が利き手の場合：箸・スプーンなどにより摂食可能か，利き手交換しているかを確認する．
- 麻痺肢が非利き手または利き手交換の場合：茶碗を持てるか・茶碗を押さえる補助手として可能かを確認する．
- 食べこぼしの有無・食事時間・食事動作の疲労度合いなども考慮する．
- 半側空間失認の有無：食べ残しなど

②咀嚼・嚥下
- ムセの有無
- 嚥下可能な食形態（キザミ・トロミなど）
- 食事は栄養を摂取するのみならず，「味わう」ことや「家族・友人との団らん」の要素があり，ただ摂取すればよいというものではない．疲労や食事時間などを考慮する必要がある．

C 更衣
- 含まれる動作：上衣・下衣・靴下・装具の着脱

<評価のポイント>
- 上衣の場合，衣服の形態（被り・開き）の両方の着脱が可能かを確認する．
- ボタン・ファスナー操作可能かを確認する．
- 更衣時の坐位バランス保持が可能か（手すり・背もたれ・介助など）を確認する．
- 靴下・装具の着脱も考慮する．

D 整容
- 含まれる動作：①歯磨き，②洗顔，③整髪，④爪切り，⑤髭剃り，⑥化粧
- 整容は身だしなみの1つであり，これらの動作は他者との交流や外出にも影響を与える．

<評価のポイント>

①歯磨き
- 片手動作であり脳卒中患者の場合はあまり問題にならない．
- 歯ブラシにチューブから歯磨剤をつける動作が困難なことが多い．
- 口腔内の感覚障害による，磨き残しを確認する必要もある．

②洗顔
- 洗面台で実施可能かを確認する．
- 濡れタオルで代償する必要があるかを確認する．

③整髪
- 片手動作であり脳卒中患者の場合はあまり問題にならない．

④爪切り
- 非麻痺側手の実施困難なことが多い．
- 足の爪は，高い坐位バランス能力が求められる．

⑤髭剃り・⑥化粧
- 男性・女性の違いによりそれぞれ必要．
- 他者との交流や外出を考慮すれば，確認する必要がある．

E 排泄

- 含まれる動作：①トイレ動作(下衣の上げ下げ・後始末)，②トイレ移乗，③排泄コントロール
- 排泄は，介助者の負担が最も大きいものであり，本人の自尊心も考慮すると重要な項目である．

<評価のポイント>

①トイレ動作
- 脳卒中の場合片手で下衣の上げ下げを行うことが多い．
- 尿便意がある状態で行うことが多いため，実際の状況を確認する必要がある．
- 支え(手すり・壁・介助)の有無を確認する．
- トイレットペーパーを破る・拭く動作，水を流す動作が可能か確認する．
- 夜間のみ尿器やポータブルを使用することも多い．

②トイレ移乗
- 手すりの有無や手すりの位置・トイレの向きによってできるかどうか確認する(自宅環境も確認)．

③排泄コントロール
- 尿便意の有無・失禁の有無・失禁の回数を確認する(排尿・排便両方).
- 排尿・排便に関する薬の有無を確認する(日中・夜間の違いも確認).

F 起居移乗
- 含まれる動作:寝返り,起き上がり,床からの立ち上がり,移乗(ベッド・トイレ・浴槽)
- 起居動作は患者の自立した活動につなげる重要な項目である.
- 寝返りは,褥瘡の予防や介助者による更衣の介助にも影響を与える.
- 床中心の生活を送っている対象者の場合は,床からの立ち上がりを評価する必要がある.

<評価のポイント>
- 寝返り・起き上がりは,麻痺側上下肢の操作・管理を考慮する(管理不良の場合,肩の痛みにつながる).
- 手すりの使用の有無・介助の有無・介助量を確認する.
- 車椅子−ベッド間の移乗の場合は車椅子とベッドの位置関係を確認する.

G 移動
- 含まれる動作:歩行,車椅子駆動,階段昇降
- 移動は転倒の危険性があり,一度の失敗が大きな事故につながるため,自立・介助の見極めは重要である.

<評価のポイント>
- 杖・歩行器・手すり使用の有無,装具の使用の有無を確認する.
- 駆動は,距離・屋内外の違い・速度などを確認する.
- 歩行しながら,物を運ぶ・物品を操作することが可能かも確認するとよい.
- 階段は,特に手すりの位置や,昇降可能な蹴上の高さ(段の高さ)を確認する.

H 入浴
- 含まれる動作:①更衣,②浴槽移乗,③洗体
- 入浴は階段昇降と並び,難易度の高い項目である.
- 対象者が裸であること,身体や床が濡れており滑りやすいこと,

転倒が大きな事故につながることがある．
- 模擬的な動作の確認だけでなく，実際の動作を確認することが重要である．

＜評価のポイント＞
①は更衣の項目を参照．
②浴槽移乗
- 浴槽移乗可能か，シャワーのみかを確認する．
- 麻痺側下肢の管理が可能か確認する．
- シャワーチェアー・バスボード・浴槽内台・手すりなどの使用の有無を確認する．
- 自宅など，今後使用する浴槽を確認し，今後も実施可能かを考慮する必要がある．

③洗体
- 非麻痺側上肢および背中が困難なことが多い．
- シャワーチェアーを使用する場合は，背もたれ・肘かけの有無も確認する．

文献
1) 篠原幸人，他(編)：脳卒中治療ガイドライン2009．協和企画，2009
2) Mahoney FI, et al : Functional evaluation : The Barthel Index. Md St Med J 14 : 61–65, 1965
3) 千野直一(編著)：脳卒中患者の機能評価―SIASとFIMの実際．シュプリンガー・ジャパン，1997
4) Sonoda S, et al : Stroke outcome prediction using reciprocal number of initial activities of daily living status. J Stroke Cerebrovasc Dis 14 : 8–11, 2005
5) Deutsch A, et al : The Uniform Data System for Medical Rehabilitation report : patients discharged from subacute rehabilitation programs in 1999. Am J Phys Med Rehabil 82 : 703–711, 2003
6) 辻　哲也，他：入院・退院時における脳血管障害患者のADL構造の分析―機能的自立度評価法(FIM)を用いて．リハ医 34：301–309，1996
7) 上田　敏：目でみるリハビリテーション医学．東京大学出版会，1994
8) 鶴見隆正，他(編)：日常生活活動学・生活環境学 第4版．標準理学療法学専門分野，p58，医学書院，2012
9) 芳野　純，他：回復期リハビリテーション病棟患者の退院後日常生活活動変化の特徴と関連因子．理療科 23：495–499，2008

(芳野　純)

3 精神機能と高次脳機能評価

高次脳機能障害（認知障害）の基礎

- 脳血管障害や事故などによる脳外傷，脳炎などで脳を損傷すると，身体の麻痺のほかに言葉が出てこない，触った感覚がわからなくなる，言われた内容を忘れてしまうなど，人によってさまざまな症状がみられる．それは脳が司る機能として，「視覚」「聴覚」「嗅覚」「体性感覚」「運動」，そして「高次脳機能」があり，損傷を受けた部位によって出現する症状が全く異なるからである．
- 高次脳機能障害は，言語や記憶，注意，感情のコントロールなどの知的機能がうまく働かなくなった状態のことで，以前は，失語，失行，失認が代表として挙げられていた．
- 脳損傷後に出現する症状で，「記憶や注意・集中力が悪くなる」「怒りやすくなる」「麻痺がないのに物がうまく扱えない」「多弁」などが高次脳機能障害の症状であるが，周囲からは理解されにくいため，やる気や性格などと結びつけて考えられやすいのも特徴で，見逃さない評価と適切な対応が必要といえる．

高次脳機能障害の構造（ピラミッド）と種類

- 高次脳機能障害について考える際，それぞれの認知機能がどのように関係し合っているのかを表しているのが，神経心理ピラミッド（図Ⅱ-6）[1]である．
- これは，ニューヨーク大学の脳損傷者通院プログラムで使用されている．前頭葉を基盤とした神経心理学的機能を7階層に区分し，まず覚醒など意識，抑制や発動性，その上に注意機能，情報処理が位置している．これらの基礎レベルの上に，記憶，高次遂行機能，自己の気づきという高次レベルへとつながっている．
- このピラミッドが表しているのは，認知の働き方には順番があって，下の階層にある機能は認知の働きの基礎であり，その上にあるすべての機能に影響を及ぼしているとしている[1,2]．
- これらの機能はそれぞれが単独に存在しているわけではなく，ピ

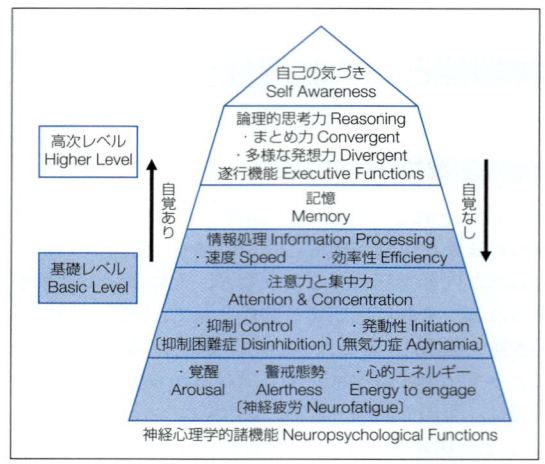

図Ⅱ-6 ニューヨーク大学リハビリテーション医学ラスク研究所の神経心理ピラミッド

〔立神粧子：「脳損傷者通院プログラム」における前頭葉障害の定義（前編）．総合リハ 34：487-492，2006〕

ピラミッドの下から上へ常に影響を及ぼしている．
- このピラミッドは，記憶や注意に直接的なアプローチをする前に覚醒や発動性などより下位の基礎的な項目に目を向け，介入する必要があることを示唆している．
- 「脳卒中治療ガイドライン 2009」においても，以下のように述べられている[3]．

> #### 💬 脳卒中治療ガイドライン 2009 より
>
> - 脳卒中後は，失語・失行・失読・失認・半側空間無視・注意障害・記憶障害・遂行機能障害・知能障害・情緒行動障害（うつ状態を含む）などの認知障害の有無とその内容，程度を評価することが望ましい．また，評価結果は家族に伝えることが望ましい（グレード B）．
> - 認知障害に対するリハビリテーションには，損なわれた機能そのものの回復訓練と代償訓練がある．いずれも実生活

への適応(般化)を目的とすることが勧められる(グレードB).

〔篠原幸人,他(編):脳卒中治療ガイドライン2009.p327,協和企画,2009〕

高次脳機能障害の分類と特徴

注意障害

- 注意機能はラスクの神経心理ピラミッドでも基礎レベルに位置し認知機能の基本となるものである.より下位層の覚醒の影響も受けやすい.
- 「見逃しが多くなる」「注意散漫になる」など,ある特定のものに集中したり,ものごとを持続する,また必要な刺激を選択することが難しくなる.日常生活上で,「ぼーっとしている」「気が散りやすい」などがみられる場合もあり,就労場面での「たくさんの情報があると見落としてしまう」など,重症度も幅広く,環境によって出現する症状も異なる.
- 注意機能は下記に分類される.

①全般性注意

　　焦点性注意:注意を一点に集中する能力
　　持続性注意:注意を持続させる能力
　　選択性注意:注意の方向を転換させる能力
　　分配性注意:複数の刺激に同時に注意を向ける

②方向性注意:空間的に方向性を向ける注意で,目の前に広がる視空間である場合もあれば,自己の身体である場合もある.半側空間無視,半側身体失認などにあたる.

💬 脳卒中治療ガイドライン2009 より

- 注意障害に対し,さまざまな認知訓練が勧められる(グレードB)が,その訓練課題に関しては十分な科学的根拠はない(グレードC1).また,注意障害を軽減する環境調整に配慮すべきである.例えば,作業を短時間にする,休息をとる,注意をそらすような周囲の聴覚的,視覚的外乱の排除などである(グレードC1).

〔篠原幸人,他(編):脳卒中治療ガイドライン2009.p327,協和企画,2009〕

> **ここがポイント！**
> —注意障害の対応—
> - 刺激の量や質に注意して行う.
> - 目の前から話しかける.
> - 伝えるときには短く簡潔に1つずつ.
> - 他の刺激が入らないところで伝える.
> - 注意がそれていないか確認しながら行う.
> - 否定的に伝えない.
> - こまめな休息を取り入れる.

記憶障害

- 記憶障害は「言われた内容を覚えていない」「朝何を食べたのか忘れてしまう」というように,脳損傷に伴う後遺症としてよくみられる症状である.
- 記憶の内容によって以下に分類される[4]. どのような側面が障害されているのか,もしくは保たれているのかについて評価することが必要である.

①記憶内容による分類
  a. 陳述記憶：内容を言い表すことができる記憶
   ・エピソード記憶：自分が経験した具体的出来事の記憶
   ・意味記憶：いわゆる知識
  b. 非陳述記憶：行為として表現される記憶
   ・プライミング記憶：前に入力された情報があとの情報に影響を与える記憶
   ・手続き記憶：操作方法として蓄積される記憶

②保持時間による分類
  a. 臨床神経学分野での分類
   ・即時記憶：刺激提示後すぐに再生する記憶で,再生までの間に干渉をはさまない.
   ・短期記憶（近時記憶）：刺激提示後ある程度の時間が経過してから再生する記憶　この時間については,はっきりした定義はないが,通常数分～数日かかる.
   ・長期記憶（遠隔記憶）：近時記憶よりさらに保持時間が長い記憶

b. 心理学分野での分類
- 短期記憶：約1分程度の保持時間の短い記憶．刺激提示後に何らかの干渉が介在してもかまわない．
- 長期記憶：短期記憶より保持時間が長い記憶

③時間軸と記憶障害
- 逆向健忘：脳損傷を受ける前にあった出来事を覚えていないこと
- 前向健忘：脳損傷後の出来事を覚えていないこと

- 記憶障害に対して軽度症例では記憶障害を補う補助手段の活用訓練が，中等度〜重度の例では領域特異的な技術や知識（ある特定のことに特化した技術や知識）の獲得を学習する訓練が勧められる（グレードB）．また手続き記憶学習（運動学習）を行うことも勧められる（グレードB)[3]．

手続き記憶とは

- 技術や操作方法として蓄積され，行動として再生される記憶．
- 比較的重度症例でも残存している機能という報告が多い．
- この手続き記憶を利用し，身体で動きとして習得できるよう，繰り返し行うことが推奨されている．
- また，記憶障害の方に対して失敗経験は手続き記憶として刻印され，これが正しい学習の成立を妨害する可能性があるので，失敗経験の少ない学習（エラーレス学習）が効果的であると報告されている[5]．

🔶ここがポイント！
―記憶障害の対応―

- 忘れたことをとがめない．
- 病識がある場合は，代償手段（メモ，手帳，アラームなど）の使用．
- 本人だけではなく，支援者が書いて提示することも必要．
- 同じ内容を繰り返し行い，定着をはかる．

失行

- 失行とは，運動麻痺や失語・失認などがなく，指示された実行内容が理解できているにもかかわらず，運動や物品の使用を誤って行ったりぎこちなくなってしまう，行為に限局した障害．櫛やお

箸，はさみをうまく使えないなど，日常生活動作に影響がみられる．急性期に症状が出現しやすく，徐々に消失する場合も多い．
- 表Ⅱ-16の分類が主に挙げられる．

失認
- 失認とは，ある1つの感覚を介して対象物を認知することができなくなること．損傷の部位によって，視覚失認，聴覚失認，触覚失認，相貌失認などがみられる．
- 例えば，視覚失認の場合は，「はさみを見て何かわからないが，触ってみると，途端にはさみだとわかり使用することができる」というように，他のモダリティーを介せば認識できる．
- 半側空間無視は視空間失認の範疇に入り，半側身体失認は自分の身体に対する認知障害を意味する．いずれも広義には失認症に属する．
- 日常生活上では，言葉の理解や判断は可能だが，絵や写真で示されていることがわからない（視覚失認），顔をみて誰だかわからないが，声を聞くことでわかる（相貌失認）など，一見，そのものがわかっていないような印象を受けるが，理解できる場面とそうでない場面がみられることがある．

表Ⅱ-16 失行の分類

観念失行	複数の物品を用いた一連の行為を正しく実行できない状態（例：急須でお茶をいれる）
観念運動失行	物品を使用しない習慣的な動作や，単一の道具を使う動作を，模倣や口頭命令で正しく実行できない状態（例：さようならと手を振る）
構成失行	空間的な形態の構成能力の障害（例：描画や字形が乱れる）
着衣失行	着衣時に上下左右を誤る，上手く着られない

> ### 💬 脳卒中治療ガイドライン2009より
> - 失行に対し，現実に即した，目標とする動作そのものの訓練や障害の代償方法を習得する訓練が勧められる（グレードB）．
> - 半側空間無視に対し，視覚探索訓練，無視空間への手がかりの提示などが勧められる（グレードB）．また，プリズムレンズの装着，左耳への冷水刺激，無視空間への眼振の誘発を行う視運動性刺激，無視側への体幹の回旋，左後頸部の筋への振動刺激，以上の治療手技の組み合わせなども勧められる（グレードC1）が，治療の永続的効果，日常生活動作への般化については，十分な科学的根拠はない．

〔篠原幸人，他（編）：脳卒中治療ガイドライン2009．p327，協和企画，2009〕

> ### 👉 ここがポイント！
> ―失行・失認の対応―
> - できない動作にこだわらず，できる動作へ変更していく．
> - 失行に対しては，複数の手順にならないものを使用する．
> - 他のモダリティーを用いて呈示する．
> - どのような刺激入力であればわかりやすく，うまくいくのかも評価しておく．
> - さりげなく，成功できるように介助する．

遂行機能障害

- 遂行機能とは，物事を計画して実行する脳の機能で，記憶，知覚，運動，言語などの認知機能を制御し統合する，より「高次」な機能である．
- 遂行機能障害とは，物事を論理的に考えられない，計画できない，問題を解決できない，推察できない．また，それを評価・分析できないことをいう[6]．
- さらに，要点を絞り込めない，よりよい解決策をみつけられない，物事の優先順位をつけられない，などの症状もみられる．
- 病院や施設のなかなど，ある程度受動的な生活では明らかになりにくいが，日常生活上，約束の時間に間に合わない，不意なこと

が起こると対処できない，仕事場面では複数行うべき課題があるにもかかわらず1つに時間をかけてしまい，他の内容ができなくなるなど，自発的な活動場面で問題が明らかになることが多い．

> **ここがポイント！**
> —遂行機能障害の対応—
> - 手順書を用い確認しながら実行する．
> - 1つひとつ伝える．
> - 言葉だけではなく，メモなどで行き詰まりやすい点を喚起する．
> - 行うべきことを書き出し，目に見える形で計画する．

社会的行動障害

- 後先考えずに行動する，急に怒り出す，感情の起伏が激しいなど，誰にでもみられそうな内容であったり，神経心理学検査でははかることができないため，どの症状がどの程度あるのか見極めが難しい障害である．
- 社会的行動障害は，以下のようなさまざまな行動上の問題がみられる．

①依存性・退行：すぐに他人を頼るようなそぶりを示す，子どもっぽくなったりするなど．
②欲求コントロール低下：我慢できず，なんでも無制限に欲しがるなど．
③感情コントロールの低下：場違いの場面で怒ったり笑ったりするなど．
④固執性：1つのものごとにこだわって，容易に変えられない，いつまでも同じことを言うなど．

> **ここがポイント！**
> —社会的行動の障害の対応—
> - 刺激や情報量を制限する．
> - 達成しやすい課題の設定．
> - 怒りや攻撃のきっかけになるものがあれば，避ける環境設定．
> - 説得や叱責せず収まるまで待つ．

高次脳機能障害の評価方法

評価の目的
- 高次脳機能障害は，知識がない人からみると，不思議な行動にみえる．そのため，リハビリテーション担当者として，以下の3つの役割がある．
① よくわからない行動を高次脳機能障害として捉え，本人の代弁をすること．
② 周囲の人へわかりやすく，対応方法を交えて具体的に説明すること．
③ 物の配置のみでなく，かかわる人も含めた環境調整を行うこと．

評価の内容
- 評価というと，机上の検査が挙がりやすいが，高次脳機能障害は目に見えにくい障害である．そのため，①日常生活のなかでの行動評価，②神経心理学的検査を用いた評価，③環境の評価(どういう人がかかわるのか，どういう場所で過ごしているのか)それぞれが重要な内容となる．

評価で考慮すること
- 急性期〜回復期は，意識障害や通過症候群がみられ，長期的な視点をもって症状の消失，軽減，固定化を丁寧に捉えていくことが必要．
- 高次脳機能障害は目に見えにくいため，わざとやっている，やる気がないなどと誤解されやすい．
- グレーな部分も多く，どこからが元の性格でどこからが脳損傷の影響かもわかりにくい．そのため，性格に注目されやすい．
- 高次脳機能障害は身体の障害よりも自覚的な訴えが少ない．
- 比較的保護下にある院内よりも院外(退院後)で症状が出やすい場合も多い．
- 環境による影響を受けやすい．

家族へ伝える情報
- 評価結果や情報については，「脳卒中後は高次脳機能障害の有無とその内容，程度を評価することが望ましい」「評価結果は家族に伝えることが望ましい」「医師を中心としたチームで行う」といわれている[2]．

表Ⅱ-17 代表的な検査

測定する能力		検査バッテリー
知的機能	言語性	HDS-R(改訂長谷川式簡易知能評価スケール)
	動作性	Kohs立方体組み合わせテスト,RCPM(レーブン色彩マトリックス検査)
	両方	MMSE,WAIS-Ⅲ(ウェスクラー成人知能検査)
注意		TMT
		CAT(標準注意検査法)
空間性注意		BIT(行動性無視検査)
記憶	言語	三宅式記銘力検査
	非言語	ベントン視覚記銘検査
	両方	WMS-R(ウェスクラー記憶検査)
遂行機能		BADS(遂行機能障害症候群の行動評価 日本版)

代表的な検査(表Ⅱ-17)

- 神経心理学的検査を行う必要があるのでとりあえず行うのではなく,現在の症状を客観的に把握するために行う.入院中や退院後の生活の対応・解釈に必要となる検査を選択する.
- また,評価のなかには繰り返し行うことで学習し,適切な数値や結果が得られないことがあるため,評価の時期を考慮する必要がある.

A Mini-Mental State Examination(MMSE)

- 目的:認知症のスクリーニング
- 検査概要:日時の見当識,場所の見当識,物品名の記銘,計算,物品名の遅延再生,物品呼称,文の復唱,口頭命令,書字命令,作文,図形模写の計11項目からなる.
- 評価:各項目ごとの素点の合計が総得点となる(30点満点).総合得点が24点以下で正常,20点以下は認知症の可能性が高いと判断する.
- 検査の特徴:実施時間が短いため,大まかなスクリーニングには有用.動作性項目も含まれるが,言語性課題が多いため,失語症者には不適である.

B 改訂長谷川式簡易知能評価スケール(HDS-R)

- 目的:認知症のスクリーニング

- 検査概要：年齢，日時の見当識，場所の見当識，3つの言葉の記銘，計算，数字の逆唱，3つの言葉の遅延再生，5つの物品の記銘，語想起の計9項目からなる．
- 評価：各項目ごとの素点が総得点となる．30点満点の評価であり，20点以下は認知症と判断する．
  参考値（臨床的各重症度群の平均値±標準偏差）は normal：24.3±3.9，軽度：19.1±5.0，中等度：15.4±3.7，高度：10.7±5.4，非常に高度：4.0±2.6 とされている．
- 検査の特徴：実施時間が短い．病院，福祉施設で広く用いられている．言語性課題が多いため，失語症者には不適である．

C Kohs 立方体組み合わせテスト[7]

- 目的：非言語性の知的能力評価．
- 検査概要：16個の立方体と難易度の上がる17の模様図を使用．模様図をみて同じように立方体を並べるように指示する．
- 評価：完成までの所要時間と実施できた項目の得点から，知能指数を算出する．
- 検査の特徴：比較的簡易に実施可能．非言語課題のため失語症者の知的側面についても評価できる．構成障害や半側空間無視の影響を受けている場合には IQ 自体信頼性は低くなり，反応の仕方について解釈は必要となる．

D レーブン色彩マトリックス検査(Raven's coloured progressive matrices：RCPM)[8]

- 目的：非言語性の知的機能レベルを測定する．
- 検査概要：3つのセットがあり，順に難易度が増すように配列．同一性，対称性，類推項目の計36項目からなっている．刺激図の空白に合う模様を6つの選択肢から選び，正答または誤答を判定する．
- 評価：正答を1点とし，合計点数により知的機能の程度を評価する(36点満点)．
- 検査の特徴：簡易に短時間で実施できる．失語症者でも可能．

E ウェクスラー成人知能検査(Wechsler Adult Intelligence Scale：WAIS-Ⅲ)[9]

- 目的：成人の知的能力の評価．
- 検査概要：言語性検査(6項目) 動作性検査(5項目)からなる．

表Ⅱ-18 年代別にみた健常人のTMT成績

年代群	TMT-A 平均(秒)	TMT-B 平均(秒)
20歳代群	66.9	83.9
30歳代群	70.9	90.1
40歳代群	87.2	121.2
50歳代群	109.3	150.2
60歳代群	157.6	216.2

(豊倉 穣,他:情報処理速度に関する簡便な認知検査の加齢変化—健常人におけるpaced auditory serial task及びtrail making testの検討. 脳と精の医 7:401-409, 1996)

- 評価:各項目の素点を評価点に換算し下位項目のプロフィールとなる.また,それぞれの評価点の合計から言語性IQ,動作性IQ,全IQを換算する.
- 検査の特徴:IQ換算されるため数値に視点がよりやすくなるが,それだけはなく下位項目の反応1つひとつの解釈を行うことで,さまざまな特徴を捉えることができる.下位項目が多いため,被験者の負担は大きい.

F 行動性無視検査(behavioral inattention test:BIT)[10]

- 目的:半側空間無視の症状のある方の行動上のプロフィールを明らかにする.
- 検査概要:行動検査(日常生活の側面を反映させた9項目)と,通常検査(半側空間無視検査6項目)からなる.
- 評価:各下位課題ごとに,カットオフ点以下を異常とする.
- 検査の特徴:半側空間無視が軽度である場合,反映されにくい.

G Trail Making Test(TMT) (表Ⅱ-18)[11-13]

- 目的:注意の転換性の評価
- 検査概要:Part A(数字を順に結ぶ)とPart B(数字と平仮名を交互に結ぶ)で構成(図Ⅱ-7).
- 評価:それぞれの所要時間を用いる.
- 検査の特徴:短時間で実施可能.
- 一般的にPart Aでは注意の選択性,Part Bでは転換性と配分性を反映するといわれている.また,注意の持続や遂行機能なども反映する.

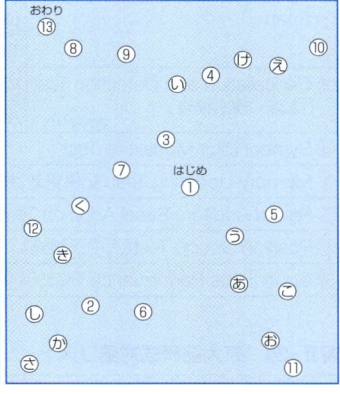

図Ⅱ-7 Trail Making Test(TMT)

H 標準注意検査法（clinical assessment for attention：CAT）[14]
- 目的：注意機能の評価
- 検査概要：7つの検査から構成される（表Ⅱ-19）．
- 評価：検査によって達成できた桁数や正答率，所要時間などから集計し，プロフィールを作成する．
- 検査の特徴：スパンや選択性注意，分配性注意・注意の変換・注意による認知機能の制御，および持続性注意と，注意機能の諸側面を評価できる．

I 三宅式記銘力検査[15]
- 目的：言語性の近時記憶を評価する．
- 検査概要：有関係対語（意味的に関連のある単語の対）10対と，無関係対語（意味的に関連のない単語の対）10対の2項目で構成（表Ⅱ-20）[16]．
- 方法：対になった言葉を10対，口頭で呈示する．その後，1つめの言葉を呈示しそれと対になったもう1つの言葉を答えてもらう．有関係対語，無関係対語それぞれ3施行行うことになっている．
- 評価：各施行ごとの，正答できた数を用いる（表Ⅱ-21）[17]．
- 検査の特徴：短時間で実施可能．言語性の記銘力のみではなく，

表Ⅱ-19 標準注意検査法(CAT)

① Span	Digit Span(数唱)
	Tapping Span(視覚性スパン)
② Cancellation and Detection Test (抹消・検出検査)	Visual Cancellation Task(視覚性抹消課題)
	Auditory Detection Task(聴覚性検出課題)
③ Symbol Digit Modalities Test	
④ Memory Updating Test(記憶更新課題)	
⑤ Paced Auditory Serial Addition Test(PASAT)	
⑥ Position Stroop Test(上中下検査)	
⑦ Continuous Performance Test(CPT)	

表Ⅱ-20 東大脳研式対語リスト

有関係対語	無関係対語
煙草―マッチ	少年―畳
空―星	つぼみ―虎
命令―服従	入浴―財産
汽車―電車	うさぎ―障子
葬式―墓	水泳―銀行
相撲―行司	地球―問題
家―庭	嵐―病院
心配―苦労	特別―衝突
寿司―弁当	ガラス―神社
夕刊―号外	停車場―真綿

(松本 啓,他:臨床心理検査入門―諸検査の施行とその解釈.第2版,p44,医学出版社,1990)

対語の連想から学習に至る過程を評価することができる.有関係ではすでに構築されている神経ネットワークを想起して利用する過程を反映しているが,無関係対語では,課題提示時に対語を関連付けるための新たな言語性の情報処理機能を利用する学習過程が関係していると考えられている.

J ベントン視覚記銘検査[18]
● 目的:視覚記銘の評価

表Ⅱ-21 三宅式記銘力検査の平均値（3回目）

	平均	標準偏差
有関係	10	0
無関係	4.6	2.5

健常人30人（平均年齢68.1歳　MMSE27～30）の平均値と標準偏差
（石合純夫：高次脳機能障害学．p169，医歯薬出版，2003）

- 検査概要：10枚の図版を用いる．図版は形式Ⅰ，Ⅱ，Ⅲの3種あり，再検査の練習効果がないよう構成されている．
- 方法：図版を1枚ずつ呈示して描写してもらう．方法は，即時再生，模写，遅延再生がある．
- 評価：正確数（正しく描かれた数）と，誤謬数（誤って描いた数）を算出．標準値は成人20～50歳まで，女性40～80歳以上まである（50歳代では，男性は正確数8.2，誤謬数2.6，女性は正確数7.4，誤謬数3.4）．
- 検査の特徴：短い時間で実施可能．視覚性の記銘のみではなく，視覚認知や構成能力もみることができる．

K ウェクスラー記憶検査（Wechsler Memory Scale-Revised：WMS-R）[19]

- 目的：記憶力の評価
- 検査概要：記憶のスクリーニング項目である個人的情報と見当識，直後再生課題と遅延再生課題から構成される．
- 評価：下位検査ごとの素点から，言語性記憶，視覚性記憶，一般的記憶，注意・集中力，遅延再生の側面について，記憶指数を算出する．
- 検査の特徴：被験者の負担は大きい．臨床上重要な記憶機能を包括的に検査することができる．

L 遂行機能障害症候群の行動評価　日本版（Behavioral Assessment of the Dysexecutive Syndrome：BADS）[20,21]

- 目的：遂行機能の評価．日常生活でのさまざまな状況での問題解決能力を総合的に評価する．
- 検査概要：6種類の下位検査と1つの質問紙から構成されている

表Ⅱ-22 BADSの検査内容

下位検査	内容
規則変換カード検査	トランプを見て規則に従ってyes/noを判断する
行動計画検査	試験管のなかのコルクを取り出す
鍵探し検査	野原のなかの鍵を探す
時間判断検査	身近に起こる出来事の時間を推定する
動物園地図検査	地図のなかの指示された場所を訪れる
修正6要素検査	時間内に6つの課題すべてに手をつける
遂行機能障害の質問表	20の質問に答える．本人，家族，介護者用がある

(表Ⅱ-22)．
- 評価：各下位検査は0～4点で評価される．全体の評価は各下位検査の評価点合計(24点満点)でプロフィール得点を算出する．
- 検査の特徴：総合的に評価することができる．行動障害の定量的評価が可能．

評価のまとめ
- 高次脳機能障害(認知障害)は身体障害に比し，回復に時間を要する．したがって，リハビリテーションは長期的な視点に立った支援であることが望ましい[3]．
- 問題となっている症状だけではなく，神経心理ピラミッドを参考に，幅広い視点で評価する．
- 検査では「できないところ」を障害として考え客観的に評価するが，必ず，「こうすればできる」「こういう対応をすれば負担なく過ごせる」などを合わせて考える必要がある．

対応方法(時期別ごとの対応)

- 高次脳機能障害は長期的に改善変化することと，過ごす環境(病院，家，学校，職場など)によってみられる症状や問題点は変化する．そのため，アプローチは表Ⅱ-23のように，それぞれの時期ごとに異なり，どの段階でも評価や環境調整が重要となる．

①急性期：意識障害や通過症候群のため，症状が捉えにくく，日々，変化する時期．無理に負荷のかかる検査や訓練を行う必要はなく，やりとりや反応，動作や簡易な検査から，できる限り評価を

表Ⅱ-23 高次脳機能障害へのアプローチ

	急性期	回復期	維持期
評価	意識障害を含めた評価を行う.	中核となる症状の評価を行う.	半年以上経っても変化があるため,定期的な評価を行う.
セラピストの対応	今後のリハビリが拒否的にならないために,わかりやすい対応を行う.	それぞれの症状への直接的練習,代償手段獲得のための練習.	・自宅や職場での様子など,生活の場に戻って初めてみられる特徴や困ることへの対応方法の相談. ・家族だけではなく,職場や学校など生活の場や人に合わせた対応方法の検討.
環境調整	・物・人ともに外部刺激からの混乱をできるだけ少なくする. ・家族への症状の説明⇒行動の意味や解釈をわかりやすく伝える.	・退院に向けた環境調整⇒外泊ではそれぞれの症状に合わせた課題やみるポイントを伝える. ・現症や今後についての見通しを家族・本人へ説明する.	

行い,日々の変化する症状の把握と,本人・周囲にとってできるだけ混乱が少なくなるような対応方法を見つけていくことが必要である.

②回復期:覚醒水準も上がり,検査や訓練が行えるようになる.この時期は症状の固定前なので,変化していくことを前提に評価を行うことも必要である.退院後の生活状況(家での生活なのか,復職や復学を目指すのかなど)に目を向けた環境調整やかかわる人への説明を行う.

③維持期:緩徐に変化する症状を定期的に評価し,そのつど本人・家族へ説明や対応方法の相談を行うことが中心となる.この時期は,入院中と異なり,電車に乗ってでかけてみるなどの自発的行動が増えたり,職場や学校で自分で考えて行動することが求められるため,今までみられなかった問題点が出てくることもある.家庭や職場など生活場面の聴取,環境調整が大切となる.

> **ここがポイント！**
> **―高次脳機能障害のリハビリテーション―**
> - セラピストの役割は，評価・練習のみではなく，患者の代弁をする役割を担う．
> - 問題となる，困った言動を高次脳機能障害の視点で解釈し，対応を考える．
> - 長期的な視点をもって対応する．

文献

1) 立神粧子：「脳損傷者通院プログラム」における前頭葉障害の定義（前編）．総合リハ 34：487-492，2006
2) 立神粧子：「脳損傷者通院プログラム」における前頭葉障害の補填戦略（前編）．総合リハ 34：1000-1005，2006
3) 篠原幸人，他（編）：脳卒中治療ガイドライン．p327，協和企画，2009
4) 中島八十一，他（編）：高次脳機能障害ハンドブック．p60，医学書院，2006
5) 米元恭三（監）：高次脳機能障害対応マニュアル―初回面接から長期支援までのエッセンシャルズ．p123，南江堂，2008
6) 橋本圭司：高次脳機能障害―どのように対応するか．p66，PHP 研究所，2006
7) 大脇義一（編）：コース立方体組み合わせテスト使用手引き．三京房，1996
8) 杉下守弘，他：日本版レーヴン色彩マトリックス検査手引き．日本文化科学社，1993
9) 日本版 WAIS-Ⅲ刊行委員会（訳編）：日本版 WAIS-Ⅲ成人知能検査法 実施・採点マニュアル．日本文化科学社，2006
10) 日本版作成委員会（代表：石合純夫）：BIT 行動性無視検査 日本版．新興医学出版社，1999
11) 鹿島晴雄，他：注意障害と前頭葉損傷．神研進歩 30：847-858，1986
12) 豊倉 穣，他：情報処理速度に関する簡便な認知検査の加齢変化―健常人における paced auditory serial addition task 及び trail making test の検討．脳と精の医 7：401-409，1996
13) 高岡 徹，他：高次脳機能障害の検査と解釈― Trail Making Test．臨床リハ 18：246-250，2009
14) 日本高次脳機能障害学会（編）：標準注意検査法・標準意欲評価法 Clinical Assessment for attention（CAT）・Clinical Assessment for Spontaneity（CAS）．新興医学出版社，2006
15) 大達清美，他：高次脳機能障害の検査と解釈―三宅式記銘力検査．臨床リハ 18：541-545，2009
16) 松本 啓，他：臨床心理検査入門―諸検査の施行とその解釈．第 2 版，p44，医学出版社，1990
17) 石合純夫：高次脳機能障害学．p169，医歯薬出版，2003

18) 高橋剛夫(訳)：ベントン視覚記銘検査使用手引き．三京房，1995
19) 杉下守弘(訳)：日本版ウェクスラー記憶検査法(WMS-R)．日本文化科学社，2001
20) 田渕　肇：BADS(Behavioural Assessment of the Dysexecutive Syndrome)．臨精医 36：107-109，2007
21) 緒方敦子：高次脳機能障害の検査と解釈：BADS(Behavioural Assessment of the Dysexecutive Syndrome)．臨床リハ 18：823-827，2009

〔二ノ形恵〕

4 失語症，構音障害の評価

脳卒中の言語障害

- 脳卒中の言語障害は大きく分類して「失語症(aphasia)」と「運動障害性構音障害(dysarthria)」の2つに分けられる．いずれも言語というコミュニケーション能力の障害を来すものであり，患者のQOLに及ぼす影響は大きい．

失語症の定義

- 失語症とは，すでに獲得された言語が脳の器質的損傷により機能障害を生じた症状群である．一般に失語症は「話す」「聴く」「読む」「書く」といった言語におけるすべての側面(モダリティという)を障害される．
- 人間の多くは左大脳半球に言語中枢がある．前方の言語中枢は「ブローカ野」といい，言葉を作り出すことが主な働きである．後方の言語中枢を「ウェルニッケ野」といい，言葉を理解することを主としている[1]（図Ⅱ-8）．
- 失語症を大まかに表現すると，ブローカ野の損傷で言語表出が障害され運動性失語，ウェルニッケ野を損傷すると言語理解が障害され感覚性失語が出現する．

> 💬 **脳卒中治療ガイドライン2009より**
> - 失語症に対し，系統的な評価を行うことが勧められる(グレードB)．
> - 評価法として標準失語症検査(SLTA)やWAB失語症検査が勧められる(グレードB)．
> - 言語聴覚療法は，発症早期から集中的に，専門的に行うことが勧められる(グレードB)．

〔篠原幸人，他(編)：脳卒中治療ガイドライン2009．p324，協和企画，2009〕

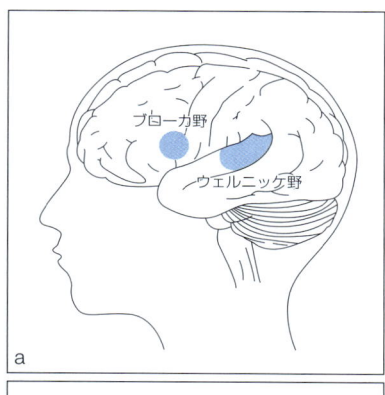

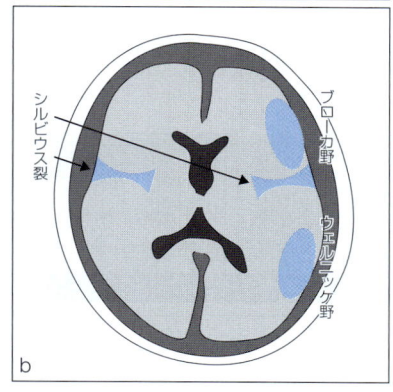

図Ⅱ-8 大脳における言語中枢

代表的な失語症検査

- 系統的な評価法としては標準失語症検査(SLTA)やWestern Aphasia Battery(WAB)が推奨されている．

A 標準失語症検査(Standard Language Test of Aphasia：SLTA)

- 日本において最も多く使用されている検査であり，日本失語症学会(現日本高次脳機能障害学会)により1974年にSchuell-笹沼失語症簡易検査を基に作成された失語症の鑑別診断検査である．
- 「聴く」「話す」「読む」「書く」「計算」の各モダリティを単語から文章レベルまで6段階で評価できるようになっている(図Ⅱ-9)．

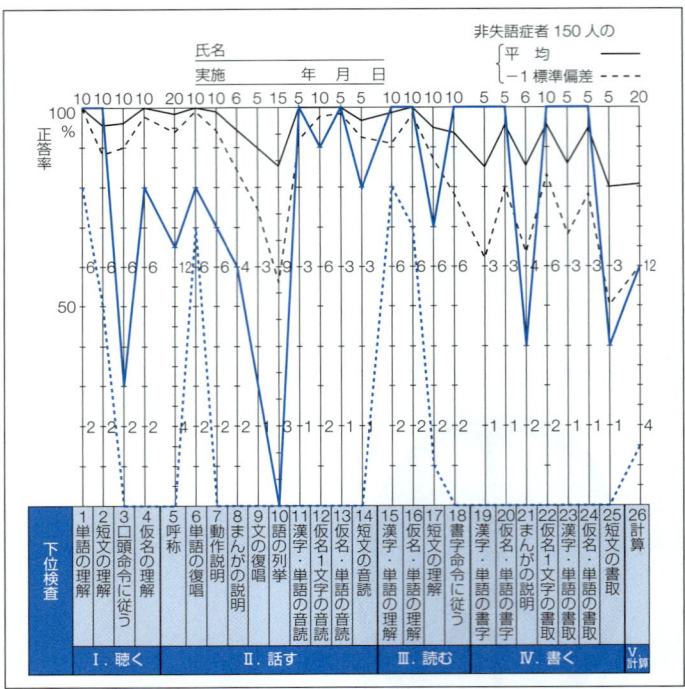

図Ⅱ-9 標準失語症検査プロフィール(A)

発症後2y ───
発症後2w ----

(標準失語症検査(SLTA)プロフィール自動作成ソフトウェア http//www.higherbrain.gr.jp/15_kensa/slta.html を用いて作成)

B WAB(Western Aphasia Battery)(図Ⅱ-10)

- Kertesz(1982)により開発された.
- 英語版 WAB 失語症検査は広く世界で翻訳されているため国際的な発表に適している.
- 失語症評価のほか,失行や失認を評価する項目もついている.
- 本検査の特徴は「流暢性」「聴覚的理解」「復唱」「呼称」の得点を基準値の表に当てはめると古典的分類ができるようになっている.上記プロソディでの分類でタイプ分けした失語の分類基準も存在する.

WAB 下位検査プロフィール(その1)

| I. 自発話 | A. 情報の内容 | /10 |
| | B. 流暢性 | /10 |

II. 話し言葉の理解	A. "はい""いいえ"で答える問題	/60
	B. 単語の聴覚的認知	/60
	C. 継時的命令	/80

| III. 復唱 | | /100 |

IV. 呼称	A. 物品の呼称	/60
	B. 語想起	/20
	C. 文章完成	/10
	D. 会話での応答	/10

V. 読み	A. 文章の理解	/40
	B. 文字による命令文	/20
	C. 漢字単語と物品の対応	/3
	仮名単語と物品の対応	/3
	D. 漢字単語と絵の対応	/3
	仮名単語と絵の対応	/3
	E. 絵と漢字単語の対応	/3
	絵と仮名単語の対応	/3
	F. 話し言葉の単語と仮名単語の対応	/2
	話し言葉の単語と漢字単語の対応	/2
	G. 文字の弁別	/6
	H. 漢字の構造を聞いて語を認知する	/6
	I. 漢字の構造を言う	/6

VI. 書字	A. 指示に従って書く	/6
	B. 漢字による表現	/32
	C. 書きとり	/10
	D. 漢字単語の書き取り	/6
	仮名単語の書き取り	/6
	E. 五十音	/12.5
	数	/10
	F. 文字を聞いて書く	/2.5
	数を聞いて書く	/10
	G. 写字	/10

| VII. 行為 | | /60 |

VIII. 構成	A. 描画	/30
	B. 積木問題	/9
	C. 計算	/24
	D. レーヴン色彩マトリシス検査	/37

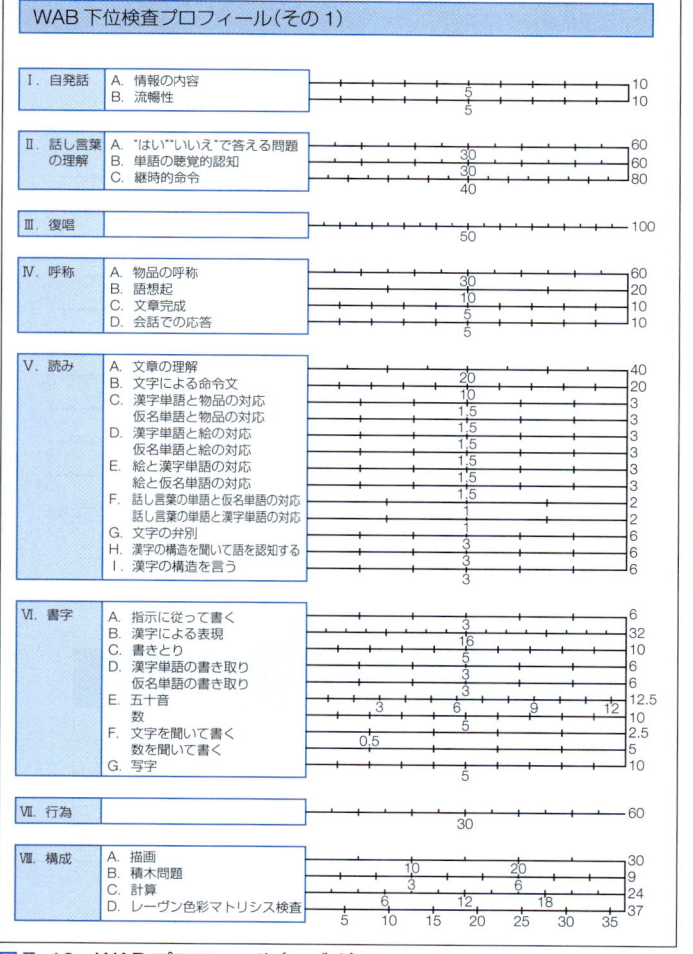

図 II-10 WAB プロフィール(つづく)

WAB 下位検査プロフィール（その2）

下位検査名	得点	スケール
Ⅰ. 自発話		0–20
Ⅱ. 話し言葉の理解		0–10
Ⅲ. 復唱		0–10
Ⅳ. 呼称		0–10
Ⅴ. 読み		0–10
Ⅵ. 書字		0–10
Ⅶ. 行為（右手）		0–10
行為（左手）		0–10
Ⅷ. 構成		0–10
失語指数（AQ）		0–100
大脳皮質指数（CQ-右手）		0–100
大脳皮質指数（CQ-左手）		0–100

注）1. 得点は，自発話ではA+B，話し言葉の理解は「×1/20」，行為は「×1/6」とし，その他の下位検査では「×1/10」とする．
　　2. 行為の得点は右手と左手の両方について求める．
　　3. AQ及びCQの算出は下の式による．
　　　AQ=（Ⅰ+Ⅱ+Ⅲ+Ⅳ）×2
　　　CQ=Ⅰ+Ⅱ×2+Ⅲ+Ⅳ+Ⅴ+Ⅵ+Ⅶ+Ⅷ

日本語版 WAB 失語症検査による失語症の分類基準

失語症のタイプ	流暢性	話し言葉の理解	復唱	呼称
全失語	0–4	0–4	0–3	0–2
ブローカ失語	0–5	0–10	0–7.9	0–7.9
ウェルニッケ失語	5–9	0–7	0–8.9	0–7
健忘失語	8–10	7–10	7–10	5–10

図Ⅱ-10　つづき

失語症の分類

- これまでも多くの神経学者が失語症状を解析しようと，さまざまな分類方法を発表している．わかりにくい言語症状をわかりやすく構造化している点がモデル図の特徴である．

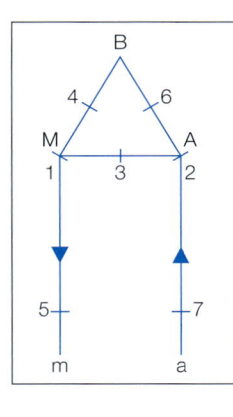

図Ⅱ-11 Wernicke-Lichtheim の失語モデル
A：聴覚性言語中枢，M：運動性言語中枢，B：概念中枢，a：聴覚，m：運動
1：皮質性運動失語，2：皮質性感覚失語，3：伝導失語，4：超皮質性運動失語，5：皮質下性運動失語，6：超皮質性感覚失語，7：皮質下性感覚失語

A Wernicke-Lichtheim の失語モデル（1985）

- 感覚失語を報告したことで有名なウェルニッケが，リヒトハイムの追加研究を含めて発表した（図Ⅱ-11)[3]．「聴覚性言語中枢」と「運動性言語中枢」とよばれる2つの言語中枢のほかに「概念中枢」を設定している．これらの障害を受けた部位により生じる失語症を分類する試みである．
- 簡単なモデル図であり，言語機能の大まかな理解のためには便利であるが，失語症の詳細な把握には不足する部分も多い．

失語症の用語解説

- 失語症の各タイプ分類を論じるにあたり，まずはそれらにかかわる重要な症状や用語を解説する．

A 流暢性（fluency）

- 端的に表現すれば，「言葉の滑らかさ」となるが，流暢性と非流暢性を明確に分類することは大変難しい．
- Bensonら[4]によれば，流暢性を規定する因子は一息の発話量，努力性発話の有無，構音障害の有無，1発話の句の長さ，韻律（プロソディ），錯語の頻度などから評価できると記載されている．

B 喚語困難（word finding difficulty）

- 会話中に言いたい言葉が出てこないために「言葉が詰まる」といった現象のことをいう．言葉が出ないために「あれ」や「それ」といった指示代名詞を多用したり，「（りんごが表出できず）ほら，赤く

て丸くて甘い果物だよ」というように迂回表現(迂言)をする場合も喚語困難の症状である．

C 錯語(paraphasia)
- 大まかに分類して音韻性錯語(phonemic paraphasia)と意味性錯語(semantic paraphasia)がある．
- 音韻性錯語は例えば，「りんご」を「りんぞ」というように音の一部を誤ってしまう症状である．一方意味性錯語は「りんご」を「みかん」とまったく違う意味の語に置換してしまうことをいう．どちらも失語症の症状として認められるが，出現するメカニズムが違うためどのような錯語が表出されたかが治療に大きく影響する．

D ジャルゴン(jargon)
- 音の誤りが多く，元となる言語がすでに原型を留めず意味のない言葉となっていることを新造語(neologism)という(例:「りんご」が「くにくける」など)．さらに新造語が連なり，発話量としては豊富だけれども内容が理解できない発話をジャルゴンと表現する(例:これは，ちょうりしゃんでね．あうりがいて，いっているからさ，など)．
- ジャルゴンも音韻性ジャルゴンや意味性ジャルゴン，未分化ジャルゴンなどいくつかに分類される．

E 再帰性発話(recurring utterances)
- 再帰性発話とは，「だから，だから，だから」といった意味のあるものや「コ，ココココ，ココ」といった意味のない発話が常同的に反復される発話のことをいう．重度失語症者の言語に出現することが多い．

失語症のタイプ分類
- 言語表出の流暢性，聴覚的理解力，復唱障害の程度を当てはめることで失語症のタイプを簡単に分類する試みもみられている(図Ⅱ-12)．

失語症の基本8タイプ
A ブローカ失語(運動失語)
- 非流暢な発話が最大の特徴．復唱や音読など言語表出が必要なモダリティは喚語困難か錯語で障害される．発話は努力的で，たどたどしい．
- 聴覚的理解は表出能力よりは良好なことが多いが，まったく問題

4 失語症，構音障害の評価

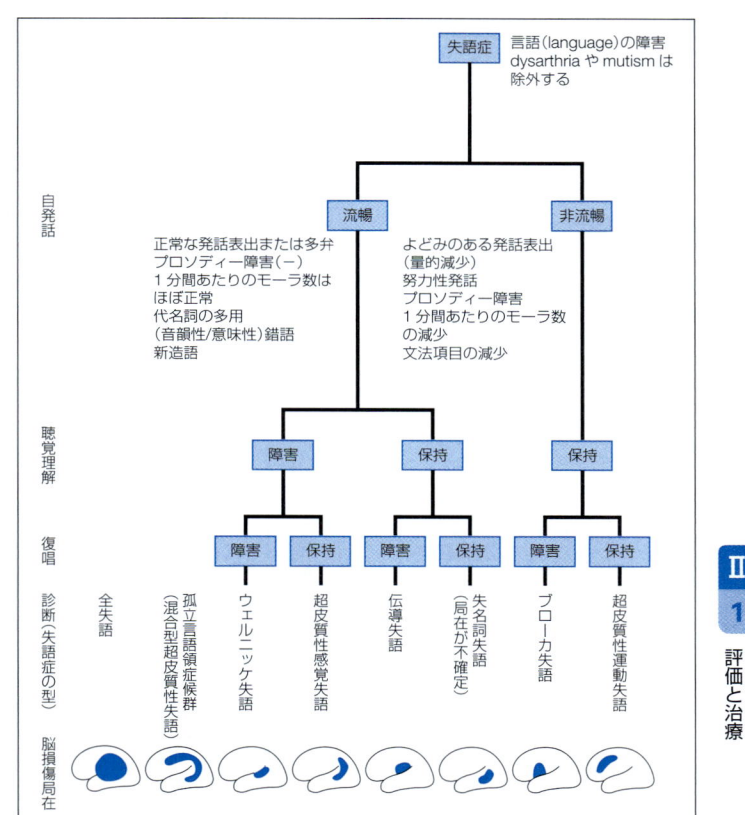

図Ⅱ-12 言語情報処理モデルにもとづく症状の分析

自発話／聴覚理解／復唱／診断（失語症の型）／脳損傷局在

- 失語症：言語（language）の障害　dysarthria や mutism は除外する
- 流暢：正常な発話表出または多弁／プロソディー障害（−）／1分間あたりのモーラ数はほぼ正常／代名詞の多用／（音韻性／意味性）錯語／新造語
- 非流暢：よどみのある発話表出（量的減少）／努力性発話／プロソディー障害／1分間あたりのモーラ数の減少／文法項目の減少

流暢：
- 聴覚理解 障害 → 復唱 障害：全失語／復唱 保持：孤立言語領症候群（混合型超皮質性失語）
- 聴覚理解 障害 → 復唱 障害：ウェルニッケ失語／復唱 保持：超皮質性感覚失語
- 聴覚理解 保持 → 復唱 障害：伝導失語／復唱 保持：失名詞失語（局在が不確定）

非流暢：
- 聴覚理解 保持 → 復唱 障害：ブローカ失語／復唱 保持：超皮質性運動失語

注1）このチャートの使用は右利きの成人の場合に適用可能となる．
注2）より詳細で的確な診断は，書字や読解および呼称の検索を実施する．
（綿森淑子：失語症の分類とメカニズム．Clin Neurosci 4：371，1986 より一部改変）

がないといったケースもあまりない．会話の情報量が増えたり，会話速度があがると聞き取れなくなる場合もある．
- 図Ⅱ-13 は中等度ブローカ失語症者の SLTA プロフィールである．

B ウェルニッケ失語（感覚失語）

- 流暢で発話量は多いとされながら，錯語混じりで会話内容が空虚であるのがウェルニッケ失語の特徴である．また聴覚的な理解力が乏しく，また自分の言語症状に気づきにくい．
- 図Ⅱ-14は中等度ウェルニッケ失語症．発語だけでなく書字も錯語を多く認めていた．

C 伝導失語

- 発話は流暢だが，顕著な復唱障害を認める．音韻性錯語が頻発し，それを修正して目標音に近づけようとする接近行動（conduite d'approche）が特徴．聴覚的理解力は比較的良好．病巣

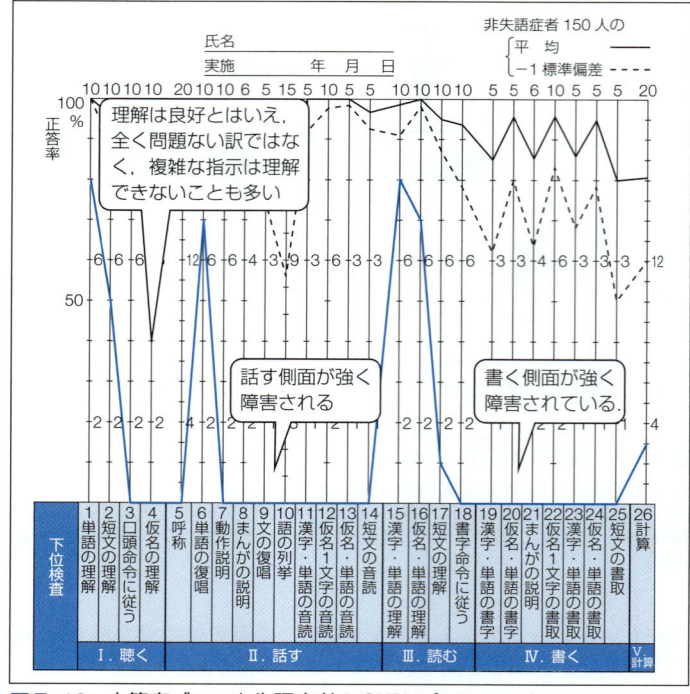

図Ⅱ-13　中等度ブローカ失語症者のSLTAプロフィール
発症後2w ———

D 全失語
- 表出・理解ともに重度に障害されている失語症のこと．さきほどの用語解説で紹介した再帰性発話などはこの失語症でよく耳にする．

E 超皮質性運動失語
- 発症時の多くは緘黙・無言症と表現され，発話量がかなり乏しくなる．「調子はどうですか？」と尋ねると「調子はいいです」と相手の言葉を取り込みながら流暢に返答することがある．呼称課題は比較的良好だが，語列挙は著しく低下を示す．
- 病巣は補足運動野を含む前頭葉内側面．

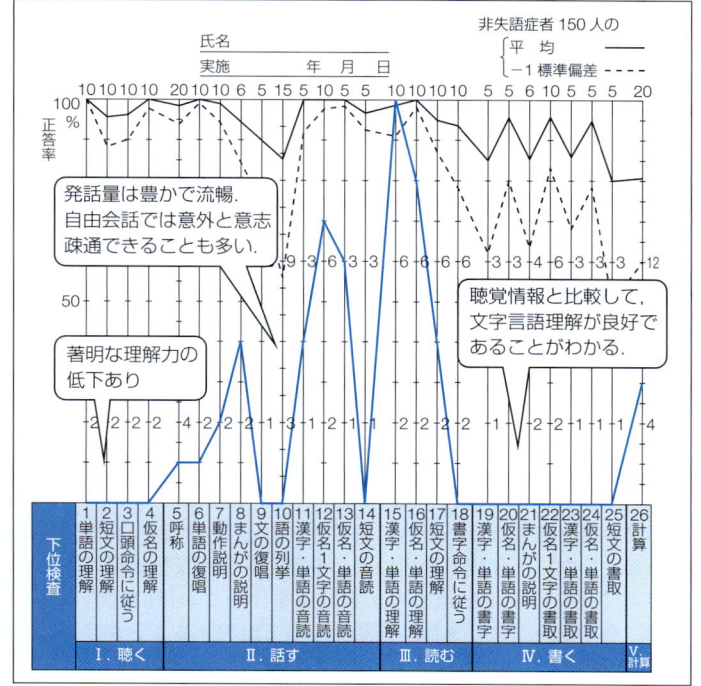

図Ⅱ-14 中等度ウェルニッケ失語症者のSLTAプロフィール
発症後2w ———

F 超皮質性感覚失語
- 復唱はできるが、その意味が理解できず「調子はどうですか？」の問いに「調子ってなんですか？」と返答してしまうことがある。発話は流暢で意味性錯語が頻発してしまうため、一見普通に会話できるようにみえるが、意味が通じていないことも多い。「語義失語」ともいう。

G 混合型超皮質性失語
- 言語表出・理解ともに重度に障害されているが、復唱というモダリティのみ残存しているというまれな失語症。「調子はどうですか？」に対して「どうですか？」と話者の言葉を自動的に繰り返したり(エコラリア：反響言語)、聞き手が「犬も歩けば？」と問うと「棒にあたる」と返すような補完現象を見せることもある。
- 言語野を残して周辺の大脳領域が損傷された結果出現することから孤立言語領症候群ともいわれる。

H 失名詞失語
- 「健忘失語」や「失名辞失語」とも称される。単語の想起が困難となる喚語困難が症状の中核で、迂回表現や指示代名詞が頻発するが、会話にあまり影響しないことも多い。
- これまで紹介した失語症から回復して失名詞失語になる場合もある。

その他の言語障害

A 発語失行(apraxia of speech)
- 言語を理解したり、ことばの組み立てが障害される失語症ではなく、発声発語器官の運動を順序よく遂行できなくなる(運動プログラミングの障害)症状をいう。結果、構音障害のような音の歪みが出現してしまう。失語症とも運動障害性構音障害とも区別される、独立した症状とされている。
- 通常の構音障害は音の歪みに一貫性があるものだが、発語失行に一貫性はない。評価の過程で同じ単語を複数回反復させるとその時々で誤りに変化を認める。失語症を伴わない「純粋例」はまれで、多くは発語失行を伴う失語症として出現することが多い。

B その他
- 上記のほかに文字が書けない「失書」や読めない「失読」も存在する。

構音障害の定義

- 話し言葉には声の抑揚や音を作るうえでの口腔の動きが重要となる(呼吸器〜声帯〜軟口蓋〜舌〜口唇など、発声発語器官という). それら発声発語器官が神経系の異常により運動麻痺などを生じると運動障害性構音障害が出現する.
- 運動麻痺によって出現する構音障害のほかに、錐体外路障害による不随意運動に伴う構音障害や運動失調によって出現する失調性構音障害などがある.
- 1969年にDarleyらが提唱した6つの構音障害の分類に近年では一側性の上位運動ニューロンによる構音障害を加えた7つの分類が一般的となっている(表Ⅱ-24)[6].
- 構音障害の評価でしばしば用いられる検査として、本邦では、①標準失語症検査補助テスト(SLTA-ST, 新興医学出版社)や、②標準ディサースリア検査(AMSD:Assessment of Motor Speech for Dysarthria, インテルナ出版)[7]があり、それぞれ特徴がある.
- AMSDの評価のなかには自由会話場面でのことばの明瞭さや自然な様子を主観的に5段階で評価した「発話明瞭度・発話自然度」は臨床場面でもよく用いられる(表Ⅱ-25)[7].

表Ⅱ-24 麻痺性構音障害の分類

分類	特徴
弛緩性麻痺性構音障害	下位運動ニューロン障害、球麻痺
痙性麻痺性構音障害	上位運動ニューロン障害、(両側性)仮性球麻痺
失調性構音障害	小脳疾患
運動減少型麻痺性構音障害	パーキンソニズム
運動過多性麻痺性構音障害	舞踏病など
混合性の麻痺性構音障害	筋萎縮性側索硬化症など
一側性上位運動ニューロン障害性構音障害	unilateral upper motor neuron(UUMN)dysarthia

(廣瀬 肇、他:言語聴覚士のための運動障害性構音障害学. pp6-11, 医歯薬出版, 2001を参考に作成)

表Ⅱ-25 標準ディサースリア検査

発話明瞭度	1…よくわかる 2…時々わからない語がある 3…聞き手が話題を知っていればわかる 4…時々わかる語がある 5…全く理解できない
発話自然度	1…まったく自然である(不自然な要素がない) 2…やや不自然な要素がある 3…明らかに不自然である 4…顕著に不自然である 5…全く不自然である(自然な要素がない)

(西尾正輝:標準ディサースリア検査.pp25-26,インテルナ出版,2004を参考に作成)

その他の運動障害性構音障害の評価方法

- 反復拮抗運動(oral diadochokinesis):単音節「ぱ」「た」「か」と3音節の「ぱたか」を5秒間反復してもらい,何回表出できるかを数える.成人では5秒間に4回前後とされる.
- 発声発語器官の評価:問診や発声発語器官の静止状態や,運動の状況を観察・評価する.顔面神経麻痺の影響は左右差の確認から,舌運動では前に突出させた際の偏位の様子,鼻から息漏れがないか(開鼻声)なども観察のポイントとなる.また呼吸様式なども観察する.

文献

1) 田川皓一:失語症の画像診断.高次脳機能研 27:1-10,2007
2) 篠原幸人,他(編):脳卒中治療ガイドライン2009.協和企画,2009
3) Lichtheim L:On Aphasia. Brain 7:433-484,1985
4) Benson DF, et al:Aphasia:A Clinical Perspetive. Oxford Univ Press,1996
5) 綿森淑子:失語症の分類とメカニズム. Clin Neurosci 4:371,1986
6) 廣瀬 肇,他:言語聴覚士のための運動障害性構音障害学.pp6-11,医歯薬出版,2001
7) 西尾正輝:標準ディサースリア検査.pp25-26,インテルナ出版,2004

(香川 哲)

5 嚥下機能の評価

- 脳卒中患者では嚥下障害を合併することが多い．急性期には30〜60％程度も認められるとされる．
- 経口摂取を開始する前に，意識状態や流涎，水飲み時の咳や喉頭挙上などを観察項目としたスクリーニングや，嚥下造影検査，内視鏡検査などを行い，栄養摂取方法(経口，経管，姿勢や食形態)を調整することで呼吸器感染症(＝誤嚥性肺炎)や栄養障害を予防することができる[1]．

> **脳卒中治療ガイドライン 2009 より**
>
> - 脳卒中患者においては，嚥下障害が多く認められる．それに対し，嚥下機能のスクリーニング検査，さらには嚥下造影検査，内視鏡検査などを適切に行い，その結果を元に，栄養摂取経路(経管・経口)や食形態，姿勢，代償嚥下法の検討と指導を行うことが勧められる(グレードB)．

〔篠原幸人，他(編)：脳卒中治療ガイドライン 2009．p318，協和企画，2009〕

情報収集

問診・情報収集

- ベッドサイドやリハビリテーション室にて患者の状態をチェックするには，下記の項目を知っておくとよい．
  ・過去に誤嚥があった．
  ・肺炎(発熱)を繰り返す．
  ・脱水，低栄養．
  ・拒食がある．
  ・食事中にムセる．
  ・食事中，食後に湿性嗄声がある．
  ・食事時間が長くなる(30分以上)．
  ・体重減少．
  ・夜間に咳き込む．

- 構音障害がある．

検査所見
- 頭部 MRI，CT：障害部位の確認
  ※両側障害，脳幹，再発がリスクが高い
- 胸部 X 線：肺炎の有無
- 血液生化学検査：栄養状態，脱水，炎症反応

全身所見
- 意識レベル
  ※食事を開始するには JCS は I 桁以上
- 全身状態：血圧，酸素飽和度，呼吸状態，酸素投与の有無，体温，痰の量
- 高次脳機能障害：失語症，失行，失認，半側空間無，前頭葉症状

嚥下器官の機能評価
- 各器官の形態・運動範囲・筋力・速度を評価する（表 II-26）[2]．

嚥下機能評価テスト

- 下記の検査は比較的簡単な手技であり効率的に嚥下障害を発見することができる．ただし，誤嚥検出における感度・特異度には限界があることを知っておく必要がある．

A 反復唾液嚥下テスト（the Repetitive Saliva Swallowing Test：RSST）[3]
- 口腔内の湿潤を確認（少量の冷水で湿らせてもよい）後，できるだけ唾液嚥下を繰り返すように指示をする．
- 30 秒間に 3 回未満は異常とされる．
- 嚥下造影検査による誤嚥に対して，感度 0.98，特異度 0.66

B 改訂水飲みテスト（Modified Water Swallowing Test：MWST）[4]
- 3 mL の冷水を口腔内に保持し，指示にしたがって嚥下してもらう．嚥下反射誘発の有無，むせ，呼吸の変化を評価する．嚥下が可能な場合には，さらに 2 回の嚥下運動を追加して評価する．
- 評点が 4 点以上の場合は，最大 3 回まで施行し，最も悪い評点を記載する（表 II-27）．
- 嚥下造影検査による誤嚥に対して，感度 0.70，特異度 0.88

表Ⅱ-26 嚥下器官の機能評価

器官	検査する形態・運動	嚥下時の機能	関連する脳神経
口唇	左右対称性 突出・横引運動 口唇破裂,「パ」の反復	食物の取り込み 咀嚼時の密封・保持 口腔内圧の上昇	顔面
歯	生歯数(特に臼歯) 義歯適合性 義歯固定剤使用の有無	食物保持 咀嚼	
下顎	下制の有無, 開口範囲 開閉速度	食物の取り込み・咀嚼・保持	三叉
頬	筋緊張(張り), 左右対称性 下垂の有無 膨らめる・すぼめる	食物保持 食塊形成 口腔内圧の情報	顔面
舌	偏位, 振戦, 線維束攣縮, 萎縮 奥舌挙上,「カ」の反復 突出・左右運動 舌尖挙上,「タ」の反復	咀嚼時の食物保持 食塊形成 食塊移送	舌下
軟口蓋	偏位, 振戦, 下垂の有無 挙上範囲・持続(「アー」発声時)	鼻咽腔閉鎖 咽頭内圧の上昇	舌咽, 迷走
咽頭	嚥下誘発	咽頭感覚 咽頭期嚥下の惹起	舌咽, 迷走
喉頭	下垂の有無 舌骨〜喉頭周囲の筋緊張・固縮の有無 声質, 呼気・発声持続,「ア」の反復 随意的咳とその強さ 随意嚥下の可否・タイミング・RSST 回数 喉頭挙上範囲	気道防御 食道入口部開大	迷走(反回)

〔矢守麻奈:評価(2)—言語聴覚士が行う検査, スクリーニング検査(1). 小寺富子(監):言語聴覚療法臨床マニュアル, 改訂第2版, p446, 協同医書出版社, 2004 より一部改変〕

C フードテスト[4]

- ティースプーン4杯(3〜4g)程度プリンなどを嚥下させてその状態を観察する. 嚥下が可能な場合には, さらに2回の嚥下運動を追加して評価する.
- 評点が4点以上の場合は, 最大3回まで施行し, 最も悪い評点を記載する(表Ⅱ-28).

表Ⅱ-27　改訂水飲みテストの評価表

評点	評価基準
1点	嚥下なし，ムセまたは呼吸変化を伴う
2点	嚥下あり，呼吸変化を伴う
3点	嚥下あり，呼吸変化はないが，ムセあるいは湿性嗄声を伴う
4点	嚥下あり，呼吸変化なし，ムセ，湿性嗄声なし
5点	4点に加え，追加嚥下運動(空嚥下)が30秒以内に2回以上可能
判定不能	口から出す，無反応

(戸原　玄，他：Videofluorographyを用いない摂食・嚥下障害評価フローチャート．日摂食嚥下リハ会誌 6：196-206, 2002 より一部改変)

表Ⅱ-28　フードテストの評価表

評点	評価基準
1点	嚥下なし，ムセまたは呼吸変化を伴う
2点	嚥下あり，呼吸変化を伴う
3点	嚥下あり，呼吸変化はないが，ムセあるいは湿性嗄声や口腔内残留を伴う
4点	嚥下あり，呼吸変化なし，ムセ，湿性嗄声なし，追加嚥下で口腔内残留は消失
5点	4点に加え，追加嚥下運動(空嚥下)が30秒以内に2回以上可能
判定不能	口から出す，無反応

(戸原　玄，他：Videofluorographyを用いない摂食・嚥下障害評価フローチャート．日摂食嚥下リハ会誌 6：196-206, 2002 より一部改変)

詳細な嚥下機能評価

- より詳細な評価必要な場合は，以下のような評価方法がある．嚥下造影検査と嚥下内視鏡検査は医師と協力して行う．

A MASA(The Mann Assessment of Swallowing Ability)[5]

- Giselle Mannにより開発された主に脳血管疾患を対象とした包括的な嚥下機能障害の評価である．
- 24の臨床項目を評価し得点化が可能(1〜10点)，合計は200点である．合計得点によって嚥下障害の重症度を判定することができる．得点が低いほど，嚥下障害は重度である．
- 評価にやや手間が掛かるが再現性が高い．

- 現在は短縮版である Modified MASA(MMASA)が開発されており，12項目で合計点は100点となっている．スクリーニングや定量的な効果判定に有効と思われる．

B 嚥下造影検査(videofluoroscopic examination of swallowing：VF)[6]
- X線透視下で造影剤が入れられた模擬食を嚥下し，透視画像を録画し評価を行う．嚥下機能の詳細な評価が可能．
- 誤嚥，特にムセのない誤嚥の有無，咽頭残留や咽頭の動き，誤嚥のタイミングの評価，有効な代償法，訓練を確認するなどが挙げられる．

C 嚥下内視鏡検査(videoendoscopic examination of swallowing：VE)[7]
- 鼻咽腔喉頭ファイバースコープを用いて，咽頭，喉頭の状態，食塊の動態などを観察する．
- 目的は，器質的異常の診断，機能的異常の診断，食塊，唾液の残留の確認などである．
- 嚥下反射を生じた際に視野が不良となる「ホワイトアウト」を生じるため，VFと比較すると評価しにくい部分もある．

嚥下障害の重症度

- 嚥下機能評価や食事の摂取状況から総合的に判断し摂食・嚥下に関する能力レベルや重症度を判定する．

> **脳卒中治療ガイドライン2009 より**
>
> - 経口摂取が困難と判断された患者においては，急性期から(発症7日以内)経管栄養を開始したほうが，末梢点滴のみ継続するよりも死亡率が少ない傾向があり勧められる(グレードB)．発症1か月後以降も経口摂取困難な状況が継続しているときには胃瘻での栄養管理が勧められる(グレードB)．

〔篠原幸人，他(編)：脳卒中治療ガイドライン2009．p318，協和企画，2009〕

摂食・嚥下能力のグレード(表 II-29)
- 藤島[8]によって考案され，広く用いられている評価法である．

表Ⅱ-29 摂食・嚥下能力のグレード

Ⅰ. 重症 経口不可	1	嚥下困難または不能. 嚥下訓練適応なし
	2	基礎的嚥下訓練のみの適応あり
	3	条件が整えば誤嚥は減り, 摂食訓練が可能
Ⅱ. 中等症 経口と補助栄養	4	楽しみとしての摂食は可能
	5	一部(1〜2食)経口摂取
	6	3食経口摂取＋補助栄養
Ⅲ. 軽症 経口のみ	7	嚥下食で, 3食とも経口摂取
	8	特別に嚥下しにくい食品を除き, 3食経口摂取
	9	常食は経口摂取可能, 臨床的観察と指導要する
Ⅳ. 正常	10	正常の摂食・嚥下能力

(藤島一郎：脳卒中の摂食・嚥下障害. 第2版, p85, 医歯薬出版, 1998)

- 「できる」を評価するため, 嚥下造影や嚥下内視鏡検査に基づいた判断が必要である.

摂食・嚥下障害の臨床的病態重症度に関する分類

- 才藤[9]により考案され, 嚥下障害の各期の問題を一元化し, 重症度を7段階に分類している.
- 各段階により対応方法が示されている(表Ⅱ-30).

嚥下障害に対する訓練および対応方法

- 摂食・嚥下障害の治療には, 嚥下訓練による嚥下機能の改善, 機能障害を残したままでなんとか食べる能力を獲得するための代償嚥下法, 姿勢の調節, また環境面へのアプローチとして食物形態の調節, 環境調整などがある.

> **脳卒中治療ガイドライン2009より**
>
> - 頸部前屈や回旋, 咽頭冷却刺激, メンデルゾーン手技, supraglottic swallow(息こらえ嚥下), 頸部前屈体操, バルーン拡張法などの間接訓練は, 検査所見や食事摂取量の改善などが認められ, 実施が勧められる(グレードB).

〔篠原幸人, 他(編)：脳卒中治療ガイドライン2009. p318, 協和企画, 2009〕

表II-30 摂食・嚥下障害の臨床的重症度に関する分類

		食事	経管栄養	直接的訓練(摂食訓練)*1	在宅管理	備考
誤嚥なし	7 正常範囲	常食	不要	必要なし	問題なし	
	6 軽度問題	軟飯・軟菜食など,義歯・自助具の使用	不要	ときに適応	問題なし	食事動作や歯牙の問題など経過観察でよいレベル
	5 口腔問題	軟飯・軟菜食・ペースト食など,食事時間の延長,食事に指示・促しが必要,食べこぼし・口腔内残留が多い	不要	適応(一般施設や在宅で可能)	可能	先行期,準備期,口腔期の問題
誤嚥あり	4 機会誤嚥	嚥下障害食から常食 誤嚥防止方法が有効,水の誤嚥も防止可能(咽頭残留が多い場合も含む)	時に間歇的経管法の併用	適応(一般施設や在宅で可能)	可能	医学的に安定*2
	3 水分誤嚥	嚥下障害食(水を誤嚥し誤嚥防止方法が無効),水分に増粘剤必要	ときに間歇的経管法・胃瘻の併用	適応(一般施設で可能)	可能	医学的に安定
	2 食物誤嚥	経管栄養法	長期管理に胃瘻の検討	適応(専門施設で可能)	可能	医学的に安定 難治の場合機能再建術の検討
	1 唾液誤嚥	経管栄養法	長期管理に胃瘻の検討	困難	困難	唾液を誤嚥 医学的に不安定*3 難治の場合,気管食道分離術の検討

*1 間接的訓練(基本訓練)は6以下のどのレベルにも適応あり.
*2 適当な摂食管理で,低栄養・脱水・肺炎などを防止可能.
*3 経管管理をしても医学的安定を保つことができない.
(馬場 尊,他:摂食・嚥下障害の診断と評価.日独医報 46:17-25, 2001)

嚥下訓練
A 間接嚥下訓練
①頸部・肩可動域拡大訓練:脳血管障害による頸部過伸展や体幹の前屈位,頸部・肩の可動域制限に対して行う.

②口腔器官強化運動:口唇,舌,頬,下顎の自動的,他動的な運動を行う.「嚥下器官の機能評価」(表Ⅱ-26)を参照.

③発声訓練:声帯は誤嚥に対しての最終防御システムである.この機能を改善することによって咳嗽力の強化,喉頭挙上力の改善をはかる.

④構音訓練:口腔器官強化運動に比べるとより巧緻的な機能の改善をはかる.単音,文単位で行う.

⑤口腔咽頭冷却刺激:前口蓋弓部を濡らした綿棒で刺激する.速やかな嚥下反射の惹起を目的とする.

⑥咳嗽訓練:咳嗽により誤嚥された物は強制的に気管から排除される.特に喉頭の感覚の閾値が上昇している場合は,随意的に予防的な咳をさせることによって,誤嚥を防ぐ方法となる.

⑦舌突出嚥下:舌を突出させたまま唾液嚥下を行う.通常の嚥下より負荷がかかるため咽頭収縮や喉頭挙上範囲を促進する.

⑧シャキア訓練:輪状咽頭筋開大低下による梨状陥凹への食塊貯留と誤嚥に対して行う.仰臥位で自分のつま先がみえるように頭部を挙上する.両肩が上がらないように注意する.頭を挙上位で1分保持し,元に戻し1分休憩(3回繰り返す)(図Ⅱ-15).

⑨バルーン法(咽頭期,食道期):食道入口部の狭窄部をバルーンカテーテルで拡張する.球麻痺,輪状咽頭嚥下障害により食道入口部の開大不全のある症例が対象となる.迷走反射による徐脈,血圧低下や組織損傷などのリスクがあるため,実施する場合は医師の立会いが必要である.

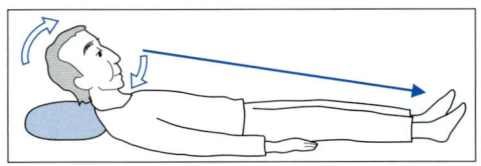

図Ⅱ-15 シャキア訓練

B 摂食訓練（直接嚥下訓練）
- 摂食訓練の開始にあたっては意識清明，全身状態が安定していること，特に急性期は状態が変化しやすいため医師の定期的なチェックを受ける必要がある．
- 経口摂取の回数，食物形態，姿勢などは難易度の低いものから段階的にアップしていく．

C 代償嚥下法
1. 息こらえ嚥下
- 嚥下の際に息を止めて行う．嚥下直後に咳をする．
- 仮性球麻痺，球麻痺で水分がムセやすい症例に行うことが多い．

2. 複数回嚥下
- 咽頭に残留した食物をクリアする目的で行う．
- 一口で2〜3回程度の嚥下を繰り返す．

3. メンデルゾーン手技
- 喉頭挙上期間の延長をはかり，食道入口部の開大範囲・期間を改善する．患者に喉頭挙上を意識させ，喉頭の最高挙上位で2, 3秒止めるように指示を出す．十分可能になってから摂食に用いる．
- 表面筋電図を用いたバイオフィードバックとの併用での訓練で食事摂取量の増加などの効果を認めている．

4. 交互嚥下
- 咽頭に残留した食物（主に固形物）をゼリーや少量の水分を嚥下することでクリアする方法．

姿勢の調整
- 嚥下障害をもつ患者の場合，一般的に仰臥位と頸部前屈が誤嚥のしにくい姿勢とされている．特に嚥下訓練開始時には，30度仰臥位から開始し，その後，嚥下の状況に合わせて45度，60度，90度と姿勢を段階的に変える（図Ⅱ-16）．この際に頸部のポジショニングをすることも重要である．
- 喉頭・咽頭の解剖学的理由から頸部が伸展していると誤嚥のリスクが高まるため屈曲位を取らせる．Wallenberg症候群のような片側性の障害を呈する症例では食物を健側の咽頭に通過させるために患側に頸部を回旋させる方法もある（図Ⅱ-17）．

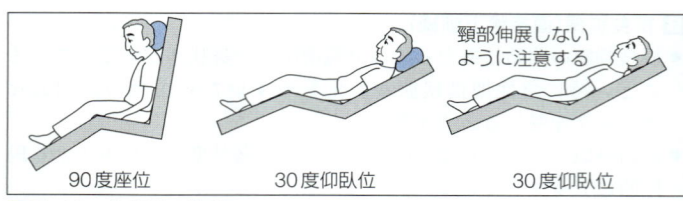

図Ⅱ-16 食事時の姿勢
頸部のポジショニングも重要である.

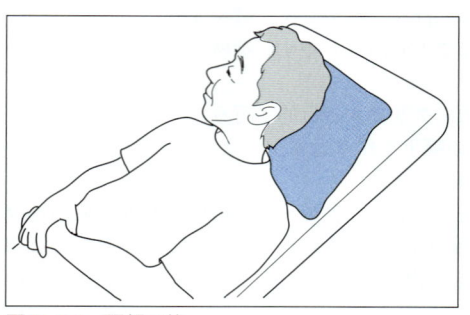

図Ⅱ-17 頸部回旋
頸部を患側に向けることで,食物が健側の咽頭を通過しやすくする方法である.

食物形態の工夫

- 嚥下障害をもつ患者は,普通の食事を摂るのが困難になる.そのためには食物の形態を変えて食べやすく,飲み込みやすく工夫する必要がある.
- 食物形態は嚥下機能の状態に合わせて以下のように段階的に調整する(表Ⅱ-31).
- 主食:重湯ゼリー→ミキサー粥(トロミ剤で調整)→全粥→軟飯→御飯
- おかず:ゼリー・プリン状→ペースト状→つぶし食→軟菜→普通食
- 水分:ゼリー→トロミつき(濃→薄)→トロミなし

環境調整

- 食事に集中できる環境:認知症を伴う場合,周りが騒がしいと注

表Ⅱ-31 誤嚥・窒息のリスクが高い食物

誤嚥のリスクが高いもの	窒息のリスクも高いもの
さらさらした液体（水，お茶，ジュースなど），テクスチャーの混在するもの（錠剤の内服，味噌汁など）	口腔内や粘膜に貼り付きやすいもの（餅，だんごなど），固いもの（肉，コンニャク，かまぼこ，ピーナツなど），表面に滑りのあるもの（あめ，果物など）

意散漫となり，食事への集中力が低下し不用意な誤嚥の原因となる．テレビや話かけ，人の往来に配慮する．
- 食事の好みへの配慮：嚥下食などの訓練食は，患者の好みに合わず摂取量が不足してしまうことがある．本人の好みの味付けや安全な範囲で食材や調理の工夫が必要である．
- 食前後の口腔ケア：食前は嚥下器官のコンディションを整え，食後は口腔内に残存した食物の誤嚥を予防することができる．

文献

1) 篠原幸人，他（編）：脳卒中治療ガイドライン2009．協和企画，2009
2) 矢守麻奈：評価(2)―言語聴覚士が行う検査，スクリーニング検査(1)．小寺富子（監）：言語聴覚療法臨床マニュアル，改訂第2版，p446，協同医書出版社，2004
3) 小口和代，他：機能的嚥下障害スクリーニングテスト「反復唾液嚥下テスト」(the Repetitive Saliva Swallowing Test：RSST)の検討―(2)妥当性の検討．リハ医 37：383-388, 2000
4) 戸原 玄，他：Videofluorographyを用いない摂食・嚥下障害評価フローチャート．日摂食嚥下リハ会誌 6：196-206, 2002
5) Mann G：MASA：The Mann Assessment of Swallowing Ability. Singular Pub Group, 2002
6) 日本摂食・嚥下リハビリテーション学会医療検討委員会：嚥下造影の検査法(詳細版)―日本摂食・嚥下リハビリテーション学会医療検討委員会2011版案．日摂食嚥下リハ会誌 15：76-95, 2011
7) 日本摂食・嚥下リハビリテーション学会医療検討委員会：嚥下内視鏡検査の標準的手順．日摂食嚥下リハ会誌 11：389-402, 2007
8) 藤島一郎：脳卒中の摂食・嚥下障害．第2版，p85，医歯薬出版，1998
9) 馬場 尊，他：摂食・嚥下障害の診断と評価．日独医報 46：17-25, 2001

（根本達也）

6 各種麻痺回復運動の特徴

- 本項では「脳卒中治療ガイドライン2009」[1]で推奨されている主な障害・問題点に対するリハビリテーションアプローチについて確認する．さらに，本邦で実施されている麻痺回復運動の各種治療アプローチについて，その概要を説明する．

脳卒中治療ガイドライン 2009

運動障害・ADL 障害に対するリハビリテーション

- 現在，エビデンスとして確立していることは早期の介入と練習量を十分確保することである．
- 神経科学や運動学習理論などが治療介入するうえでの基盤となっている．
- 伝統的な治療などのエビデンスが確立していないことイコール効果がないということではない．それぞれの治療法コンセプトを十分理解したうえで患者に適応させ，今後エビデンスを作っていくことが求められる．

> **脳卒中治療ガイドライン 2009 より**
>
> - 脳卒中後遺症に対しては，機能障害および能力低下の回復を促進するために早期から，積極的にリハビリテーションを行うことが強く勧められる（グレードA）．
> - 発症後早期の患者では，より効果的な能力低下の回復を促すために，訓練量や頻度を増やすことが推奨される（グレードA）．
> - ファシリテーション（神経筋促通手技），〔Bobath法，neurodevelopmental exercise（Davis），Proprioceptive neuromuscular facilitation（PNF）法，Brunnstrom法など〕は，行ってもよいが，伝統的なリハビリテーションより有効であるという科学的な根拠はない（グレードC1）．

〔篠原幸人，他（編）：脳卒中治療ガイドライン2009．p296，協和企画，2009〕

■上肢機能障害に対するリハビリテーション

- 上肢は目的をもって随意的に使用することが重要である．
- 随意性が乏しい重症例でも，イメージ訓練や両上肢の繰り返し運動を積極的に行うことが望まれる．

> ### 💬 脳卒中治療ガイドライン 2009 より
>
> - 麻痺側上肢に対し，特定の訓練(麻痺側上肢のリーチ運動，メトロノームに合わせた両上肢の繰り返し運動，目的志向型運動，イメージ訓練など)を積極的に繰り返し行うことが強く勧められる(グレードA)．
> - 麻痺が軽度の患者に対しては，適応を選べば，非麻痺側上肢を抑制し，生活の中で麻痺側上肢を強制使用させる治療法が勧められる(グレードB)．
> - 中等度の麻痺筋，特に手関節背屈筋の筋力増強には，電気刺激が勧められる(グレードB)．

〔篠原幸人，他(編)：脳卒中治療ガイドライン2009．p305，協和企画，2009〕

■歩行障害に対するリハビリテーション

- 歩行訓練開始時には随意的に下肢をコントロールすることも必要だが，生活のなかで歩行すること(デュアルタスク下での歩行)を考慮すると，無意識的に制御できるようにする必要あり．
- さまざまな環境下での歩行訓練を十分に実施する必要あり．
- 装具作成は早期から検討し，特に痙性によって足関節の内反尖足が強い場合には装具を用いて歩行練習を行う．
- シナプス可塑性の原理として，反復的あるいは持続的な神経活動が必要とされている．
- 脳損傷後にシナプスの可塑性により再学習が起こり，また障害された脳を代償する機能系の再構築が起こるため，正しい運動を繰り返すことが重要である．
- ガイドラインで「繰り返しの運動」や「CI療法」に効果があるとされているのは，麻痺側を動作や生活のなかで意図的に，繰り返し利用しているためであると考えられる．つまり，麻痺側を積極的かつ持続的に使用せずに，運動の回復は起こり得ない．
- ガイドラインの情報をもとに運動麻痺別の麻痺回復運動の例を示

す(図 Ⅱ-18).

> **脳卒中治療ガイドライン 2009 より**
> - 起立−着席訓練や歩行訓練などの下肢訓練の量を多くすることは,歩行能力の改善のために強く勧められる(グレードA).
> - 脳卒中片麻痺で内反尖足がある患者に,歩行の改善のために短下肢装具を用いることが勧められる(グレードB).
> - 筋電や関節角度を用いたバイオフィードバックは,歩行の改善のために勧められる(グレードB).
> - トレッドミル訓練,免荷式動力型歩行補助装置は脳卒中患者の歩行を改善するので勧められる(グレードB).

〔篠原幸人,他(編):脳卒中治療ガイドライン 2009.p300,協和企画,2009〕

なぜさまざまな治療法が実践されているのか

- エビデンスがあるとされている治療法のなかには特殊な機器を必要とするものや,患者のモチベーションに左右されるものがある.
- ガイドラインのみでは具体的なアプローチ方法がわからず,患者に適応できない場合がある.
- これまでの骨・関節・筋などの操作によるバイオメカニクス的視

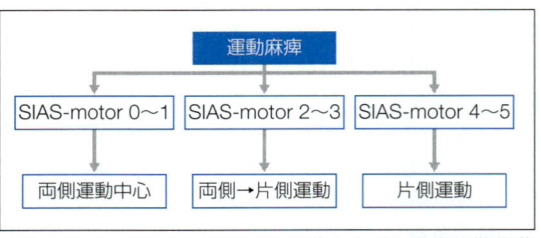

図Ⅱ-18 脳卒中患者における運動麻痺別の麻痺回復運動

運動麻痺
- SIAS-motor 0〜1 → 両側運動中心
- SIAS-motor 2〜3 → 両側→片側運動
- SIAS-motor 4〜5 → 片側運動

・麻痺側の運動を促す場合,非麻痺側の動きを参照させる.
・正しい運動方向は口頭,体性感覚,電気刺激,徒手的誘導などで行われ,患者の反応に合わせて行う.
・運動イメージの想起が可能な場合は利用する.
・動作の積極的使用はすべての麻痺の段階において行われる.
・運動は目的(課題)を明確にして行う.

点からのアプローチのみではなく，神経科学や脳科学の発展により，脳の再組織化を促すための方法が検討されている．

> **ここがポイント！**
> - 「脳卒中治療ガイドライン 2009」を参考に，エビデンスがあるとされるアプローチを知り，実践可能なものは積極的に行う．
> - 脳の可塑性や運動学習の原則を考慮したうえで，個別性を重視した各種治療法を応用する．
> - あくまでも機能回復のみが目標ではなく，最終的に動作や行為を改善することが目標であることを念頭に各種治療法の概要を知る．

各種治療法（提唱された年代順に示す）

- 本邦で脳血管障害患者に行われている各種治療法における，歴史，定義，基本とする学問領域について述べる．治療対象者，さらには，治療対象や治療方法について簡単に説明する．詳細な内容については成書を参照されたい．
- 各治療法のコンセプトは今もなお発展し続けているため，固定概念にとらわれることなく，最新の知見を踏まえて柔軟に発想転換をしていただきたい．

ボバース（図Ⅱ-19）[2]

A 歴史
- ボバースアプローチとは，イギリスの医師である Karel Bobath 博士と理学療法士の Berta Bobath 夫人により開発され，1940年代に始められたリハビリテーション治療概念．

B 定義
- 中枢神経系の損傷による姿勢トーン・運動・機能の障害をもつ人々の評価と治療への問題解決方法．
- 治療目標は，促通を通して姿勢コントロールと選択運動を改善することにより，機能を最大限引き出すこと．

C 学問領域
- 生物行動科学，神経生理学など

D 対象
- 主に中枢神経損傷患者

正常中枢性姿勢制御機構

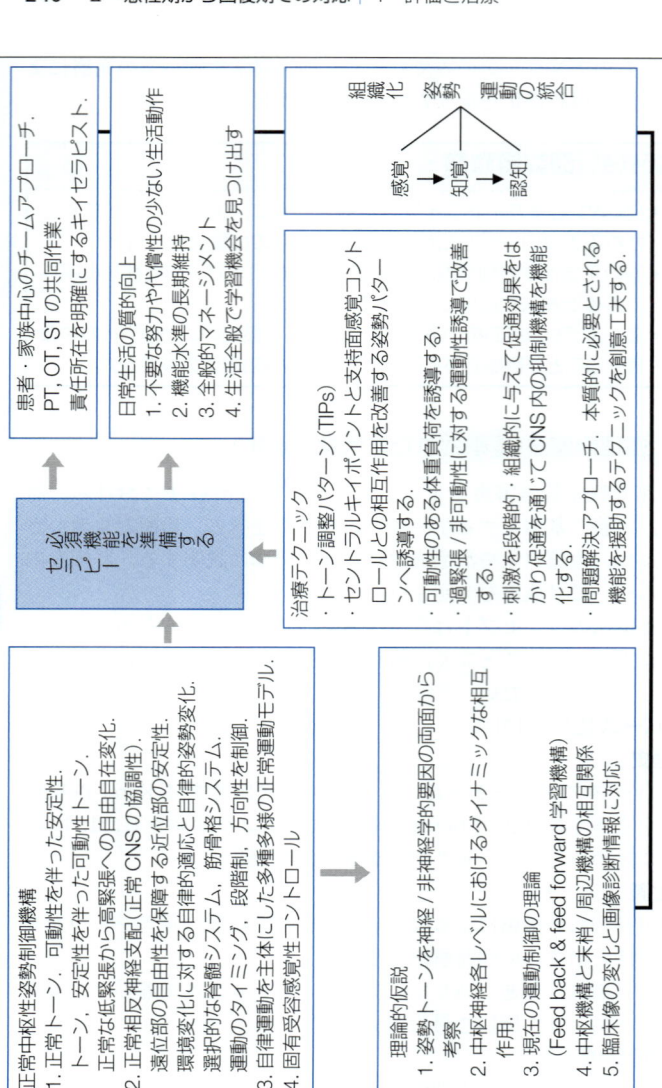

1. 正常トーン,可動性を伴った安定性.
   トーン,安定性を伴った可動性トーン.
   正常な低緊張から高緊張への自由自在変化.
2. 正常相反神経支配(正常CNSの協同性).
   環境の自由度を保障する近位部の安定性.
   環境変化に対する自律的適応と自律的姿勢変化.
   選択的な脊髄システム,筋膜システム.
   運動のタイミング,段階制,方向性を制御.
3. 自律運動を主体にした多種多様の正常運動モデル.
4. 固有受容感覚性コントロール

理論的仮説

1. 姿勢トーンを神経/非神経学的要因の両面から考察
2. 中枢神経系レベルにおけるダイナミックな相互作用.
3. 現在の運動制御の理論
   (Feed back & feed forward 学習機構)
4. 中枢機構と末梢/周辺機構の相互関係
5. 臨床像の変化と画像診断情報に対応

患者・家族中心のチームアプローチ.
PT, OT, ST の共同作業.
責任所在を明確にするキイセラピスト.

日常生活の質的向上

1. 不要な努力や代償性の少ない生活動作
2. 機能水準の長期維持
3. 全般的マネージメント
4. 生活全般で学習機会を見つけ出す

組織化
姿勢
運動の統合

感覚 → 知覚 → 認識

セラピーに必須の機能を準備する

治療テクニック

- トーン調整(パターン)
- セントラルキイポイントと支持面感覚コントロールとの相互作用を改善する姿勢パターンへ誘導する.
- 可動性のある体重負荷で誘導する.
- 過緊張/非可動性に対する運動性誘導で改善する.
- 刺激を段階的,組織的にとらえて促通効果または促通を通じてCNS内の抑制機構を機能化する.
- 問題解決アプローチ.本質的に必要とされる機能を援助するテクニックを創意工夫する.

図Ⅱ-19 1990年以降のボバース概念変革モデル
(新保松雄:ボバースコンセプトに基づく治療.理学療法学 36:516-518, 2009)

E 治療
- 姿勢コントロールまたはバランス反応が抗重力的運動能力，運動の多様性，巧緻活動の背景と考え，キイ・ポイント・オブ・コントロールの方法を用いて自律運動シークエンスを促通した「反射抑制パターン(reflex inhibiting pattern)」を用いる．
- 患者自身が運動コントロールとバランスを学習するためにはhands on(操作介入)，hands off(非操作介入)を使い分けながら生活(機能的)環境を想定し，または直接それぞれ個人の環境のなかで治療する．
- 姿勢筋トーン調整パターン：正常な活動パターンへと導くために，非効率的な運動パターンを修正し，過緊張を減弱させ，その出現を予防し，低緊張を高めるために使われる効率的な運動パターン．

PNF[3]

A 歴史
- 1940年代，医師であり神経生理学者でもあるHerman Kabatによって始められた治療概念であり，当時行われていたポリオ患者の治療をヒントに，神経麻痺した患者の治療の研究を始めた．その後，PTであるMaggie Knottとともに発展を遂げていった．

B 定義
- 固有受容性神経筋促通法(proprioceptive neuro-muscular facilitation techniques)とは，人間の至る所に所存する感覚受容器を刺激し，神経・筋などの働きを高め，身体機能を向上させる運動療法の1つ．

C 学問領域
- 神経生理学，解剖学，人間発達学，運動学，行動科学など

D 対象
①痛みを有する患者(肩関節周囲炎，腰痛など)
②萎縮筋(整形外科疾患，萎縮を有する中枢神経疾患)
③随意運動はないが，不随意的収縮が残存する場合(中枢神経疾患など)

E 治療
- 中枢神経系障害のアプローチとして，頸と体幹の機能の確立や正常な発達段階に従わなければならないことが強調されている．
- 寝返り，四つ這いなどの促通パターンを組み合わせた全体的パ

ターンの応用が必要と考えられ,脳卒中後遺症の片麻痺患者の治療プログラムにおいて考慮されるべき事項として以下のことが挙げられている.
①身体の左右側間の相互作用の回復
②随意運動における運動パターン均衡の回復

1. 固有受容器を刺激する治療

①関節刺激(traction/approximation):関節周囲に存在する受容器を刺激し,関節の位置的変化や運動に反応し,組織を支配する固有感覚器を刺激する.その方法として,traction(牽引)とapproximation(圧縮)がある.
②抵抗:抵抗には,重力によるもの,身体の重さ(体重)によるもの,セラピストの徒手的抵抗によるものがある.
③ストレッチ(stretch):筋が引き伸ばされ,伸張されると筋紡錘が刺激され,伸張刺激(反射)が生じ,より容易に筋が反応しやすくなる.

> **ここがポイント!**
> ― PNF ―
> - まず体幹(近位)の機能を高めることが大切である.
> - 患者の体のなかに今何が起こっているのかということをセラピストが感じることにより患者に感じさせることができる.
> - 手掌面は多くのレセプターが存在するので刺激することで,手指の機能を高めるためには刺激することが必要である.
> - 過剰な課題を与えることは避けるべきである.まず簡単な動作,課題から開始し,徐々に複雑な動作,課題にしていく.
> - 改善することをあきらめさせないような動機づけをすることが大切である.

ボイタ(表Ⅱ-32,図Ⅱ-20)[4]

A 歴史

- 1960年代にVojta博士が拘縮した脳性麻痺児にいろいろな肢位をとらせ,いろいろな部位を刺激することにより,新しい運動パターンを誘発することができた.さらに,誘発された運動に対して抵抗を加えることにより,筋トーヌスが低下することを観察し

たことから生まれた．

B 定義
- 「反射性移動運動」を利用した運動機能障害に対する治療法．
- 子どもに特定の姿勢をとらせ，特定の部分(誘発帯)に適切な刺激を与えることで，全身に運動反応(筋収縮)を繰り返し引き出す治療法．

表Ⅱ-32 ボイタ法の治療方法

相	アプローチ方法
反射性寝返りⅠ相 (図Ⅱ-20a)	仰向けから始まり，側臥位になろうとするまでの運動パターン(筋活動)を促通．両下肢を挙上し骨盤を傾け，寝返りの準備段階まで行う．
反射性寝返りⅡ相 (図Ⅱ-20b)	側臥位から始まり，四つ這いになろうとする運動パターンを促通．下側になっている上下肢で支えながら体幹を持ち上げる．また，上側の上下肢を上前方に振り出す．
反射性腹這い (図Ⅱ-20c)	うつ伏せから始まり，頭部持ち上げから片肢支持，さらには歩行開始までの足部支持や蹴りだしなどの運動パターンを促通．片方の肘で支え，反対の踵で床を蹴り出し，腹這いするような動作．

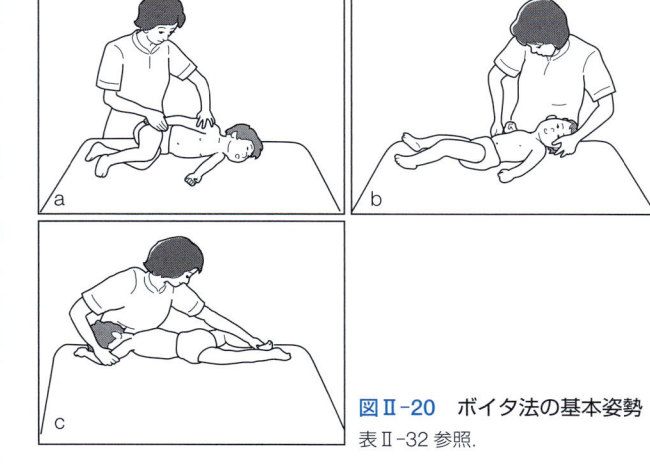

図Ⅱ-20 ボイタ法の基本姿勢
表Ⅱ-32 参照．

C 学問領域
- 発達学,神経生理学

D 対象
- 主に乳幼児脳性麻痺患者

E 治療
- 「反射性移動運動」:仰向きや横向きにして始める反射性寝返り
  :うつ伏せで始める反射性腹這い
- 反射性寝返りで引き出される運動パターンは生後3か月から8~9か月の正常発達に出てくるパターン.
- 反射性腹這いは正常運動発達にみられる腹這いそのものではない.しかし,引き出される運動パターンは人が生まれてから歩くまでに必要な正常運動パターンの部分反応を示している.それは脳性麻痺児にとっては自然には経験できないパターンである.

> **ここがポイント!**
> ―ボイタ法―
> - ボイタ法は寝返りや腹這いそのものを練習しているわけではないことを理解する.

認知運動療法(図Ⅱ-21)[5)]

A 歴史
- 1970年代にイタリアの神経科医であるCarlo Perfettiが脳卒中患者の手の運動麻痺が当時の運動療法では治療できず,大脳皮質レベルで組織化されている認知過程(知覚,注意,記憶,判断,言語)に着目し,中枢神経の再組織化を目的として提唱された.

B 定義
- 脳の認知過程の活性化によって運動麻痺の回復をはかろうとする運動再教育訓練である.
- 運動麻痺の回復は病的状態からの学習過程であり,回復の程度は認知過程を組織化する能力によって決まると考える.そして,認知過程を組織化するための認知問題を適用し,その難易度を段階的に高めながら行為の回復に導いていく.

C 学問領域
- 認知神経科学,脳科学,神経生理学,神経生物学,哲学,現象

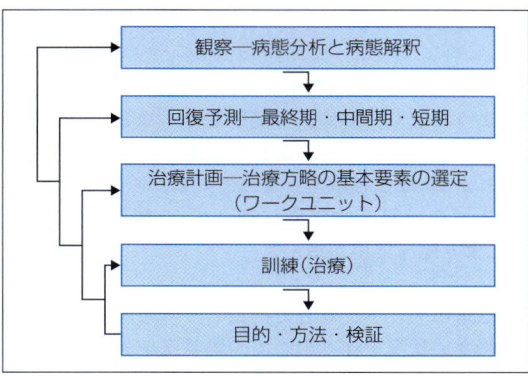

```
         ┌─→ 観察─病態分析と病態解釈
         │
         ├─→ 回復予測─最終期・中間期・短期
         │
         ├─→ 治療計画─治療方略の基本要素の選定
         │         （ワークユニット）
         │
         ├─→ 訓練（治療）
         │
         └─→ 目的・方法・検証
```

図Ⅱ-21　認知運動療法のプロトコル（手続き）

認知運動療法は他の治療アプローチと同様に観察・回復予測・治療計画・治療実践・検証という手続きを経て行われる（下に向かう矢印）．認知問題による訓練（治療）が検証された結果に基づいて，治療実践や治療計画，回復予測，観察による病態解釈などが修正されていく（上に向かう矢印）．図中の矢印は観察から検証までの流れが，常に循環していることを示している．
(Carlo Perfetti, 他：認知運動療法―運動機能再教育の新しいパラダイム．pp210-219, 協同医書出版, 1988より一部改変)

学，教育学など

D 対象
- 脳卒中片麻痺患者や慢性の整形外科疾患患者など

E 治療
- さまざまな道具を介して，関節運動や筋収縮をさまざまな物体の特性に適合させる運動制御能力を身につける．
- 患者に対して「認知問題」を要求し，それにより患者は「知覚仮説（運動イメージ）」が想起され，その「解答」を検証する．
- 身体と物体の相互作用である認知問題を段階的に複雑化させる．

> **ここがポイント！**
> ―認知運動療法―
> - 認知運動療法では単に道具を介して感覚入力しているわけではなく，道具を通じて動作（行為）を学習させている．

CI療法(表Ⅱ-33, Ⅱ-34)[6]

A 歴史
- 1980年代 Taub は求心遮断したサルが徐々に健側肢による代償的な運動を行うようになり，麻痺肢を使用しなくなること，そして，健側肢を1〜2週間梗塞し続けると麻痺肢の使用が改善したと報告をし，これが CI 療法の原型となっている．
- 1981年に Ostendorf らは脳卒中患者に初めて CI 療法を実施し，その後 Wolf らにより臨床応用が進んだ．

B 定義
- 非麻痺側上肢を三角巾やミトンなどで拘束し，麻痺側上肢を強制的に使わざるを得ない状況を作り出して，難易度をきめ細かに調整した段階的訓練項目を短期集中的に実施する．

C 学問領域
- 神経科学(使用依存性脳可塑性の利用)

D 対象
- 適応基準を満たす脳卒中による上肢運動麻痺患者

E 治療
- 表Ⅱ-34 参照．

表Ⅱ-33 CI療法の適応基準
(兵庫医科大学リハビリテーション医学 2009 年版)

麻痺側上肢の随意運動
・親指を含む3本指の IP および MP 関節を 10°以上伸展可能かつ
・手関節を 20°以上伸展可能
その他の基準
・Mini-Mental State Examination で 20/30 以上．
・重度の高次脳機能障害や精神疾患がない．
・医学的にコントロールできていない重大な合併症がない．
・肩関節に亜脱臼，肩手症候群など重度の疼痛がない．
・肩・肘にわずかでも随意性がある．
・集中訓練のストレスに耐えられる．
・患者自ら CI 療法を強く希望している．
・歩行やセルフケアが自立し，転倒の危険が低い．
・以上を勘案し，リハ科医が総合的に判断する．

(道免和久：CI 療法の理論と実際. Jpn J Rehabil Med 48 : 184-188, 2011)

表Ⅱ-34 CI療法の訓練上のコツ

健側拘束
　非損傷脳への入力減少，代償動作を減らし，新たな随意運動を誘導することが目的．
課題の難易度調整
　きめ細かな難易度の設定．「難しすぎず簡単すぎない」程度．
課題の多様性と繰り返し
　キネマティクス（作業座標，身体座標，軌道など）やダイナミクスなどの多様性を意識．多様な入出力関係をニュートラルネットワークに学習させる．かつ，患者が飽きないように配慮．
Task oriented（課題指向的）アプローチ
　最初は動作の質よりも課題達成を優先．要素的な運動に分割しない．徐々に要素的動作の質向上へ．
達成感
　目標物（道具や身体部位）や達成目的（位置や時間）などを明確にする．患者自身が達成感を自覚できる課題．強化学習的な配慮．
Transfer package
　日常生活における麻痺側上肢使用を促進する行動戦略．メタ学習．

（道免和久：CI療法の理論と実際．Jpn J Rehabil Med 48：184-188, 2011）

> **ここがポイント！**
> ─ CI療法 ─
> - 麻痺手の使用頻度・動作の質を毎日チェックさせること
> - 今まで麻痺手を用いてなかった具体的な日常生活動作（ADL）に挑戦すること
> - 麻痺手の使用について本人や介護者に遵守してもらうこと
> - ホームエクササイズを行うこと

川平法（促通反復療法）（図Ⅱ-22, 表Ⅱ-35）[7,8]

A 歴史
- 2000年代，鹿児島大学の川平和美教授（当時）により提唱された，促通手技によって脳の神経回路の再建・強化を図るための治療方法．

B 定義
- 片麻痺回復を促進するために，①複数の刺激を用いて目標とする神経回路の興奮水準を高め，②そこで意図した運動を実現させ，③さらにその反復によって損傷した運動性下行路を再建，強化することを目標としている．

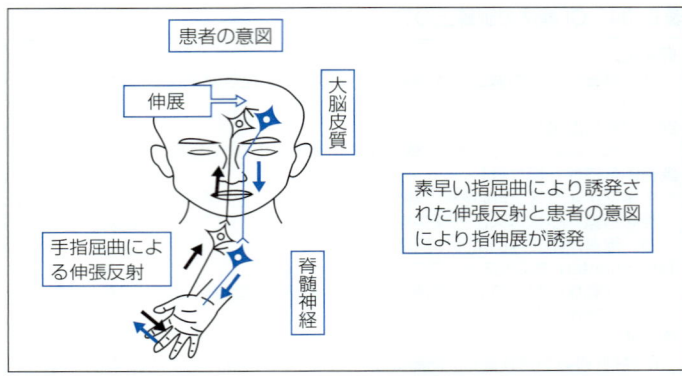

図Ⅱ-22 脳卒中片麻痺上肢・手指に対する促通メカニズムの仮説

(図中ラベル：患者の意図／伸展／大脳皮質／手指屈曲による伸張反射／脊髄神経／素早い指屈曲により誘発された伸張反射と患者の意図により指伸展が誘発)

表Ⅱ-35 促通反復療法の特徴

利点
1. 治療者が手技を取得すれば，どこでも実施可能
2. ROM訓練を兼ねており，他動運動の時間に替えて実施可能
3. 比較的広い適応
4. 共同運動や痙縮の増強の少なさ
5. 患者の治療を受けた（自分も精一杯動かした）という充実感
6. セラピストの専門職としての技能を最大限に生かせる点

限界と課題
1. 重度麻痺例
2. 意識障害，重度注意障害例
3. 手技の習得・人材教育，マンパワーを要する点
4. エビデンスのさらなる構築，評価法の工夫
5. 他の治療法との併用による効果の検討

(下堂薗恵：促通反復療法. Jpn J Rehabil Med 48：188-191, 2011)

C 学問領域
- 脳科学，神経科学など

D 対象
- 主に脳卒中片麻痺患者，脊髄損傷などの不全麻痺患者

E 治療
①患者が動かしたい部位に徒手的に刺激を与えて伸張反射や皮膚筋反射などによる運動を誘発する．

②患者の動かそうとする意志や患肢注視，治療者によるタッピングや聴覚的指示を組み合わせることによって患者の意図した運動をより容易に(努力性の共同運動パターンを強化させることなく)実現させる．
③集中的に反復する(1つの運動パターンにつき数分間で100回程度)．

文献

1) 篠原幸人，他(編)：脳卒中治療ガイドライン2009．協和企画，pp296-307, 2009
2) 新保松雄：ボバースコンセプトに基づく治療．理学療法学36：516-518, 2009
3) 市川繁之：PNFを用いた脳卒中片麻痺治療．理学療法学35：142-143, 2008
4) 伊集院俊博：脳性麻痺に対するボイタ法の基本的な捉え方．理学療法学13：211-213, 1986
5) Carlo Perfetti, 他：認知運動療法―運動機能再教育の新しいパラダイム．pp210-219, 協同医書出版社，1988
6) 道免和久：CI療法の理論と実際．Jpn J Rehabil Med 48：184-188, 2011
7) Kawahira K, et al : Effects of intensive repetition of a new facilitation technique on motor functional recovery of the hemiplegic upper limb and hand. Brain Inj 24：1202-1213, 2010
8) 下堂薗恵：促通反復療法．Jpn J Rehabil Med 48：188-191, 2011

(室井大佑)

7 日常生活動作指導

日常生活動作指導の目的

- 日常生活動作（ADL）を指導する目的は，「できる ADL を安全に継続する」ことである．これにより以下のメリットを得ることができる．
  - 患者の廃用症候群や加齢による ADL の低下を予防する．
  - 食事や排泄などの基本的な ADL を実施することにより患者の QOL を向上する．
  - 介護者の介護負担が軽減する．
  - 転倒事故による外傷を予防する．
- さらに入院中の患者に早期から積極的な退院支援を行うと，在院日数の短縮に加えて，ADL や QOL の向上が認められる[1]とする報告もあり，医療資源の有効な活用にもつながることが期待される．「脳卒中治療ガイドライン 2009」[2]においても，患者・家族へ早期からの情報提供や教育・指導が推奨されている．

💬 脳卒中治療ガイドライン 2009 より

- 患者・家族に対し，健康増進や再発予防，障害をもってからのライフスタイル，現在の治療，リハビリテーションの内容，介護方法やホームプログラム，利用可能な福祉資源などについて，早期からのチームにより，情報提供に加えて，教育を行うことが勧められる（グレード B）．

〔篠原幸人，他（編）：脳卒中治療ガイドライン 2009．pp294-295，協和企画，2009〕

- 以下，日常生活動作の獲得に必要な動作評価，指導方法，具体的な動作手順や注意事項について述べる．

退院前の動作評価と指導計画

- 退院後の生活をイメージしつつ，患者の動作評価を行い，それに応じた指導方法を検討する．

表Ⅱ-36 基本動作の観察ポイント

	観察のポイント
起居動作	麻痺側上下肢管理，寝返り，起き上がり
端坐位	垂直性，上肢操作性，前方・側方への移動性
起立動作	体幹前傾，両足底への重心移動，離殿，体幹・下肢伸展
移乗動作	離殿，踏み替え，体幹回旋，方向転換，着座時の安定性

表Ⅱ-37 動作に影響を与える家屋環境

	動作をしやすくする環境	
玄関	・玄関の扉(引き戸・開き戸) ・上がり框の段差	・玄関の広さ・幅 ・手すりの有無　　　　　　など
廊下	・長さ・幅 ・整理・整頓されているか	・段差の有無 ・手すりの有無　　　　　　など
ベッド周囲	・ベッドの高さ・幅 ・ベッド柵の種類 ・マットレスの硬さ	・ベッドの種類(電動・簡易) ・ベッドの配置(部屋の隅・中央) ・寝具カバーの素材　　　　　など
トイレ	・洋式か和式か ・手摺りの有無 ・段差	・トイレの扉(引き戸・開き戸) ・便座の高さ ・トイレマットの有無　　　　など

- この際に評価されるべき事項としては，動作が実施可能か(表Ⅱ-36)という点と，その動作が実施される環境(表Ⅱ-37)が重要である．そして患者と家族に，病院内で実施できているADLを，退院後の環境において安全に再現できるように指導を進めることとなる．

患者への指導

- 患者への動作指導では，以下の2点について確認する．
① 各動作の効率的な動作手順：患者の能力に合わせて，安全にかつ負担の少ない手順を実際に実演して提案する．
② 各動作をしやすくする環境：患者の能力に合わせて，安全に動作が可能な福祉用具の使用や家屋改修を提案する．

家族への指導

- 家族への介助指導では，以下の3点について確認する．
① 介護者の技術や体格に合わせた介助方法について提案する．
② 介護負担感を軽減する福祉用具の導入や家屋改修を提案する．
③ 動作に影響する精神機能や高次脳機能障害への理解を促し，その

対策を提案する.

指導内容の実際

- 日常生活動作の範囲は非常に広く,患者の生活機能(心身機能・構造,活動,参加)や背景因子(環境因子,個人因子)により求められる動作は大きく異なる.ここでは,身体の起居・移乗・移動にかかわる基本動作を中心に動作手順やそのポイントについて述べる.

寝返り
- 最も基本的な動作であり早期に獲得すべき動作である.
①寝返る前に上半身のみ横移動し,寝返る側に十分な空間を準備する.
②麻痺側上肢を体幹前面にもってくる.
③寝返り側へ頭部を回旋し,その後非麻痺側下肢の上に麻痺側下肢を乗せて回旋する.
④最後に寝返り側へ骨盤を回旋しながら下肢を移動する.
⑤必要に応じてL字手すりの設置を提案する.

> **ここがポイント!**
> —寝返り—
> - 寝返る前の空間準備.
> - 麻痺側上肢の管理.
> - 非麻痺側下肢を麻痺側に入れる.

起き上がり
- 側臥位から坐位への姿勢変換動作である.
①起き上がる前に起き上がる側の反対側へ身体を横移動し十分な空間を準備する.
②ベッド端へ両下肢を下ろす(下肢を振り上げてから,下ろした反動で長座位へ起き上がってもよい).
③肘を支点とした頭部回旋・屈曲運動を行う(非麻痺側手を後頭部に回して屈曲・回旋するように促してもよい).
④非麻痺側肘関節を見ながら肘を支点として上半身を起こす.
⑤前腕支持から手掌支持へ移行する.

⑥手掌支持をしている位置を体へ近づける．
⑦必要に応じてL字手すりの設置を提案する．

> **ここがポイント！**
> **―起き上がり―**
> - 起き上がる前の空間準備．
> - 側臥位になる．
> - 両下肢を下ろす．

▎坐位
- 坐位保持はそれ自体が目的ではない．坐位で活動するための手段となる姿勢である．

①手で座面を支える必要があるか，柵を把持しての保持が可能か評価し，必要に応じてL字手すりの設置を提案する．
②転倒しやすい方向（前後・左右）を評価し，必要に応じてL字手すりの設置を提案する．

▎ベッド・椅子などからの立ち上がり
- 移乗や移動へ繋がる動作のつなぎ役の動作である．

①椅子へ浅く腰かける．
②膝を軽く屈曲して足部を手前に引き寄せる．
③麻痺側股関節が外旋位とならないよう注意し，中間位に保持する．
④両足底全体が床に接地しているのを確認する．
⑤支持物を把持して立ち上がる際は，上肢で「引っ張る」のではなく，「押すようにして」支持する．
⑥体幹を前傾して体重を両足底へ移動しながら座面から殿部を離して立ち上がる．
⑦立ち上がり動作のしやすさはベッド・椅子の高さやL字手すりの有無に大きく影響を受ける．

> 🔖 **ここがポイント！**
> ―ベッド・椅子などからの立ち上がり―
> - 立ち上がる座面高の確認.
> - 立ち上がり動作の確認.
> - L字手すりの必要性の有無.

■ 移乗動作（ベッド・車椅子）

- 生活範囲を格段に広げる重要な動作である.
- 非麻痺側へ移乗するのが基本であるが，ベッドと車椅子の配置により麻痺側への移乗が求められる場面もある．まずは獲得しやすい方向から練習し，最終的には両方向への移乗動作を獲得することを目標とする.

A 麻痺側への車椅子移乗

- L字手すりを非麻痺側上肢で把持して麻痺側の車椅子へ移乗する.

B 非麻痺側へのベッド移乗

- L字手すりを非麻痺側上肢で把持して非麻痺側のベッドへ移乗する.
- この時坐位から臥位になる際，下肢が車椅子に引っかからないよう，下肢を上げる能力を要する（図Ⅱ-23）.

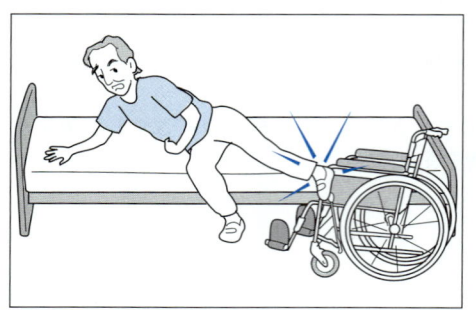

図Ⅱ-23　車椅子とベッドの配置

> **ここがポイント！**
> ―移乗動作―
> - 車椅子とベッドの配置.
> - 両側への移乗動作を指導.
> - L字手すりの必要性の有無.

布団，畳などからの立ち上がり
- 和式生活や転倒後の姿勢回復時に必要となる.
①非麻痺側下肢が内側になるようあぐら坐位となる.
②非麻痺側膝関節と麻痺側踵部の間が15 cm位になるようあける.
③非麻痺側手は非麻痺側膝関節より外側へ15 cm位の位置につく.
④体幹前傾し麻痺側下腿を床と垂直にして麻痺側足底を床につけ，非麻痺側膝関節をやや後方に引き片膝立ち位となる.
⑤非麻痺側足趾腹部を床につけ支えやすいようにする.
⑥非麻痺側手で床を押しながら非麻痺側下肢を伸展させて立ち上がる.

立位からマット，布団，畳などに座る
- 和式生活に必要となる.
①非麻痺側上肢を床につく.
②非麻痺側膝を床につけ，非麻痺側殿部から座る.

移動（車椅子・歩行）
- 安全性を考慮し，実用的な移動手段に応じて動作を獲得する.

A 車椅子
①まず車椅子坐位姿勢を調整する.
②体幹伸展位，骨盤軽度前傾位とする（下肢駆動時にハムストリングスの筋収縮を促して，駆動効率を上げ，さらに上肢でのハンドリム回転効率も促進させるため）.

B 歩行
- 本人の歩行能力と家屋環境に合わせて，安定性を重視した実用歩行を目標に，手すり使用か，歩行器使用か，伝い歩きかなどを検討する.
- 転倒しやすい方向（前後・左右）と転倒しやすい箇所（段差・方向転換時）を念頭におく.

C ベッドや床上での移動（いざり）
1. 前方移動・後方移動
- 非麻痺側上下肢で床を支持して移動する．
- この時，下肢の擦過傷に十分注意する．

文献
1) Langhorne P, et al : Early supported discharge after stroke. J Rehabil Med 39 : 103-108, 2007
2) 篠原幸人，他（編）：脳卒中治療ガイドライン 2009．協和企画，pp.294-295, 2009

（田沼昭次）

2 チーム医療

1 入院前生活

入院前の生活状況を収集する目的

- 脳卒中発症後に病前の日常生活動作(activities of daily living：ADL)を超えるゴール設定をすることは不可能であるため，機能予後の予測と無理のない退院調整を行うために，発症前の身体機能・動作能力が必要な情報となる．加えて，患者の意志や意欲，活動のモチベーションを探ることで離床のきっかけとなり，早期離床の獲得や活動機会の増加が可能となる．
- 入院前の情報で重要なものは，ADL，家族や家屋環境，社会資源の利用状況などがある(表Ⅱ-38)．

入院前の身体機能・動作能力を知る

- 脳血管疾患の患者の入院前状況を知ることは，今後の獲得できるADLを推測するのに不可欠な情報であり，可能な限り早期に把握することが望ましい．
- 初回発症だけでなく，再梗塞や再出血の場合や，加齢による体力低下がある場合，入院前のADL能力には個人差が大きいといえる．

患者の意志意欲や活動のきっかけを探る

- 私たちは社会において，地域や職場などさまざまな集団に属して生活を送っている．
- その生活の背景には，個人の価値観や文化が大きく影響している．入院前の活動の場を知ることは，患者の社会背景を知り，個人の価値観や属する集団の特性を推し測ることにもなる．
- 聴取する要素としては，以下が挙げられる．

①家庭内役割とその活動(家族との関係性も含む)
②職場での役割とその活動(職務内容，役職，立場)
③社会的役割とその活動(近隣住民との関係性，自治会など地域での役割)

表Ⅱ-38　入院前生活で必要な情報

1. 利き手
2. ADL
    - 食事
    - 排泄(日中/夜間)
    - 更衣
    - 整容
    - 入浴
    - 起居
    - 歩行状況(歩行補助具の有無, 屋内・屋外)
    - 家事状況(調理, 洗濯, 掃除)
    - 外出機会
    - 一日の過ごし方
3. 職業
    - 職務内容
    - 職務形態
    - 職場までの交通手段
4. 家族構成
    - キーパーソン, 同居人数, 続柄
    - 本人の家庭内役割, 家族との関係性
    - 今後の期待できる介護力
5. 家屋環境
    1) 玄関までのアプローチ(段差の有無, 不整地か整地)
    2) 玄関出入り(上がり框段差, 支持物の有無など)
    3) 廊下(廊下幅, 動線)
    4) トイレ(洋式/和式, 手すりの有無, 扉のタイプ)
    5) 寝具(ベッド, 布団)
    6) 風呂(浴室入口段差, 浴槽深さ/エプロン部高さ, 浴槽タイプ, 脱衣所の有無)
    7) 洗面所(洗面台高さ, スペース)
    8) 住宅形態(持ち家/賃貸, 集合住宅, 平屋/二階家)
    9) 日中の生活空間(和室/洋間, 広さ, 家具配置)
6. 交通手段
    - 本人の自動車運転の可否
    - 通院や買い物などの外出手段
7. 社会資源(介護保険)
    1) 介護保険の有無, 介護度
    2) 利用していたサービス, ケアマネージャー
    3) 生活保護など社会保障制度の利用有無
8. 趣味, 習慣, 作業歴

④習慣としている活動

⑤趣味活動

- 上記を知ることで, 潜在している生きるうえでのニーズや環境

(人的・物理的・社会的)へのニーズを探ることができる.
- 趣味や習慣を考慮した作業の提供は,活動参加への動機づけにつながりやすい.
- 今後の在宅生活を再開していく,もしくは施設転帰となるうえで,生活の再構築や日中の活動の汎化は定着を進めるために重要な要素といえる.

地域社会のなかでの患者の本来の姿を推して知る

- 上記の把握を進めると,入院前の患者の姿が具体的にイメージできるだろう.ただし,それだけでは患者の入院直前を切り取った「点」の姿に過ぎない.「点」だけでなく,その患者の人生という「線」としての把握を進めることで,よりその人らしい本来の姿を知ることができる.
- 「線」として,文脈をもって患者を知るには,①生活史,②作業史,③価値観などの情報を収集していくとよい.
- 私たちセラピストはその人らしさに寄り添い,患者が発症後もよりよく生きることができるよう援助する.

注意点

- 生活状況の情報収集は本人もしくは家族からが主である.すでに入院前から介護保険サービスなどを使用していた場合には介護支援専門員(ケアマネージャー)らに連絡を取って情報を収集してもよい.
- 発症後間もない場面では,本人も家族も,発症・入院という突然の出来事に混乱している場合も多い.その際には本人の状態などに配慮し,情報収集の意図を十分に伝え,具体的な情報を得ていくことが重要である.

> **ここがポイント!**
> - 入院前の身体機能や動作能力の情報を収集し,機能予後を予測する.
> - 患者の意志意欲や活動のきっかけを探り,活動機会の増加をはかる.
> - 社会背景なども合わせて情報収集し,入院後の生活の質が高まるよう支援する.

(近藤絵美)

2 入院環境の調整方法

入院環境のなかでの日常生活動作(ADL)の必要性

- 入院環境では患者は活動性の低下を生じることが少なくない．この理由としては脳卒中による ADL(activities of daily living)低下や転倒リスク回避のための安静度制限などがある．
- しかし活動性の低下は廃用症候群の進行の危険性を高めるものであり，可能な限り病棟での活動性を向上する必要がある．
- また，日々の模擬的な動作練習だけでは定着は難しいため，リハビリテーション室ではなく，実際に患者が生活している病室などの環境にセラピストが介入することで動作の習熟度向上が期待できる．
- 特に回復期病棟など病態も安定している時期には，起床後や就寝前など実際の生活時間帯に合わせ，介入していくことも重要である．
- このためには，積極的に離床時間を延長し(図Ⅱ-24)，「できる ADL」を「している ADL」につなげる入院環境の調整が必要である．

入院環境の調整

- 以下に ADL ごとの具体的な視点を紹介する．

A 食事
- 安全に摂食できるよう，嚥下能力に応じた姿勢の傾き，頸部の屈曲角度の調整がされているか．オーバーテーブルや自助具などの使用は検討されているか．
- 食事に集中しやすい環境となるよう配慮されているか．

B 整容
- 車椅子のまま十分に近づける洗面台か．
- 洗面台の高さは対象者に適切か．蛇口が高すぎたりしないか．

C 更衣
- 安全な衣服着脱の姿勢の検討．車椅子坐位がよいか，ベッド上端

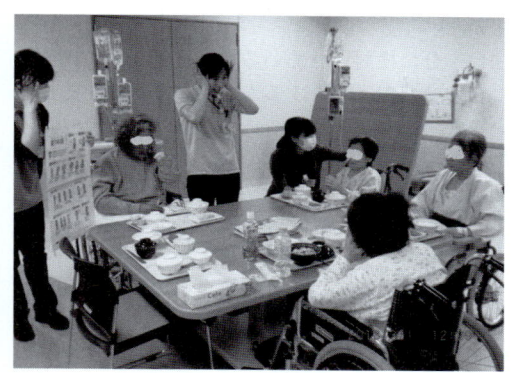

図Ⅱ-24 離床プログラムの様子
昼食前に職員の誘導のもと嚥下体操を実施している場面.

坐位がよいか.
- 更衣自立を目指す場合, ベッド上臥位で対象者自身が行う方法も一案である.
- 着脱の手順は指導されているか(健側から着て, 麻痺側から脱ぐ原則).
- 衣服の形態やその工夫, 自助具の利用は検討されているか.

D 排泄
- 排泄には複数の要素がある.

①尿便意があるか:尿便意がある場合はオムツを外すことをまず考えねばならない. 尿便意が曖昧な場合でも, 定時のトイレ誘導など, ベッドから離れてトイレで排泄する習慣への取り組みが必要である.

②安全で実用的な排泄方法は何か:病棟トイレの環境は対象者が移乗・立位保持しやすいものとなっているか. 介助量が多い場合などは, 安全性・実用性からポータブルトイレとの比較選択をする.

③生活時間を考慮した手段となっているか:日中・夜間など生活時間に応じた排泄手段を選択する. 特に自宅復帰となる場合には, 家族の介護力を十分に考慮する必要がある.

E 入浴
- シャワーチェア, シャワーキャリーを用いるなど, 安全な浴室内

移動となっているか．
- 浴槽の出入り方法は十分に検討されているか．健側からの出入りとするか，自宅に合わせた出入りとするか．手すりは効果的な位置に設定されているか．
- バスボードや浴槽内台の使用は検討されているか．
- 背部や健側を洗いやすいよう，ブラシやタオルなどの洗体道具は用意・工夫されているか．

F ベッド

- どのようなベッドを選択するかで，対象者の活動の質が決定される．
- 病院には，昇降機能やギャッチアップ機能などの調整機能がついた介護用ベッドが多い．自宅復帰に向け，個々の対象者についてどの機能が必要なのか見極める視点が必要である．
- ポイントとしては以下のことが挙げられる．

①ベッドの高さは，足底がしっかりと床に着くこと，立ち上がりやすいことが重要．全介助の対象者の場合には，介助者を考慮し，昇降機能があるものが望ましい．

②起立・移乗用の手すりを検討する．起居動作が要介助の対象者には，起き上がり・立ち上がりのしやすいL字手すりを健側に付けることが望ましい．

③マットの固さは対象者の状況に応じて選択する．自力で寝返りができない対象者にはエアマットなどの除圧マットが必要である．対象者自身で起き上がれる，ないし部分介助で起き上がりを行う場合には，固めのほうが動きやすい．

- ベッドの配置，周辺環境整備を行ううえでは，ベッドのどちら側から起き上がり移乗するのかといった想定も重要になってくる．健側からの移乗が原則と一般にいわれやすいが，健側から移乗しても戻る際には患側から移乗することになる状況がほとんどである．また対象者によっては併存疾患や既往により，健側/患側と単純に分けられない身体症状の場合もある．最終的には，移乗の自立を目指すのか否か，自宅でどちら側から移乗するか，の2点から判断するのがよい．

G 車椅子

- 前述のように，活動量・機会が増してくると，車椅子は単なる移

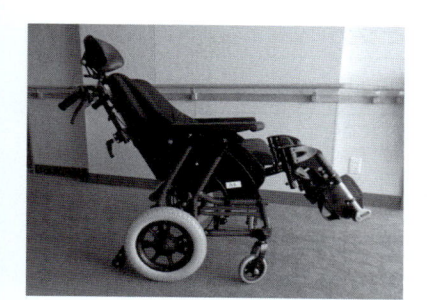

図Ⅱ-25 リクライニング・ティルト機能付き車椅子

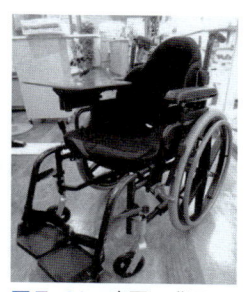

図Ⅱ-26 座面・背面クッション

動手段としてだけではなく，椅子の機能も求められる．
- 快適な坐位姿勢をとるためには，車椅子選定やクッション選定などシーティングにかかわる必要がある（図Ⅱ-25，Ⅱ-26）．

転倒事故対策

- 病棟での活動性を向上することの最大のデメリットは転倒リスクの増大であると考えられる．安全管理は医療の最も基本的な部分であり，十分な対策が必要である．
- 対策として最初にするべきことは患者の転倒リスクの評価（表Ⅱ-39）である．続いて患者の転倒リスクに応じた対応を検討することとなる．
- まず関連する医療従事者で患者の活動レベルを設定する．ここで設定された安静度は全スタッフに周知される必要があるため，カルテや申し送りを念入りにする必要がある．当院では後述するステータスボードを使用して効率よく情報共有ができるように工夫している．続いて患者のリスクと活動レベルに応じて環境調整を行う．転倒はベッドやトイレの周辺で生じることが多く，特にこれらの場所の環境調整が重要である．以下に環境調整のポイントを示す．

A 周辺物品の配置調整
- 対象者が自立して動ける範囲を設定する際，その動線への配慮が必要である．

表Ⅱ-39 当院での転倒スクリーニング

年齢	0点：69歳以下 1点：70歳以上
判断力低下	0点：問題なく会話可能，物忘れもない 1点：軽度～中等度の認知症あるいは精神障害：会話は通じるが，物忘れなどの認知症症状がある 2点：重度の認知症あるいは精神障害：会話が困難，常時見守りや介助が必要な状態
下肢筋力低下	0点：問題なく歩ける 1点：歩けるが，何らかの介助が必要（監視，介助，杖や歩行器などの補助用具使用） 2点：歩けない（車椅子，寝たきり）
転倒転落の既往	0点：ない 1点：1回ある 2点：2回以上
神経精神用薬服用またはアルコール飲用	0点：ない 1点：ある
頻尿・尿失禁（日中8回以上，夜間2回以上を頻尿とする）	0点：ない（あるいは膀胱留置カテーテル挿入中） 1点：ある
日常生活に支障がある視力障害	0点：ない 1点：ある

10点満点のスコアにより転倒リスクを評価している．高得点ほど転倒のリスクが高いと判断する．
〔2～4点：中等リスク群　5点以上：高リスク群（5点以上は識別のため黄色リボンを装着する）〕

①ポータブルトイレの位置が，起き上がる際に足がぶつかるような位置になっていないか．
②対象者が手をついたり支えにしそうな箇所に，不安定なものがないか．手すりやベッド脇に置かれている車椅子などは固定されているか．
③動き出すきっかけは排泄であることが多い．ベッドからトイレまでの動線が確保されているか，安全な動線となっているか．

B センサー類

- 患者自身で安全管理が困難な場合は，ベッドサイドセンサーなどの遠隔監視装置を設置する（図Ⅱ-27）．これにより効率的に見守りが可能となる．

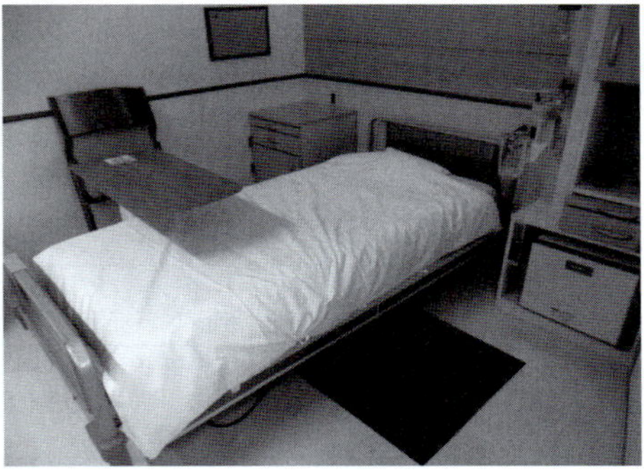

図Ⅱ-27　ベッド周囲の環境
ベッド周囲の整理を行い，つまずく原因となるものを除去する．患者自身で安全管理が困難な場合はベッドサイドセンサーなどを設置する．

多職種での情報共有

- 患者にかかわるスタッフは多くの職種があり，日勤・夜勤の交代も含めると多くの職員が患者に関わることとなる．これらの職員が患者の活動性を維持拡大し，安全性も確保するためには十分なコミュニケーションが必要である．しかし多忙な日常診療のなかでは申し送りの時間が十分ではなく，情報共有の不備による問題も生じるリスクがある．
- 当院では患者の活動レベルなどを容易に共有するためにステータスボード（表Ⅱ-40）をベッドサイドの確認しやすい場所に設置している．これには患者の活動レベル，排泄方法，食事方法などが記載されている．

表II-40 当院で使用しているステータスボードの記載内容

	記載項目	備考
活動度	ベッド上/病棟内/院内	
移動	ストレッチャー/車椅子介助/車椅子自立/歩行介助/歩行自立	
移乗	リフティング/二人介助/一人介助/監視/自立	
トイレ	尿器使用/ポータブルトイレ,一人介助/監視/自立	トイレまでの移動手段など補足
食事	ベッド上○度/車椅子	摂食時の注意事項や栄養補助食の有無など
水分	とろみなし/とろみあり　水 200 mL に対し○g	
担当者	PT/OT/ST/MSW　氏名	

患者のベッドサイドに設置し,患者の活動レベルなどが多職種で共有しやすくなっている.

> **ここがポイント！**
> - 適切な生活環境調整は活動性を向上させ,早期の離床・ADL 獲得に寄与する.
> - 患者安全の確保のために,多職種での情報共有手段や転倒転落予防物品使用などの対策をすすめる.さらに,上記は逐次の見直し・更新が重要である.

(近藤絵美)

3 院内の多職種連携

多職種連携の必要性

- 脳卒中はさまざまな障害を生じ，患者の ADL や QOL を著しく低下させる．医学的合併症をはじめ，麻痺，嚥下障害，排尿障害，精神機能低下，性格変化，うつ傾向などに対し，多職種で連携して多面的にサポートする必要がある．
- 「脳卒中治療ガイドライン 2009」では脳卒中ユニット，脳卒中リハビリテーションユニットなどの組織化された多面的リハビリテーションを行う専門病棟に入院した脳卒中患者は，退院時の機能が良好でかつ自宅復帰率が高かった[1]とされている．チームメンバー間で評価やゴール，介入計画などを共有することが重要であり，退院支援を充実したものとするために患者の現状や社会復帰までの課題を全職種が把握している必要がある．このためには良好なコミュニケーションが必要である．

> 💬 **脳卒中治療ガイドライン 2009 より**
>
> - 脳卒中ユニット，脳卒中リハビリテーションユニットなどの組織化された場で，リハビリテーションチームによる集中的なリハビリテーションを行い，早期の退院に向けた積極的な指導を行うことが強く勧められる（グレード A）

〔篠原幸人，他（編）：脳卒中治療ガイドライン 2009．pp283-286，協和企画，2009〕

多職種からなる医療チーム

- 患者を取り巻く医療チームは，医師，看護師，医療相談員，理学療法士，作業療法士，言語聴覚士，栄養士，薬剤師ら複数の職種によって構成されている．
- お互いの役割を理解しつつ，それぞれの専門性を発揮することで良好なチームワークを形成し，患者に対して良質なリハビリテー

ションを提供できる．以下に職種ごとの役割分担を示す．

A 医師
- 病気の治療方針や入退院の判断，コメディカルへの指示などを行い，治療全体の責任を負う立場にある．
- 薬物治療や手術療法，病態に応じたリハビリテーションの指示など，医学的な手立てを講じる．経過ごとに評価をし，全身状態の改善に努める．
- また，患者・家族に対し，疾患と現在の障害，将来的な予後，治療法について説明し同意を得ることも重要である．

B 理学療法士（physical therapist：PT）
- 発症早期のベッド上での段階から機能練習や動作練習を行う．
- 麻痺に対する機能促通練習に加え，離床後は起居移乗などの基本動作練習や歩行練習などの動作練習も積極的に進め，移動能力の向上をはかる．
- 合併症を含めた全身の運動療法や，下肢装具などの装具療法，歩行補助具の検討も重要である．

C 作業療法士（occupational therapist：OT）
- PTと協業し，機能促通練習や基本動作練習を行う．加えて，食事や排泄をはじめとする日常生活動作練習を中心に行い，日常生活動作能力の向上に努める．さらに，家事動作や職場復帰を想定した応用動作練習も重要である．
- 失行や注意障害など高次脳機能障害がある場合はそれを加味したアプローチも不可欠である．
- 退院後生活に向けて，家族指導や福祉用具導入，介護サービスの提案など環境調整も進める必要がある．

D 言語聴覚士（speech language-hearing therapist：ST）
- 失語症や構音障害に対する言語聴覚療法や，高次脳機能障害に対する神経心理学的検査を用いた評価・指導を行う．合わせて，早期から嚥下障害など摂食機能についての評価・指導も進め，経口摂取獲得に向けた関わりも重要である．

E 看護師
- 病棟看護師の役割は，全身状態の管理，日常生活動作の援助・介護，心理的側面へのケア，入院環境に関する支援，家族への指導がある．24時間を通した関わりは看護師特有といえる．

- また，日常生活動作の拡大に向けてリハビリテーションの職員らと連携をとり，「できる ADL」を「している ADL」へ汎化させていくことも不可欠な役割である．

F 介護職
- 特に回復期病棟では，看護師だけでなく介護職もチームの重要な一員である．食事介助や排泄・入浴の介護に多く関わり，時には患者・家族の悩みを聞くこともあるだろう．
- 退院後の生活実践に向けて，関わりのなかで得た情報や問題をチームへ報告することも重要である．

G 医療相談員（medical social worker：MSW）
- 入院費用や，入院に伴う収入の変化・家族役割の変化による生活の問題の相談に応じ，社会福祉制度の活用を助言する．
- 介護保険や身体障害者手帳などの制度，年金や生活保護の手続きなどを支援し，退院に向けて利用できる保険福祉サービスを提案する．
- 自宅復帰でない場合には，回復期病棟を有する病院のほか，後方支援先となる病院や施設を探す相談にのることも重要である．

H 管理栄養士
- 対象者の栄養状態を評価し，食事摂取量の改善に向けた提案・調整を行う．嚥下機能や食思に応じて調整することが重要である．また退院に際して，栄養指導を行う．
- 対象者の栄養評価・管理に関して，近年は病院内の横断的なチームとして，栄養サポートチーム（nutrition support team：NST）が存在する病院も多い．

I 薬剤師
- 対象者の薬物治療において，服薬指導などを行う．
- 服薬状況の評価を行い，退院に向けて一包化などの調整や，服薬における注意点や手技を指導する．

J 歯科医師・歯科衛生士
- 近年では口腔ケアの充実や歯科併診が，脳卒中発症後管理の重要な要素となっている．口腔内の不衛生は肺炎の危険因子となり，また義歯の不適合は嚥下障害や食思不振の原因となる．

K 義肢装具士
- 下肢装具の作製，チェックアウトなどに関わる．適切な装具装着

チームワークの機会

- 以上のように脳卒中患者にかかわる医療従事者は多様である．お互いが良好なチームワークをとらなければ治療はまとまりがなく，効率の悪いものとなる．チームワークの基本は患者の治療方針の共有である．患者の治療方針はカンファレンスで検討されることとなるが，限られた時間で多くの事項をディスカッションし，決定しなければならない．
- カンファレンスの内容としては，医学的な治療方針，機能改善の状況やゴール設定，予測されるゴールや家庭環境に応じた退院先，退院時期，患者や家族への教育方針などがディスカッションされ，各職種の役割が確認される必要がある．これらを漏れなく検討するために，事前に検討事項をチェックリスト(表Ⅱ-41)としておくことも有効であると考える．

コミュニケーション方法

- 良好なチームワークを発揮するためには質の高いコミュニケーションが必要である．近年はコミュニケーションの必要性が再認識され，さまざまなコミュニケーションツールが開発されている．医療の現場で使用されているものとして，TeamSTEPPS：Team Strategies & Tools to Enhance Performance & Patient Safety(パフォーマンスと患者の安全を強化するための戦略とツール)がある．
- TeamSTEPPS とは，米国国防総省で開発されたチームワークとコミュニケーションを改善するための枠組みである．ここでは患者ケアチームのパフォーマンスを高めるための要素として，①

表Ⅱ-41 カンファレンス議題チェックリスト

1. 医学的管理(脳卒中二次予防，併存疾患管理，合併症予防など)
2. 機能障害や能力障害の短期/長期的ゴール設定
3. 入院期間，退院先の設定
4. 本人・家族の病状理解
5. 入院期間中のそれぞれの職種の役割確認

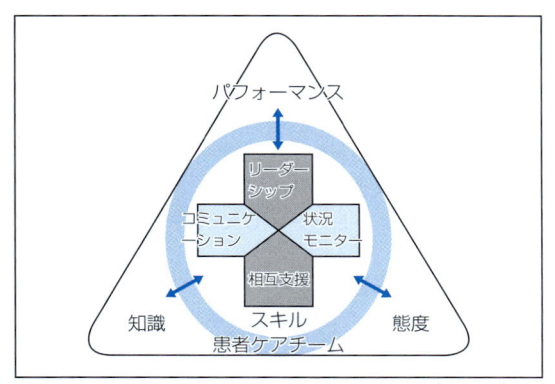

図Ⅱ-28 チームワークの4つのスキルと関連する成果

〔米国医療研究品質局(AHRQ Pub.No.06-0020-2)ウェブサイト(http://www.ahrq.gov/)より〕

リーダーシップ, ②状況監視(状況モニター), ③相互支援, ④コミュニケーションの4つのスキルがある(図Ⅱ-28)[2].
- 以下に TeamSTEPPS のコミュニケーションツールを紹介する.

A ツール①　SBAR(エスバー)

- 患者の状態に関して, 即座の配慮と行動が必要な, 重要な情報を伝達する戦略である. チームメンバーがお互いに効果的に情報を伝えるための優れたコミュニケーションツールといえる.

　S：situation「患者に何が起きているか？」
　B：background「臨床的背景と前後関係」
　A：assessment「問題はなんだと思うか？」
　R：recommendation「何を提案するか？」
　以上のポイントをおさえて報告, 情報共有する.

B ツール②　2回チャレンジルール

- 最初の表明が無視された場合に使われる相互支援のツールである.
- チームメンバーの懸念が確実に聞こえるように, 少なくとも2回は断定的に表明することはメンバーの責任である. そして, 指摘を受けているメンバーは認めなければならない. メンバー間で競合する, もしくは異なる情報をもっているのならば, 上記のよ

うに2回は言ってみる，行動を起こすことが重要である．
- もし依然として結果が受け入れられないならば，以下を行ってもよい．
  - 説得力のある行動方針をとる（上位者に相談する，など）．
  - 指導者や命令系統を活用する．

C ツール③　DESC(デスク)スクリプト

- 相互支援のなかで，対立をコントロールして解決するための建設的な取り組みである．
  D：describe「具体的な状況を説明する」
  E：express「行動に対するあなたの懸念を表明する」
  S：suggest「他の選択肢を提案する」
  C：consequences「結果は言葉にされるべきである」

＜実践するためのポイント＞
- タイムリーな話し合い
- あなたの経験から問題を捉えてみる．
- "私"という言い方を使って，防御を最小限にする．
- 非難する言い方は避ける．
- 批評は批判ではない．
- 誰が正しいかではなく，何が正しいかに焦点をあてる．

D ツール④　STEP(ステップ)

- 医療を提供するなかで，状況監視するためのツールである．
  S：status of the patient「患者の状況の評価」
  （病歴やバイタルサイン，投薬状況，身体所見，治療計画，心理社会的状態など）
  T：team member「チームメンバーの評価」
  （疲労の程度，作業量，作業パフォーマンス，能力，ストレス状況など）
  E：environment「環境の評価」
  （施設情報，管理情報，人材，的確な治療優先順位，設備・機器など）
  P：progress toward goals「目標への発展」
  （チームの患者状況，設定目標，課題，計画に合わせた活動とその見直し）
  以上の4側面からチームの状況を監視する．

> **ここがポイント!**
> - 発症後早期からチームとして多職種で連携することで退院時の機能が良好となり，かつ自宅復帰率を高める．
> - 多職種連携において，良好なチームワークを発揮するにはコミュニケーションの質が重要である．

文献

1) 篠原幸人，他(編)：脳卒中治療ガイドライン 2009．pp283-286，協和企画，2009
2) 米国医療研究品質局ウェブサイト
   http://www.ahrq.gov/

(近藤絵美)

4 院外の多職種連携

院外の多職種連携の必要性

- 退院後には活動性低下による ADL 低下や，合併症，転倒などに起因する二次的合併症を生じることがある．
- 退院後の機能維持や生命予後などの観点からもさまざまな職種により継続したサービスを提供することにより，合併症を予防し ADL や QOL を維持することが必要である．

表Ⅱ-42 居宅サービスの種類と関連職種

居宅サービスの種類	関連する職種	サービスの内容
居宅療養管理指導	医師，歯科医師，薬剤師，歯科衛生士，管理栄養士，看護師，准看護師，保健師	医療従事者が利用者の自宅を訪問し，療養上の管理および指導を行う．
訪問看護	看護師，准看護師，保健師，助産師	医師の指示のもとに療養上の世話や医療処置，診療の補助を行う．
訪問介護	訪問介護員	介護サービスおよび家事援助サービスを行う．
訪問入浴介護	看護師，准看護師，介護職	利用者の自宅を訪問し，入浴の介護を行う．
通所介護	看護師，准看護師，介護職，機能訓練指導員	日帰りで利用者が通所し，入浴，食事の提供，リハなどを提供する．
通所リハ	医師，看護師，准看護師，介護職員，理学療法士，作業療法士，言語聴覚士	日帰りで利用者が通所し，入浴や食事の提供を行うほか，機能維持と回復のためのリハを提供する．
訪問リハ	理学療法士，作業療法士，言語聴覚士	自宅でのリハの実施と指導を行う．

介護保険サービスの種類や関連する各職種の特徴を理解したうえで連携をはかることが重要である．

介護保険制度と院外職種

院外職種の役割

- 介護保険制度は2000年より施行された社会保険制度であり,要介護者を介護保険制度の理念のもとに社会全体で支援するものである.
- 介護保険制度は多職種連携による居宅サービスが行われることにより要介護者の在宅生活を支援する.
- 退院後に携わる院外職種の特徴と役割(表Ⅱ-42)を理解し,リハの観点から様々な院外職種との情報交換や連携をはかる.

介護支援専門員の役割

- 介護支援専門員は要介護者からの相談をもとに,要介護度に応じたケアプランの立案などを行い,介護保険制度における中心的役割を果たす.
- 介護支援専門員は,利用者や家族のニーズをもとにアセスメントを行い,利用者の抱える課題や今後の目標を明確にしたうえで,要介護度に応じたケアプランを立案しサービス内容を提案する(図Ⅱ-29).
- リハスタッフは介護支援専門員に対して必要な情報提供を行い,

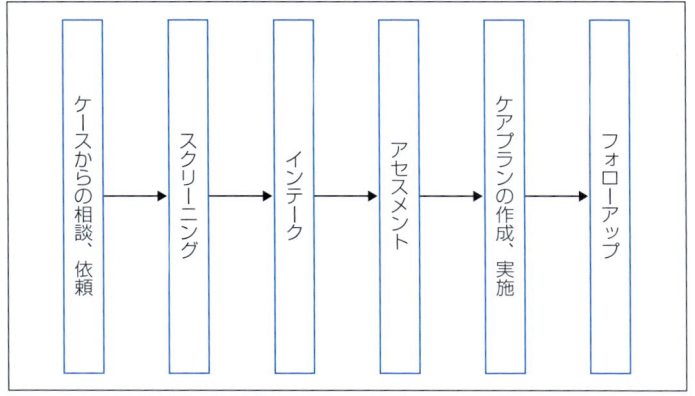

ケースからの相談、依頼 → スクリーニング → インテーク → アセスメント → ケアプランの作成、実施 → フォローアップ

図Ⅱ-29 ケアプラン作成までの流れ
介護支援専門員はケアプラン作成のために情報収集やアセスメントを行う.

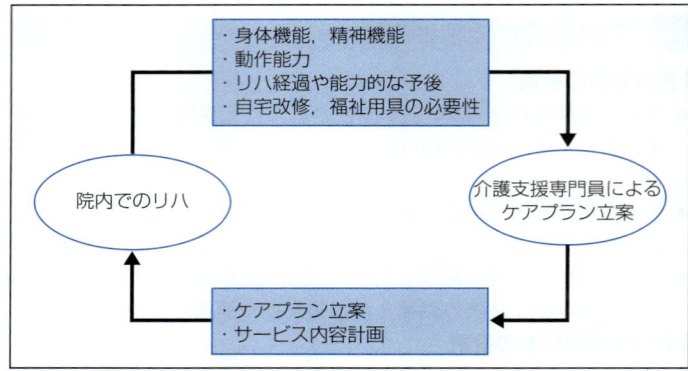

図 II-30 介護支援専門員との情報交換

介護支援専門員によるケアプラン立案のために入院中に必要な情報提供を行い,さらにケアプランの内容から退院後生活を予測したうえで院内でのリハプランを再考する.

さらにケアプランの内容から退院後の課題や生活内容を予測し,退院支援計画を進めていく(図 II-30).

院外職種との具体的な連携方法

- 2011年に行われた全国回復期リハビリテーション連絡協議会の調査[1])では,97.2%の回復期施設が退院前のサービス担当者会議を開催しており,退院前訪問指導に介護支援専門員が同行する施設は71.8%であった.
- 院外職種に対しては,情報提供書などを用いた連携方法も有用であるが,入院中からの院外職種との直接的な協業活動は,退院後の予測される問題点や介入方法を共有するために可能な限り実践するべきである.
- 入院中に介護支援専門員や訪問看護師などの院外職種とのケア会議を実践することは,有効な情報交換の方法である.
- 合同カンファレンスや勉強会により,知識の共有や連携方法についての検討を行う(図 II-31)ことも必要である.

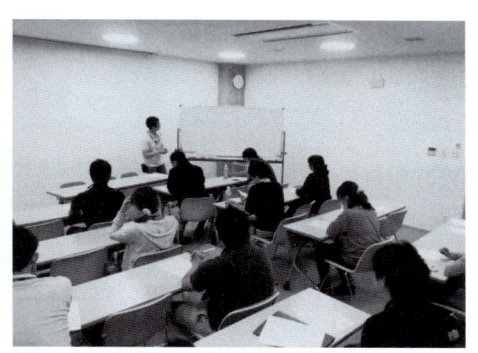

図Ⅱ-31　訪問リハ部門との合同カンファレンス
当院で実施している訪問リハ部門との合同カンファレンス．症例報告を中心に行い，情報や知識の共有を行っている．

ここがポイント！

- 退院後の合併症を予防し，QOLを維持していくために，院外職種との連携，協業が重要である．
- 院外職種の役割を理解し，円滑な連携がはかれるように情報交換を行う．そのためにはホームエバリュエーションの同行やケア会議の開催などが有効である．
- 介護支援専門員は介護保険制度における重要な職種であり，退院後生活に向けたチームアプローチにおいて中核的役割を担う．ケアプラン立案においては，リハ専門職として必要な情報提供や助言を行う．

文献

1）全国回復期リハビリテーション病棟連絡協議会：回復期リハビリテーションの現状と課題に関する調査報告書．pp24-25, 回復期リハビリテーション病棟協会，2012

（久野純治）

5 家族指導

わが国における介護の現状（平成22年 国民生活基礎調査より）

- 脳血管疾患はわが国において最も要介護状態の要因となる疾患である（図Ⅱ-32）．
- 要介護者と同居している介護者の性別は，男性30.6％に比較して，女性が69.4％と多く，さらに年齢階級別にみると，男女ともに60〜69歳が最も多かった（男性24.7％，女性31.3％）．
- 在宅で生活している要支援，要介護者の世帯においては，核家族世帯が31.4％と最も多かった．

家族指導の意義と役割

- 「脳卒中治療ガイドライン2009」[1]では，患者・家族に対し健康増進や再発予防，障害をもってからのライフスタイル，現在の治

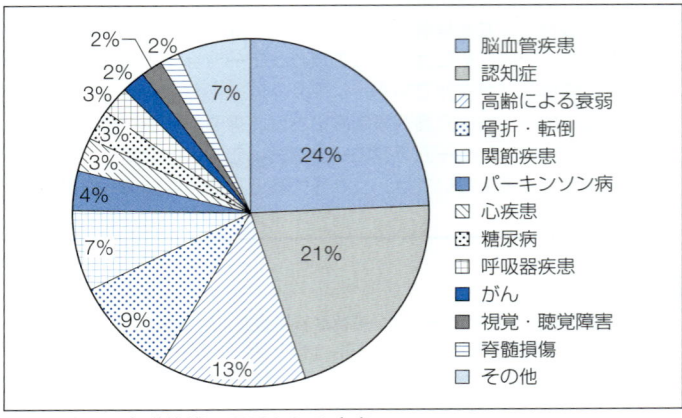

図Ⅱ-32 要介護状態の要因となる疾患

要介護状態となる要因としては脳血管疾患が24％と最も多い．
（平成22年度 国民生活基礎調査）

療，リハの内容，介護方法やホームプログラム，利用可能な福祉資源などについて，早期からチームにより，情報提供に加えて，教育を行うことが勧められている．
- 脳卒中患者にとって退院後の家族サポートは必須である一方，介護は身体的・精神的な負担が大きいうえに，老々介護や核家族化の増加によりさらに複雑化している．
- 家族の負担を軽減し患者のADLを維持するためには，入院中より家族指導を行うことが必要である．

文献レビューより

武政ら[2)]による脳卒中患者に対する介護者負担についての報告では，介護負担感が高ければ，介護者のQOLは低下することを示している．その結果から介護者のQOL向上のためにも動作指導や介護指導が重要であると述べている．
患者同様，家族にとっても退院後生活に適応することは容易ではなく，後遺症によって生じる発症前生活との違いに困惑することが多い．医療チームは家族が抱える精神的不安やストレスなどに対して積極的にかかわることが重要である．

> **ここがポイント！**
> - 脳卒中介護は障害の特性などにより家族にとって多大な負担となり，介護者自身のQOLにも大きく影響する．
> - 早期から家族指導を適切に行うことにより，退院後のADL維持や円滑な退院支援が可能となり，家族の負担感の軽減も期待できる．

家族指導の具体的方法と留意点（図Ⅱ-33）

- 家族の介護力を評価することが重要である．家族自身が高齢や疾患を有している場合，また遠方在住や不規則な就労時間の場合は家族指導の内容や方法を考慮する必要がある．
- 家族指導について，チームで目的や内容を共有し，院内各職種による役割分担を明確にする．
- 退院に向けて作成されたパンフレットや冊子を使用した指導は家族の知識や理解向上にとって有用である（図Ⅱ-34）．
- 指導した内容について理解度や達成度が確認され，十分ではない場合は反復して指導を行う．

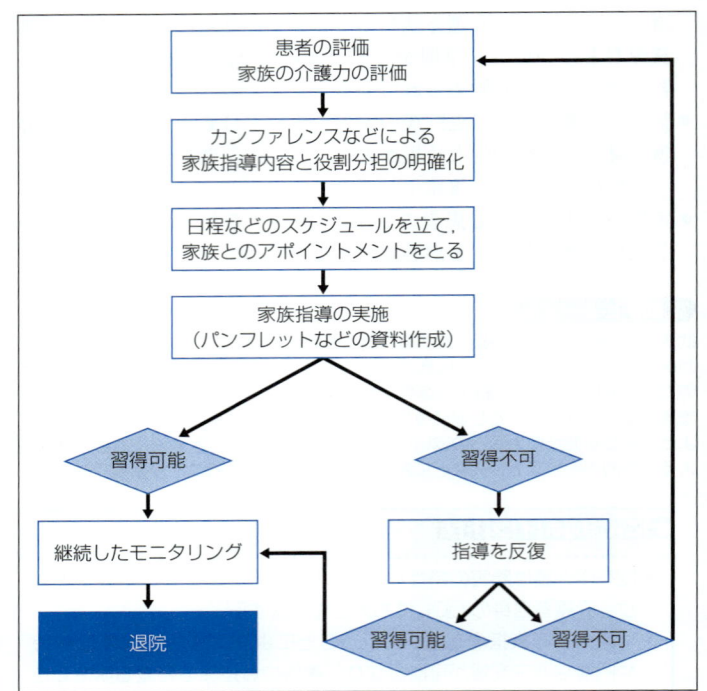

```
┌─────────────────────────┐
│   患者の評価             │◄──────┐
│   家族の介護力の評価     │       │
└────────────┬────────────┘       │
             ▼                     │
┌─────────────────────────┐       │
│ カンファレンスなどによる │       │
│ 家族指導内容と役割分担の明確化│   │
└────────────┬────────────┘       │
             ▼                     │
┌─────────────────────────┐       │
│ 日程などのスケジュールを立て，│   │
│ 家族とのアポイントメントをとる│   │
└────────────┬────────────┘       │
             ▼                     │
┌─────────────────────────┐       │
│   家族指導の実施         │       │
│ （パンフレットなどの資料作成）│   │
└──────┬──────────┬───────┘       │
       ▼          ▼                │
   ◇習得可能◇  ◇習得不可◇         │
       │          │                │
       ▼          ▼                │
┌──────────┐ ┌──────────┐         │
│継続したモニタリング│ │指導を反復│◄┘
└────┬─────┘ └────┬─────┘
     ▼        ┌───┴───┐
 ┌──────┐   ▼       ▼
 │ 退院 │ ◇習得可能◇ ◇習得不可◇
 └──────┘
```

図Ⅱ-33　家族指導の手順

家族指導は可能な限り早期から計画的に実施する必要がある．指導においては家族の理解度を評価することが重要である．

- 退院前に膨大な内容を指導することは家族にとって負担となるため，計画的かつ実行可能な指導プランを立案する必要がある．

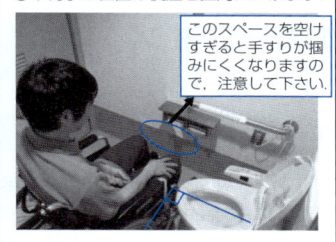

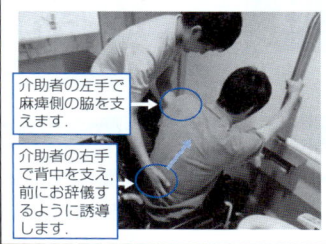

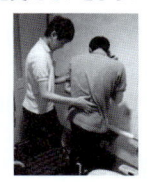

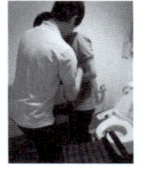

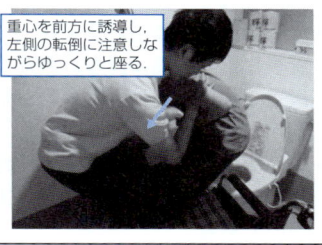

図Ⅱ-34 家族指導に使用されるパンフレット
写真などを多く用いながら，わかりやすく簡潔に作成する．

> **ここがポイント！**
> - 家族の介護力を評価したうえで，チームで家族指導の目的や役割分担を明確にし，計画的に実施する．
> - パンフレットの作成は写真などを用いてわかりやすくなるように工夫する．
> - 家族が，指導内容を習得困難な場合は，反復して実施し習得状況について継続して評価をする．

文献

1) 篠原幸人，他（編）：脳卒中治療ガイドライン2009．協和企画，2009
2) 武政誠一，他：通所リハビリテーションサービスを利用している在宅高齢脳卒中片麻痺者の家族介護者のQOLとその関連要因について．理療科 27：61-66，2012

（久野純治）

6 ホームエバリュエーション

ホームエバリュエーションの目的

- 国際生活機能分類(International Classification of Functioning, Disability and Health:ICF)においては環境因子の重要性が述べられており[1]，患者の障害を総合的に捉えていくことの重要性が強調されている．
- 脳卒中患者は障害の多様性に加えて入院が長期になりやすく，退院後に自宅環境に直ちに適応することは容易ではない．家屋内の段差や敷居などにより移動が制限され，活動範囲が狭小化する場合がある．
- ホームエバリュエーションは患者の環境因子を明確にしたうえで，障害を包括的に捉え，具体的な解決策を立てるための有用な手段である
- ホームエバリュエーションでは自宅環境のほかに，自宅周辺環境や家族の介護力などについても合わせて評価(図Ⅱ-35)される．

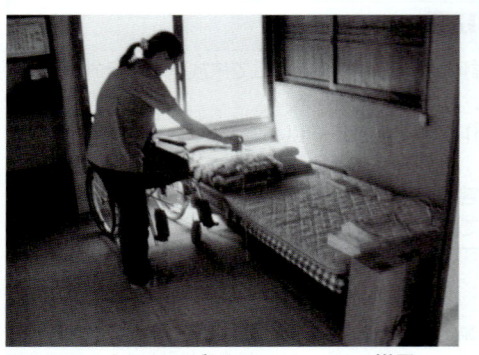

図Ⅱ-35 ホームエバリュエーションの様子
実際の自宅環境において家屋状況の確認などを行う．院内環境との違いを確認し，具体的な対策を検討する．

また院内での動作能力との差異を確認し，退院後の ADL について明確にしておくことも重要である(表Ⅱ-43).

表Ⅱ-43 ホームエバリュエーションにおいて評価される内容

①家屋内環境：段差，浴室やトイレ，動線を確認し改修案を提案する．
②福祉用具：歩行補助具，ベッドなどを選定する．
③自宅周辺環境：屋外活動範囲と近隣環境の状況を確認する．
④家族の介護力：介護方法の習得状況を確認する．
⑤インフォーマルサポート：地域住民との関係性やサポートの有無を評価する．
⑥動作能力：特に院内環境との差異について確認する．

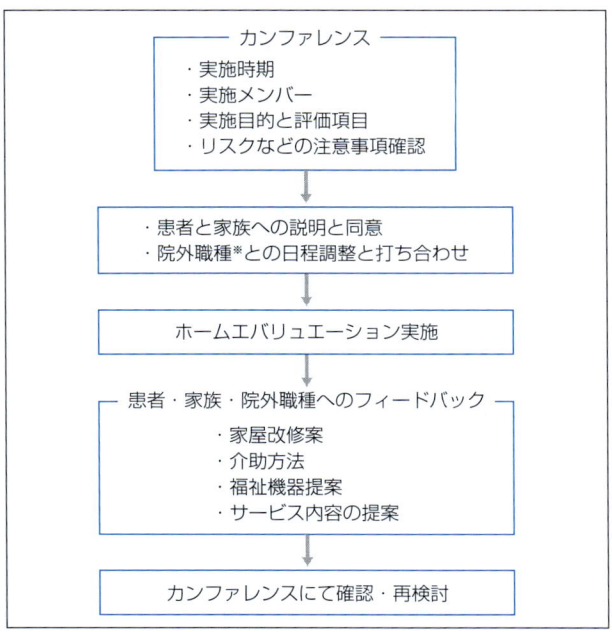

```
┌─ カンファレンス ─┐
│ ・実施時期         │
│ ・実施メンバー     │
│ ・実施目的と評価項目 │
│ ・リスクなどの注意事項確認 │
└──────────┘
       ↓
・患者と家族への説明と同意
・院外職種*との日程調整と打ち合わせ
       ↓
ホームエバリュエーション実施
       ↓
┌─ 患者・家族・院外職種へのフィードバック ─┐
│ ・家屋改修案       │
│ ・介助方法         │
│ ・福祉機器提案     │
│ ・サービス内容の提案 │
└──────────────────┘
       ↓
カンファレンスにて確認・再検討
```

図Ⅱ-36 ホームエバリュエーションの手順

実施目的を明確にし，患者と家族へ説明をし同意を得る．院外職種と連携をとりながら進めていくことが重要である．実施後は患者や家族，また関連職種などに対してフィードバックを行うことが重要である．
※院外職種：介護支援専門員，工務店業者，福祉機器業者など

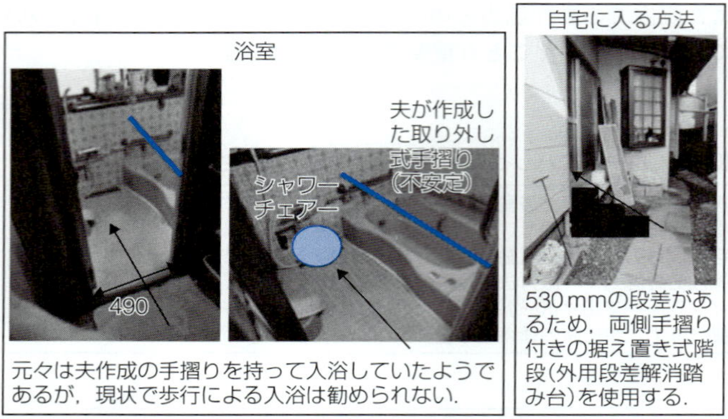

図Ⅱ-37 ホームエバリュエーション報告書の一例
ホームエバリュエーションで検討された内容は写真などを使用してまとめ，多職種や家族，または院外職種に伝達する際に用いることができる．

ホームエバリュエーションの手順（図Ⅱ-36）

- ホームエバリュエーションは退院計画の過程において行われ，カンファレンスなどにて必要性や目的について検討しておく．
- 検討された内容は，医師やセラピストを通じて患者と家族に十分に説明し同意を得ておく．
- 介護支援専門員などの院外職種の参加により，効率のよい評価や検討が可能になるため，可能な範囲で依頼をすることが望ましい．
- ホームエバリュエーション後は，実施結果をもとに，チーム内で再度検討し，さらに患者や家族，院外職種を含めた多職種間での検討を行う．また家族や介護支援専門員に対するフィードバックを行う際には，写真などを用いてわかりやすく作成されたホームエバリュエーション報告書が有用である（図Ⅱ-37）．
- 当院ではホームエバリュエーションにおいて実施検定表を使用している．実施時のチェックポイントを明確にするのみでなく，職員教育の一環として使用している（図Ⅱ-38）．

Home evaluation 実施検定

被験者　　　　　　　　　　　　　　　　　　　　　　　評価日

- 被験者は各項目において指導者より実施可否の判定を受けること．
- 各項目に実施可能の判定を受けた後，室長に承認を得て検定合格となる．
- 最初の同行者は自動車運転歴と日常の運転習慣などを確認する．
- 同行者は判定の基準に難渋した場合は室長，主任に確認する．

日付							
同行者							
準備	車の手配・物品の準備ができる						
	ホームエバの書類準備・管理ができる						
	患者・家族への依頼と日程調整ができる						
	必要な人材(ケアマネ・大工など)設定ができる						
	患者能力や家族の介護力の評価ができる						
	退院後生活や利用サービスがイメージできる						
	ホームエバの目的を患者・家族と共有できる						
待遇等	患者・家族のニーズが上手く捉えられている						
	患者・家族・ケアマネへの説明が的確である						
知識技術	改修や福祉用具などの提案が適切である						
	患者の動作確認や介助が安全にできる						
	家族に対して的確な介助指導ができる						
	適切な時間内で効率的に進行できる						
	普段の動作能力との相違に対し評価できる						
その他	ホームエバ内容のまとめと報告ができる						
同行者コメント							

図Ⅱ-38　ホームエバリュエーション実施検定表

当院では実施時のチェックポイントとして利用している．経験の浅いセラピストは下記項目の実施可否について指導者からチェックを受けるようにしている．

脳卒中患者と家屋環境

家屋評価と改修

- ホームエバリュエーションの目的の1つとして家屋環境の評価と指導が挙げられる.
- 日本の住宅環境は, 障害者にとって好ましい環境ではなく(表Ⅱ-44)[2], 段差昇降や床上動作など脳卒中患者が困難とされる複雑な動作方法が求められる場合が多い.
- セラピストは患者の動作能力を理解したうえで改修案を提案するが, 利便性や安全性のみでなく, 費用面などさまざまな視点から

表Ⅱ-44 現代の日本家屋にみられる特徴

①住宅内外の段差が多い.
②幅, スペースが狭い(尺貫法の影響).
③室内面積が狭いうえに, 家具類が多い.
④しゃがむ, 畳に座るなどの動作が必要.
⑤各室間の気温差が大きい.

(市原正隆：居住環境整備における医療・福祉からのアプローチ. 岐阜医療科学大学紀要 4：45-59, 2010)

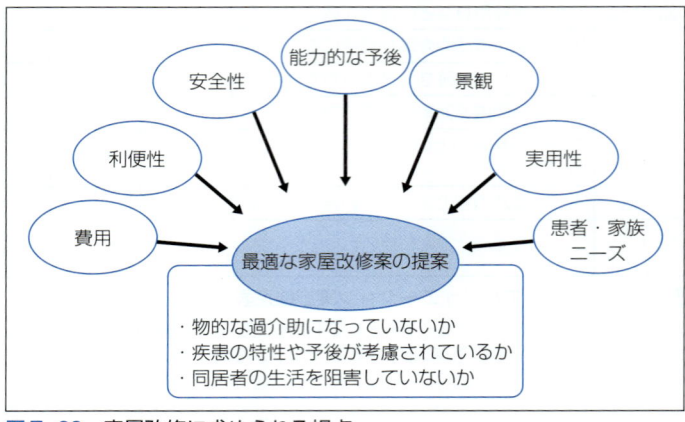

図Ⅱ-39 家屋改修に求められる視点

改修案の提案は幅広い視点のなかで検討される.

最適な提案をする必要がある(図Ⅱ-39).
- 改修により同居家族の生活が阻害される事例などもあり,メリットとデメリットを相互に配慮したうえで患者と家族に説明を行うことが重要である.

> **ここがポイント！**
> - ホームエバリュエーションは,患者の環境要因を含めたうえで障害像を全体的に捉え,退院後生活のための課題と対策を明確にするために実施する.
> - カンファレンスにて目的などを明確にするとともに,患者と家族に対する十分な説明が重要である.
> - 家屋改修は実用性のみならず,さまざまな視点から総合的に判断し,患者と家族のニーズを確認しながら最適な改修案を提案する.

文献
1) 障害者福祉研究会(編):国際生活機能分類―国際障害分類改訂版.中央法規出版,2002
2) 市原正隆:居住環境整備における医療・福祉からのアプローチ.岐阜医療科学大学紀要 4:45-59, 2010

(久野純治)

7 社会復帰のための準備

脳卒中患者にとっての社会復帰の意義

- 脳卒中患者は身体的制限や長期入院により,退院後には活動が狭小化する傾向にある.
- 地域との関わりの減少,就労困難などにより社会生活への復帰が困難となった場合,QOL が低下する傾向にある.
- セラピストは自宅生活への復帰に重点をおく傾向があるが,地域や職場などに対する患者自身の関わり方,また活動や参加内容についても重視するべきである.

社会復帰支援と福祉用具

- 高齢者は下肢筋力低下などから転倒リスクが高く,退院後の活動場面での転倒転落が危惧される.
- 転倒転落などによる二次的外傷の発生は,身体的および経済的な患者負担が発生するのみでなく,患者に恐怖心などの精神的影響も与え,さらなる活動範囲の狭小化を招く.
- 退院後の身体活動性を維持し社会復帰を支援するためには,歩行障害などの身体的制限に対する適切な福祉用具の提案と指導が求められる(図 II-40).

文献レビューより

鈴木[1]は 65 歳以上の高齢者であれば,約 1/3 が 1 年間に 1 度転倒するとしている.
したがって,退院後の転倒転落は十分に予測・対応されることであり,身体機能に応じた適切な福祉用具を選定することが転倒転落の予防につながる.

ここがポイント!

- 退院後に転倒を予防し,活動性を維持することが QOL 向上につながる.
- 福祉機器を適切に使用することは社会復帰において有用である.

7 社会復帰のための準備

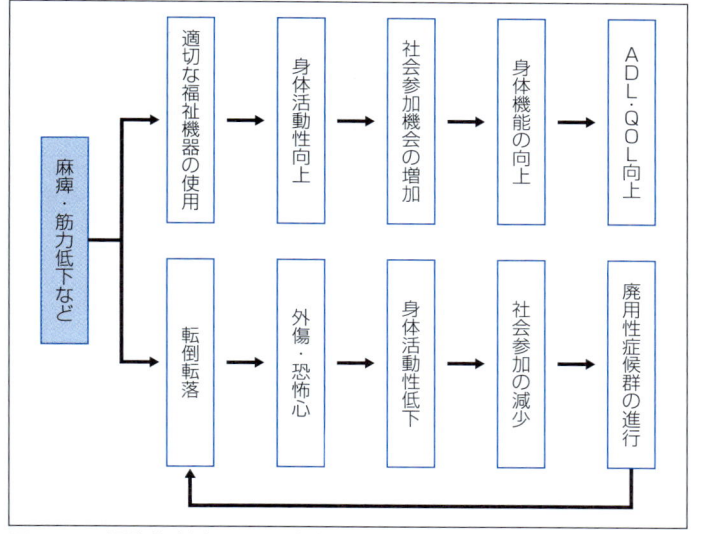

図Ⅱ-40 退院後生活における福祉用具の意義
福祉用具の使用により，活動性や社会参加が増加．身体機能やADL，QOLの向上につながる．

福祉用具の選択（図Ⅱ-41）

- 福祉用具は患者の身体的特性や精神機能，退院後の活動状況を十分に理解したうえで選択される．
- 福祉機器の特性を理解し，使用におけるメリットとデメリットを理解する．
- 同様の目的の福祉機器であっても，メーカーや機種などにより使用方法などが異なるため，製品特性についても理解しておく．
- 使用用途，禁忌，期待される効果などについて，福祉用具専門相談員などと連携し，患者と家族に十分な説明を行い，理解度を確認する．
- 介護保険制度により，福祉用具について，13種目の賃与および5種目の購入費支給が設けられている（表Ⅱ-45）．賃与対象となっている福祉用具には介護度によっては対象とならない場合も

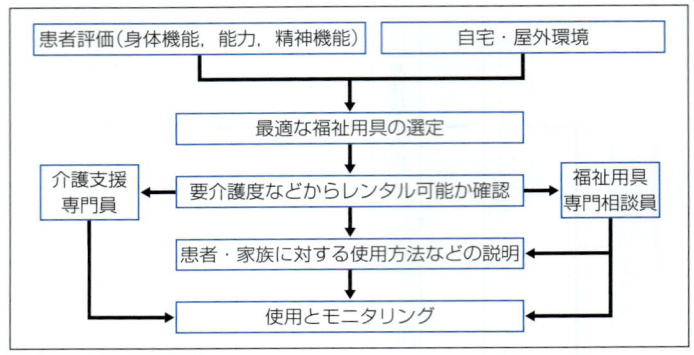

図Ⅱ-41 福祉機器選択の流れ

患者評価や環境面から最適な福祉用具を選定し，レンタル可能であるかを確認する．他職種と協業し，患者や家族への説明や指導を行うことも重要である．

表Ⅱ-45 介護保険制度により賃与，購入可能な福祉用具

○賃与種目
車椅子[※1]，車椅子付属品[※1]（クッションなど），特殊寝台[※1]，体位変換器[※1]，特殊寝台付属品[※1]，褥瘡予防用具[※1]，手すり，スロープ，歩行器，歩行補助杖（1本杖は対象外），認知症老人徘徊感知機器[※1]，移動用リフト[※1]，自動排泄処理装置[※2]
○購入種目
腰掛便座，特殊尿器，入浴補助用具，簡易浴槽，つり具

※1 要介護度1と要支援者は原則として使用できない．
※2 要介護度1〜要介護度3の者は原則的に使用できない．

あり，注意を要する．
- 当院では院内に福祉機器展示のためのスペースを設けており，患者と家族が実際の商品を確認または使用できるようにしている（図Ⅱ-42）．

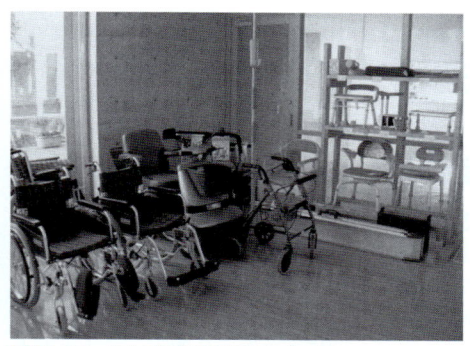

図Ⅱ-42 福祉用具の展示スペース
実際の福祉用具を見て，さらに体験できるようにすることで適切な福祉用具の選定に役立つ．

> **ここがポイント！**
> - 患者の評価を行ったうえで，それに合わせた福祉機器の選択を行う．
> - 患者や家族に対してのメリット・デメリットの説明が必要である．
> - 介護保険での賃与・購入可能なものを理解しておく．

文献
1) 鈴木隆雄：転倒・転落の疫学．骨粗鬆症治療 9：222-225, 2010

(久野純治)

8 自動車運転

脳卒中患者の自動車運転について

- 自動車運転は身体機能，認知機能，感情など，あらゆる能力を統合して行われる複雑な活動の1つである．このため，脳卒中患者のなかには機能障害の程度が軽度であっても，運転に支障を来す可能性のある症例が多く存在する．
- 現在，運転能力について単独で評価のできる検査や，確立された評価法は存在しない．このため，患者一人ひとりについてさまざまな視点から評価を行い，総合的に判断を行う必要がある．
- 脳卒中患者の自動車運転再開にあたり，気をつけるポイントとしては以下が挙げられる．

①けいれんや脳卒中再発のリスク
　この点については，リハビリでの評価や免許センターでの適性検査前に，危険性が低いと診断されている必要がある．

②運動障害や感覚障害による影響（麻痺・深部感覚など）
　麻痺によってハンドル・ブレーキの操作が困難になるだけでなく，失調や感覚障害などでも，アクセルとブレーキの踏み誤りや，微妙なコントロールなどに影響が生じる可能性があるため，慎重な確認が必要である．

③高次脳機能障害による影響（半側空間無視，注意障害，遂行機能障害・思考力低下など）
　麻痺がなくても，高次脳機能障害が運転に大きく影響することもある．特に半側空間無視や注意障害などは，軽度の障害であっても，同時に複数の刺激に注意を向け対応をしなければならない運転操作においては致命的な影響を及ぼす可能性があるため，シミュレーターや実車教習など，複雑な状況下で細かく確認する必要がある．

④視野障害による影響（視野欠損や複視など）
　視野の障害も標識や歩行者の見落としなど，重大な事故につながる可能性があるため，確認が必要である．

自動車運転に関わる法令

関連する法令
- 身体の障害や一定の病気などの症状のため，安全な運転に支障のある方については，道路交通法および道路交通法施行令により，一定の要件を設けて，運転免許試験に合格された場合であっても運転免許を拒否，または保留されること，また運転免許を受けた後でこの要件に該当することとなった場合は，運転免許を取り消し，または一定期間その効力を停止されることが定められている．ただし，要件について該当しているか否かは，それぞれ個別に都道府県公安委員会が判断すべきこととされている．

A 一定の病気とは
- 統合失調症，てんかん，再発性の失神，無自覚性の低血糖症，躁うつ病，重度の眠気の症状を呈する睡眠障害，その他精神障害，脳卒中(脳梗塞・脳出血・くも膜下出血・一過性脳虚血発作など)，認知症

B 脳卒中の場合
- 運転免許の取消しまたは効力の停止を行う場合の基準として，以下が挙げられている．見当識障害，記憶障害，判断障害，注意障害，運動障害，視覚障害および聴覚障害
- A，B に該当する場合，図Ⅱ-43 の方法で公的機関により運転の適正を評価される必要がある．

運転の適正の評価

実車前評価
臨床現場での評価としては以下のものが挙げられる．これらの評価を行い，運転が可能か控えるべきかを総合的に判断することになる．

A 情報収集
- 病歴：現病歴，既往歴，服薬，てんかんの有無
- 運転歴：運転年数，事故歴，車両タイプ(AT/MT など)
- 運転目的：どんな目的で運転が必要か(通勤，買い物など)
- 運転環境：頻度，時間帯，同乗者の有無，道路状況

免許の取り消しまたは停止の理由となる病気の症状があった場合
①病気の症状について申告書に記入(主に警察署にて対応)
↓
②各都道府県の運転適性相談窓口へ(主に免許センターにて対応)
この際,主治医の診断書の提出,または専門医の診断が求められる
③公安委員会による運転可否決定
適格(運転可能),条件付き適格(改造などの条件付きで再開),免許取り消し,停止など

図Ⅱ-43 運動再開までの流れ
運転可否の判定は公安委員会で行われるため,医療機関に運転の可否を直接判断する権限はない.しかし,判定の際の重要な資料となる診断書の作成を求められることが多いため,医師,PT,OT,STがそれぞれの視点から適切に評価を行う必要がある.

B 機能評価
- 身体機能:関節可動域,筋緊張,筋力,協調性とバランス,感覚,移乗・移動能力
- 認知機能:注意,集中,記憶,遂行機能,処理速度
- 視覚機能:視力,視野,視空間機能,視覚的注意機能
- 聴覚機能:難聴の有無,聴覚的注意機能

1. 自動車運転に関連する高次脳機能評価
- 国内文献で自動車運転と関連があるとされているものには,TMT-A・B,仮名拾いテスト,コース立方体組み合わせテスト,WAIS-Ⅲ,BIT,BADSなどが挙げられているが,まだ一定のコンセンサスは得られていない.また,これら机上における静的な評価と,実際の自動車の運転という動的な課題との違いがあるため,この限界も知っておくべきである.このため,上記の評価法でスクリーニングを行いながら,患者の症状に応じてより詳細な評価を行うとともに,その他の評価と併せて慎重に判断する必要がある(『精神機能と高次脳機能評価』の項,193ページを参照).

C 運転に対する認識の評価
- 本人:自身の現在の能力を適切に把握しているか,危険に対する認識など
- 家族:患者の現状を適切に把握しているか,自動車運転に対して

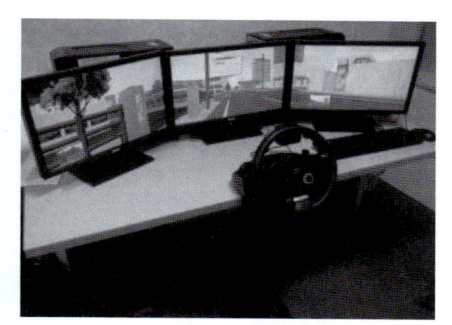

図Ⅱ-44 Honda セーフティナビ

の賛否など

シミュレーターを用いた評価(図Ⅱ-44)

- 現在,自動車運転評価や練習のための標準的なシミュレーターは存在しないが,米国では多くの研究者がシミュレーター評価は実際の運転技能をある程度予測できるものであると結論づけている.日本でもシミュレーターを用いた評価・アプローチを行う病院が増えてきており,今後研究が進むことが期待される.
- また,シミュレーター独自の利点を最大限に活用し,実車評価と併用することで,さらに質の高い評価が行えると考えられる.

シミュレーターの利点

- 周囲の人に危害を与えることなく評価が行える.
- さまざまな危険場面を想定した道路状況を設定し,反応を確認できる.
- リプレイ機能で,自身の運転を客観的に見直せる.
- 病院内で繰り返し実施することができる(経済的であり,機器への適応性,注意のムラなども評価可能).
- 実車評価に臨める状況にあるかどうかを判断する際にも役立つ.

実車評価

- 実車での評価は,最も実践的で得られる情報も多いため,地域の教習所などと連携しながらできる限り実施できるとよい.
- しかし,実車評価時に想定する運転状況は,教習所という特殊な環境であり,評価場面という不自然な状況下のため,実際の運転

状況をそのまま反映するものではないということを念頭におく必要がある．あくまでも，さまざまな評価と実車教習での様子を統合して評価する視点が重要である．
- また実車評価は，患者および家族に十分な説明を行い，同意を得たうえで行う必要がある．

実車評価のポイント
- 乗り降りを含めた身体機能的な動作は可能か
- 運転操作(アクセル，ブレーキ，ウィンカー，ハンドブレーキなど)が円滑に行えるか，特にブラインドでアクセルとブレーキの踏み替えが適切にできるかを評価する必要がある．
- 走行位置や速度を適切に調整できるか
- 十分な安全確認が行えるか
- 標識や道路状況に応じた運転が行えるか
- 教官からの助言を生かせるか
- 教官やセラピストと患者との間で認識に差がないか(患者の自己評価が適切か)

> **ここがポイント！**
> ―評価を進めるにあたって―
> - 医療側と評価を受ける患者が，共通認識をもつことが重要
> - そのためには，さまざまな視点からの適切な評価とともに，十分な説明が必要

患者・家族への説明

- 医療機関では医学的な評価と公安委員会に提出する書類の作成は可能であるが，自動車運転の可否を判断する権限はない．また公安委員会は運転操作の可否についての判断はするが，その運転車の運転についての安全性まで保証するものではない．このため，運転を行うか否かの最終判断は患者本人と家族にゆだねられている．
- このため，評価結果については患者や家族が十分に理解できるよう，具体的かつ丁寧に説明する必要がある．患者や家族が適切に判断できるよう支援することが医療機関の役割の1つであると

思われる．
- また，運転を中止するという結果に至った場合，患者や家族のQOLに大きな影響を及ぼしたり，心理的な喪失感を感じさせたりすることがある．このため，代替的移動手段について相談する，運転以外の目標を再設定するなど，その後のフォローを行うことも重要である．

説明をする際のポイント
①運転を再開する場合
- 自己責任についての説明を十分に行う．
- 評価結果に基づき，注意する点などを具体的に伝える．

②現時点では再開が難しいと考えられる場合
- 現時点では危険性が高いことを伝える．
- 現時点で無理に運転を再開するのでなく，時期をみて再評価することを提案する．
- 患者自身の認識が難しい場合は，家族へ十分に説明する．

③運転再開が困難と思われる場合
- 運転が困難な理由について，なるべく具体的に丁寧に伝える．
- 患者自身の認識が難しい場合は，家族へ十分に説明する．
- 代替移動手段の相談や，免許返納による公共交通料金の割引制度などの情報提供を行う．

海外の状況

- 海外では公的機関により運転適性の判断基準が設けられている国も存在する．以下にその例を挙げる．本邦でもこうした脳卒中患者の自動車運転に関する法整備や，自動車リハビリテーションの発展が望まれる．

A 英国
- 特定の疾患について，運転免許交付局への報告義務規定がある．
- 医学的運転適性の疾患別ガイドライン(at a glance guide to the current medical standards of fitness to drive)が公開されている．
- ガイドラインでは，疾患ごとに，発症からの期間などによって免許の停止や取り消しなどが詳細に決められている．

B 米国
- 脳損傷後の運転資格や運転技能評価は法的強制力を受けない．

- しかし運転技能評価を義務づける法規制は州によって定められている.
- 自動車運転リハビリテーションプログラム(driver rehabilitation program：DRP)および認定自動車運転リハビリテーション専門士(certified driver rehabilitation specialist：CDRS)が存在する.

〔木伏 結〕

III

維持期・在宅での対応

- 退院後にも，患者の状態や介護状況が変化するため，状況に応じて流動的に利用形態を変更できる，地域連携の体制づくりも求められる．例えば，退院直後は在宅生活を再構築するために「訪問リハビリテーション」を利用し，生活が安定し，社会的交流の機会や家族の休息のために「通所リハビリテーション」へ移行する，など．
- 医療保険でのリハビリテーションと介護保険でのリハビリテーションは，原則的に併用できない．
- 訪問リハビリテーションでは，要介護認定されている場合は介護保険優先，特定疾患の場合は医療保険での対応になる．

💬 脳卒中治療ガイドライン 2009 より

- 回復期リハビリテーション終了後の慢性期脳卒中患者に対して，筋力，体力，歩行能力などの維持・向上させることが勧められる（グレードA）．そのために，訪問リハビリテーションや外来リハビリテーション，地域リハビリテーションについての適応を考慮する（グレードB）．

〔篠原幸人，他（編）：脳卒中治療ガイドライン 2009．p291，協和企画，2009〕

維持期（生活期）リハビリテーションの視点

- 維持期リハビリテーションでは，治療という「医学モデル」と，生活者として対象者を捉える「生活モデル」による複眼的視点が求められる．
- 機能改善が見込めない場合でも，介護方法や住環境の整備，生活リズムの助言，地域資源や生活資源の活用などにより，生活全体が調整され，活動や参加を促すことができる．
- 「患者-環境」の適合や，生活へのアプローチを行うため，セラピストは，治療者としてだけでなく，「コーディネーター」としての役割が求められる．

> ### ここがポイント！
> - 退院後，機能レベルは低下する．
> - 個人・環境因子を配慮し，「活動・参加」を含めた「生活機能」の維持向上をはかる．
> - その人に合ったリハビリテーションを継続できるよう支援する．
> - 生活をコーディネートし，自立支援，QOL 向上を目指す．

文献

1) 砂子田篤：機能的状態の予後予測．総合リハ 26：1119-1125, 1998
2) Legg L, et al：Rehabilitation therapy services for stroke patients living at home：systematic review of randomized trials. Lancet 363：352-356, 2004
3) 篠原幸人，他（編）：脳卒中治療ガイドライン 2009．p291，協和企画，2009

（甲斐宏子）

2 介護資源の活用とケアプラン検討

介護支援専門員のケアプラン作成

- 介護支援専門員が，本人・家族の状態や希望に基づいて，利用するサービスを盛り込んだケアプラン(介護サービス計画)を作成する(『院外の多職種連携』の項，274ページ参照).
- 介護資源は，介護保険給付による在宅サービスや施設サービス(表Ⅲ-1)のほか，インフォーマルなサービス(表Ⅲ-2)もあり，積極的に利用を検討する.

介護支援専門員との連携

- 介護支援専門員の立てたケア目標は，「機能維持改善」「エンパワーメント」「依存からの開放・生活自立」にかかわる視点が欠落

表Ⅲ-1 介護保険サービス

在宅サービス[*1]	地域密着型サービス
・訪問サービス:訪問介護，訪問入浴，訪問看護，訪問リハ ・通所サービス:通所介護(デイサービス)，通所リハ(デイケア) ・施設への短期入所(ショートステイ) ・福祉用具の貸与・購入，住宅改修 ・特定施設入居者生活介護(介護付き有料老人ホームなど) ・ケアプランの作成	・夜間対応型訪問介護 ・認知症対応型通所介護 ・小規模多機能型居宅介護 ・認知症対応型共同生活介護(グループホーム) ・小規模な介護付き有料老人ホーム等[*2] ・小規模な特別養護老人ホーム[*2]
	施設サービス[*3]
	・介護老人福祉施設(特別養護老人ホーム) ・介護老人保健施設 ・介護療養型医療施設(療養病床等)

原則，医療保険と介護保険の併用は不可．各保険適用対象は以下の通り．
介護保険：要介護認定を受けている被保険者
医療保険：要介護認定を受けていない介護保険被保険者，急性増悪・難病などの患者および精神疾患を患っている患者
*1 要支援者の場合，「介護予防」がつく．
*2 定員29人以下．
*3 要支援者は利用不可．

している[1]，との指摘もある．リハ職種が連携の必要性を認識し，介護支援専門員に働きかける姿勢が必要である．
- 相互の役割や「得手不得手」を理解し，連携をはかる（表Ⅲ-3）．
- サービス担当者会議にて，ケアプラン原案をもとに専門家としての意見・提案を行い，ケアプランを作成する．会議開催のメリットは多い（表Ⅲ-4）．
- 初回導入時だけでなく，区分変更時にもサービス担当者会議は開催される．また，ADL変化によるサービス内容の変更や，目標・ケアプランの再考が必要な際には，リハ職種から開催の提案を積極的に行う．

ケアプラン作成におけるセラピストの役割
- ケアプラン作成におけるセラピストの役割は，生活動作能力と環境の適合評価をふまえたプランの提案，患者・家族の意向と生活機能予後を勘案した目標設定，目標達成のための介入などである．

表Ⅲ-2　介護保険給付対象外のインフォーマルなサービス
- 市町村保健師などの訪問指導，健康づくりや介護予防をテーマとした教室など
- 配食サービス，緊急通報システム
- 地域住民による見守りなど

表Ⅲ-3　介護支援専門員とセラピストの役割

	生活の視点	介護の補填	他事業所との連絡	生活機能予後	環境調整	機能維持改善	潜在能力の引き出し
介護支援専門員	◎	◎	◎	△	△	×	△
セラピスト	○	×	△	◎	◎	◎	◎

表Ⅲ-4　サービス担当者会議開催のメリット
- サービス担当者と協働でケアプランの検討ができる．
- 情報共有ができ，多職種の専門職種の意見や経験を参考に，より望ましいプラン作成ができる．
- 患者を支援するチームとしての意識が芽生え，目標に向けて連携がはかれる．
- チームとしてケアプラン作成と生活支援に取り組んでいることが，患者・家族に理解でき，安心感が生まれる．
- 患者・家族もプラン作成に加わることで，主体的な意識をもてる．

A 生活動作と環境の評価

- 退院前に行った住宅改修や退院前訪問指導での環境整備が，実際の生活場面で適合しているかのチェックを行い，生活に合わせて修正や提案を行う．退院後の生活安定期にも，定期的な評価と調整が必要である．
- 必要な福祉用具の選定のほか，人的支援が必要であれば，生活リズムのなかで，いつ，どのような介入がどの程度必要か，訪問介護や訪問入浴，通所サービスの利用について，患者・家族・介護支援専門員らと検討する．

B 生活機能予後の予測

- 「生活機能予後」とは，「心身機能」「活動」「参加」レベルそれぞれにおける将来の状態のことをいう．発症前・発症時・現在までの経過・現在の総合的な評価に，「個人因子」「環境因子」による影響を加味することで，生活機能予後の予測することができる[2]．
- 同程度の身体機能，動作能力であっても，住環境や家族構成，患者のキャラクターによって，退院後の生活スタイルや活動性は大きく異なる．現実的な目標設定か，などの検証を行う際，重要な情報となる．

C 患者・家族が本当に望むことを引き出す

- 個別リハ，とりわけ在宅では，パーソナルスペースのなかで診療を行うため，患者や家族が，人生を振り返ったり，心情を吐露する場面に遭遇する機会が多い．
- 本心や本当に望む生活のイメージを引き出し，ケアプラン作成に反映できるよう支援する．患者・家族が発言をしやすい場作りをするなど，自発性を促すコーチング的な介入が望ましい．
- 本人・家族の主訴に現れない，希望や楽しみや喜び，不自由さや不安につながる事柄を，生活場面の様子から読み解くことも必要である．

D 他職種への情報提供（図Ⅲ-3）

- 患者の参加・活動を促す，「自立支援」の共通理解が重要である．
- 訪問介護職は，セラピスト以上に生活場面にかかわる重要な職種

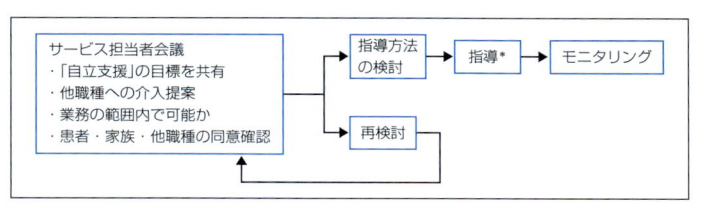

```
┌─────────────────────────┐    ┌─────────┐   ┌─────┐   ┌──────────┐
│ サービス担当者会議        │ →  │指導方法 │ → │指導*│ → │モニタリング│
│ ・「自立支援」の目標を共有 │    │の検討   │   └─────┘   └──────────┘
│ ・他職種への介入提案      │    └─────────┘
│ ・業務の範囲内で可能か    │         ↓
│ ・患者・家族・他職種の同意確認│  ┌─────────┐
│                         │    │ 再検討  │
└─────────────────────────┘    └─────────┘
             ↑_____|
```

図Ⅲ-3　他職種への指導の流れ

＊2012(平成24)年度の介護報酬改定により，訪問介護事業所との連携に対して300単位/回(3月に1回を限度，訪問看護Ⅰ5での算定の場合は非該当)の算定が認められた．

であり，連携の必要性も高い．「できるADL」の提示により，過介護から最低限の介助へと是正し，獲得した生活動作の習慣化をはかる．家事動作や買い物を一緒に行うプランなどは，動作のポイントや環境設定，リスク管理などを添えた具体的な提案を心がける．

- 通所施設との連携においては，施設内移動方法の提示，動作介助方法，簡単な運動，作業活動などの提案を行う．適切な歩行補助具での歩行を提案することで，歩行機会が増え，ADLや体力向上に奏功することもある．

E 生活を展開させていく提案をする

- 退院後，生活が安定すると，現行のサービスを利用しながら「維持」していく，という消極的なプランになりやすい．
- 長期的な経過のなかで，ADLが維持されていても，活動性や活動範囲が低下し，廃用症候群のリスクを有している場合がある．安定期から展開期に向けては，特にセラピストから，活動・参加の拡大につながる提案が求められる．
- 問題改善や課題解決だけでなく，強みを生かした主体的な生活を支援する視点が求められる．

文献

1) 入江多津子：リハビリテーションとケアマネジメント．総合リハ 38：519-525, 2010
2) 吉良健司(編)：はじめての訪問リハビリテーション．pp80-81, 医学書院, 2007

（甲斐宏子）

3 長期的に ADL を維持するために

- 長期的に ADL を維持することは,「その人らしい生活の継続」を下支えする.
- ADL を維持するうえで,介護負担が軽減できるよう介護者に配慮し,自立支援や QOL 向上を目指した積極的な介入をすることも必要である.
- 「残存能力を生かす生活動作」「運動の習慣化」「活動の拡大」をキーワードに,本人・家族への指導,生活のコーディネートを行う(図 Ⅲ-4).

している ADL の確認

「できる」ADL と「している」ADL の乖離

- 退院直後には,環境変化による混乱から,「できる ADL」と「している ADL」に乖離が生じ,活動性低下を来しやすい.
- 「できる ADL」を行わないことで,活動性低下から廃用症候群の

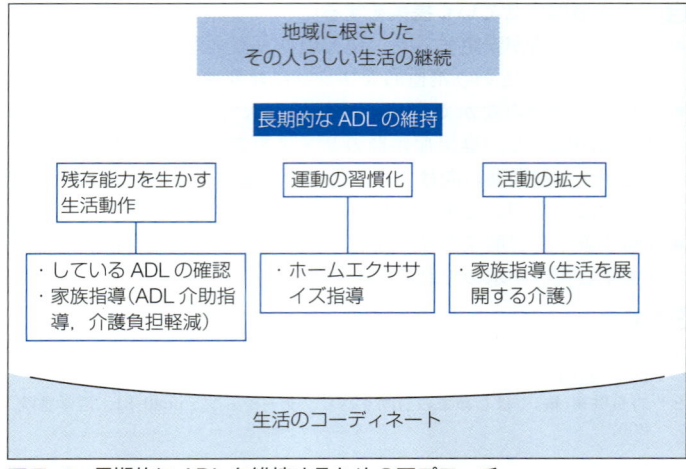

図Ⅲ-4 長期的に ADL を維持するためのアプローチ

表Ⅲ-5　「している ADL」確認の項目

- いつ，どこで，誰が，どのように
- 1日の流れ，週・月・季節
- 患者の能力，意向
- 環境
- 介助方法，介護力，介護負担

悪循環に陥り，ADL低下，介護負担増大により，在宅療養の継続が困難になることもある．
- 「している ADL」と「できる ADL」との乖離の要因を探り，生活機能向上のための介入方法を検討する．
- 患者，介護者，環境，それぞれにおけるさまざまな要因が複雑に絡み合っている．環境整備やサービス利用，介護者への教育的介入など，症例により効果的な介入が異なる．

「している ADL」確認のポイント（表Ⅲ-5）

- 実際の生活環境，介助者，介助方法で，実際に動いてもらい，動作場面を確認しながら，環境や介護者の評価も行う．
- 実際の場面を確認することで，患者や家族が認識していない問題の発見や，わずかな工夫で問題解決に至る場合もある．

家族への介護指導

- 在宅生活において，家族がいかに介護を行うかは，最重要事項である．患者への支援と同様，家族への介護支援も重視する必要がある．
- 介護は，健康サポートから日常的な生活動作，外出支援まで，幅広く多岐にわたる．
- セラピストによる介護指導の主なポイントは，ADL維持に効果的な介助指導，運動の習慣化や QOL 向上のサポート，介護負担軽減のための介護体制づくりである．
- 退院後の生活段階に応じて，ティーチング的手法とコーチング的手法を併用する．信頼関係の構築をはかり，患者の自立支援と介護負担軽減の両立を目指す介護指導を行い，患者・家族の自発性を育む指導へと展開していく（表Ⅲ-6）．

表Ⅲ-6 生活段階に応じた介護指導

	生活混乱期	生活安定期	生活拡大期
介護指導目標	・退院直後, 環境変化による生活機能低下に対応 ・基本的な生活の再構築 ・介護負担軽減	・再構築された生活の維持 ・活動性の維持拡大	・家庭内役割や余暇活動など活動拡大 ・介護者のゆとり作り
教育・指導方法	ティーチング的手法 ──────────────→ コーチング的手法		
介護指導のポイント	・生活背景や意向の把握 ・労い, 努力への称賛 ・肯定的対応 ・信頼関係構築	・過介護の是正 ・残存能力を生かす ・活動を促す ・介護負担の軽減	・家族として望む生活のイメージ作り ・展開していく後押し

表Ⅲ-7 生活動作設定のポイント

- 患者, 家族の考えや想いをくみ取る
- 残存能力を生かした動作方法
- 1日の流れ, 家族の生活リズムも考慮
- 負担の少ない介助方法
- 動作のしやすい環境整備
- 介護負担軽減のためのサービス利用

表Ⅲ-8 介助方法指導のポイント

- 患者・家族が納得した方法を導入する
- 介助のポイントを絞る
- 紙面に明記(写真やイラスト付き)
- 介助時に目に付く場所に掲示する
- 実演指導, 反復練習, 介助動作の確認
- 福祉用具の使用方法の説明

家族へのADL指導

- 在宅におけるリハの主役は「患者・家族」である. 一方的な介助指導を行うのではなく,「どのように生活を再構築していくか」をともに考え, 専門的な指導や助言を提供する姿勢をとる. 自立を見据えた関係性づくりが重要である.
- ADLの維持に効果的な生活動作方法の設定, 介助方法の指導を行う(表Ⅲ-7, Ⅲ-8).

生活のコーディネート

- 活動性を維持するためには, 生活動作の設定, 移動方法, 日中の過ごし方, 運動習慣, セルフケア以外の活動など, いかに生活のなかで活動機会を作るか, 定着させられるか, が鍵となる.
- 病棟と大きく異なる点は, 介護者含め, 同居家族の生活への配慮が必要な点である.

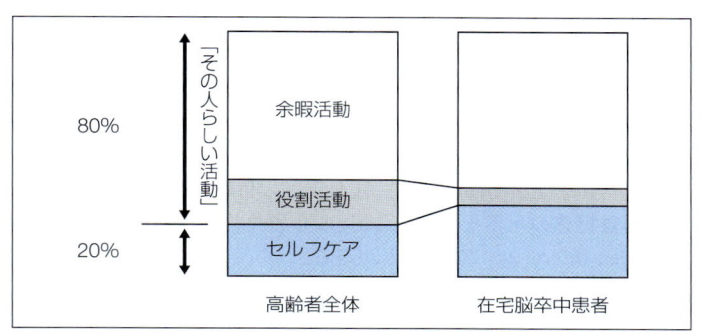

図Ⅲ-5　1日の生活行為の内容と費やしている時間
(山永裕明,他:回復期から維持期の連携パス.地域リハ3:220-225,2008)

- 介護力低下などの問題で,生活動作を通しての活動性向上が困難な場合は,通所サービス利用時に活動機会を作るなど,生活全体を見渡したプランの提示が求められる.

生活を展開させる介護
- 1日の生活行為の内容と費やしている時間をみると,セルフケアに費やされるのは20%前後である[1].脳卒中患者は,そうでない人に比べ,セルフケアの割合は高くなり,役割の消失と不活発な余暇時間で占められた生活になりやすい.余暇時間の内容はテレビやごろ寝といった不活発な活動で占められている(図Ⅲ-5)[2].
- 介護指導においては,セルフケアにかかる負担を極力減らし,患者がその人らしい活動(役割活動や余暇活動)を展開させるための家族介護ができるよう支援できるとよい.
- 家事の一部を担うことや車椅子での外出,地域のイベントに参加をするなど,生活活動が拡大することで,障害がありながらも,生きがいや喜びをもつことができる.結果的に長期的なADL維持や介護負担軽減にもつながることが期待できる.

介護負担感の軽減
- 患者が在宅生活を継続するうえで,家族の介護負担感軽減は,重要課題であり,維持期(生活期)リハの目標の1つにも挙げられている.
- 介護負担感には,時間的拘束によるストレス,精神的なストレ

ス，身体介助や夜間の介護による肉体的ストレスが関係している．
- 介護負担感は主観的なものであり，特に，患者との関係性，家族関係に関連したストレスが背景にある場合もある．
- 家族の思いに耳を傾け，精神的支援だけでなく，具体的な介護体制づくりや家族関係の調整，社会資源の利用を提案する．
- 介護負担感の尺度として，Zaritの介護負担尺度(Zarit Caregiver Burden Interview：ZBI)などがある．

患者や家族のホームエクササイズ指導

- 廃用症候群の予防，長期的なADL・体力の維持に，運動の習慣化やホームエクササイズは必要不可欠である．
- 退院後の在宅生活において，入院中のように常時介助下で運動をすることは，ほとんどの場合難しい．いかに生活のなかに運動を取り入れ，継続していくか，が大きな課題である．
- 在宅におけるホームエクササイズの目的は，本人・家族の依存的・消極的な活動から，主体的・積極的な活動への行動変容である[3]．

目標設定

- ホームエクササイズの定着や継続性には，患者・家族のモチベーションが大きく関与する．患者・家族が本心から望んでいることを引き出し，長期目標として設定する．
- 短期目標は，長期目標達成に必要な課題を抽出し，専門職による客観的な評価・課題分析に基づいた予後予測から，実現可能な目標を提案する．
- 「下衣着脱の間の立位保持」「畳から立ち上がり」「まずは海岸までの往復」など，わかりやすい具体的な目標がよい．
- 次の季節行事(花見・墓参り・夏休みの孫の来訪・野菜の種まきなど)に合わせた内容を設定すると，3〜4か月先のイメージを共有しやすく，「活動」「参加」の拡大，QOL向上にも繋がりやすい．

プログラム設定

- 機能練習，生活動作の反復，参加の拡大など，どのレベルへの介入が効果的かについては症例により異なる．家族の生活リズムや介護力，患者の性格などから，習慣化しやすく効果的な内容を検

討する.
- 1日・1週間の生活リズムに合わせ,どの時間に誰とどのように行うか,などを具体的に決めておくことも重要である.
- 介入初期の生活混乱期や意欲の継続が困難な場合は,1週間,1か月単位でプログラム内容を変更していくこともある.

生活動作レベル別のポイント(図Ⅲ-6)

A 自立〜杖歩行レベル

- ストレッチや筋力練習などの機能練習を中心としたプログラムや,複合的な運動を取り入れる.運動量の確保も必要であり,具体的なセット数や目安となる歩行距離や時間も提示する.
- 家事などの家庭内の「役割活動」や友人との公園散歩など「余暇活動」と関連づけ,立位動作や屋外歩行などを習慣化する.
- 痙性コントロールや転倒予防などの視点も重要である.

B 軽介助〜中等度介助レベル

- 入院中には介助下で行えるために機能維持ができていた場合でも,在宅では家族の付き添いを要するために,運動機会が激減することが多い.
- 1人でできる運動,家族介助で行う運動のほか,ヘルパーや通所などのサービス利用時に行う内容など,生活の場面に合わせた複数のプログラムを組み合わせることで,無理なく運動量を確保する.
- 生活動作に関連したプログラムの提案を行う(トイレの度に手すりで起立練習など).

C 重介助〜寝たきりレベル

- 生活動作環境の設定
- 生活動作時に毎回行うプログラム(食事前の口の運動,オムツ交換時にお尻上げ・寝返り運動)
- 苦痛軽減,介護負担軽減の視点も必要である.
- 拘縮が顕著な場合,清潔保持やオムツ交換,更衣動作,車椅子坐位などの動作維持に必要な目安角度を提示すると,家族やケア従事者で共有・協力がしやすい.

指導の対象(図Ⅲ-6)

- 介護度が増すほど,介護者への指導が多くなる.自立レベルが高い場合でも,声かけや生活場面での配慮が必要不可欠であるた

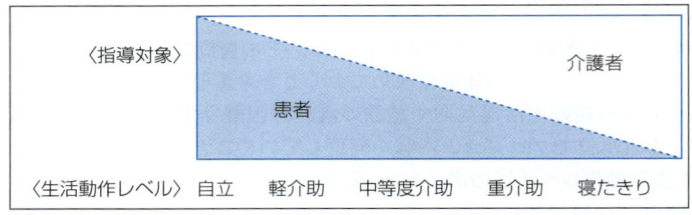

図Ⅲ-6 生活動作レベルと指導対象

め，家族を巻き込んだ指導が望ましい．

指導
- リスク管理と負荷量の調整を行う．
- わかりやすい資料作成や掲示，ポイントを絞った指導を行う．
- 声かけや実施状況の確認など，多職種で協働して取り組む．
- カレンダーなどを用いたセルフチェックを促す．

モニタリング
- 実施状況については，実施有無だけでなく，正しく，安全に行えているかも確認する．
- 定期的に効果判定をもとに行うフィードバックが，最も重要である．トレーニング内容の何がどのように奏功したのかをわかりやすく伝える．動作遂行度チェックや数値化(所要時間や距離など)，画像や動画による視覚的な提示も効果的である．
- 介護者に対しては，労いや賞賛，励ましにより，継続性が高められる．
- 目標の再設定，状況に応じたプログラムの変更を行う．

> **ここがポイント！**
> - 長期的にADLを維持するためには，残存能力を生かした生活動作の獲得，運動の習慣化，活動の拡大が必要である．
> - しているADLの確認，介護指導，ホームエクササイズ指導を行う．
> - 介護負担の軽減，自立支援の視点をもち，生活をコーディネートする．

文献

1) 総務省:平成 23 年社会生活基本調査.
   (http://www.stat.go.jp/data/shakai/2011)
2) 山永裕明,他:回復期から維持期の連携パス.地域リハ 3:220–225, 2008
3) 中間信一:在宅における脳卒中患者のセルフエクササイズ.理学療法 25:390–396, 2008

(甲斐宏子)

4 体調不良時の対応

在宅でのリハ実施に際してのリスク

- 在宅では,病状の変化の把握や体調不良の早期発見がしにくく,検査などの実施できる評価が限られているため重症度の判断もしにくい.治療介入についても手探りにならざるを得ない状況である.このような環境下において,限られた情報や道具を使って短時間で体調不良を発見する役割,体調不良の重症度判断をする役割,体調不良に対応する役割が,訪問する医療・介護従事者には求められる.
- リハも例外ではなく,発見や重症度の判断,対応に関する知識,技術を身につけることと,対応の手順を明確にしておくことが必要である.
- また,体調不良のなかには,生命の危機につながるような体調不良が隠れている場合もある.自己ですべてを判断することは限界がある.体調不良があり,治療介入の必要性を感じた時点で,医師や看護師への情報提供を行い,救急車の要請も躊躇せずに実施できるような心づもりも必要である.

病院と在宅での違い(表Ⅲ-9)

体調不良の発見の容易さ
- 病院では,医師や看護師など複数の職種が常に患者の病状を観察している状況にある.
- 在宅においては,医療関係者が常に観察している状況ではなく,また接する頻度が高いのは介護者であるため,患者の病状の観察や早期に体調不良を発見することには限界がある.

体調不良時の重症度判断の容易さ
- 病院であれば,体調不良が発生した時点で,血液検査や画像検査などを行うことで原因分析や重症度の判断ができ,服薬や処置などを講じることができる.
- 在宅では,体調不良が発生した際に,それが重症で治療介入が必

表Ⅲ-9 体調不良時の対応(病院と在宅との比較)

	病院	在宅
発見	リハ実施以前に医師・看護師が発見し,対処を行ってくれている.	急変の予兆を自ら見つけ出さなければいけない.また,それが急変なのか,正常なのか,許容範囲なのかを判断しなければならない.
対応	医師や看護師も対応に準備ができている状況であるため,判断を仰ぎやすい.また,どこに連絡をとればよいかも明確である. 医師や看護師へ受け渡す時間を対処することが求められるため,すぐに役割交代ができる.また,周りのスタッフへ協力依頼することができる.	救急車要請が必要かどうかを自ら判断しなければいけない.また,医師や看護師に判断を仰ぐべきかの判断も求められる. しばらくの間,医療従事者は自分のみであり,どう立ち振る舞えばよいのかも求められる.

要なものなのか,一過性で様子をみておくことでよいのかといった点を判断することには限界がある.

体調不良時の対応の容易さ

- 病院においては,体調不良に対して多職種が多面的に,かつ即時の対応が可能である.
- 在宅においては,対応できる職種や機器も限られる.また,24時間,医療従事者の監視下で対応することは不可能であり,経過観察にも限界がある.

体調不良時の流れ

- 体調不良時の流れとしては,明らかな急変でない限りは,「何かいつもと違う」を発見するところから始まり,バイタルサインなどの測定で情報を収集し,アセスメント(評価)を実施する.それをもとに,急変かどうかの判断をする.
- 判断に伴って,経過観察とするか,救急車要請が必要かなどの対応を実施する.さらに,医師・看護師もしくは救急救命士への引継ぎまで病状軽減・増悪防止のための対処を施す.
- 在宅ではこの一連の流れを実施することが,セラピストに求められる(図Ⅲ-7).

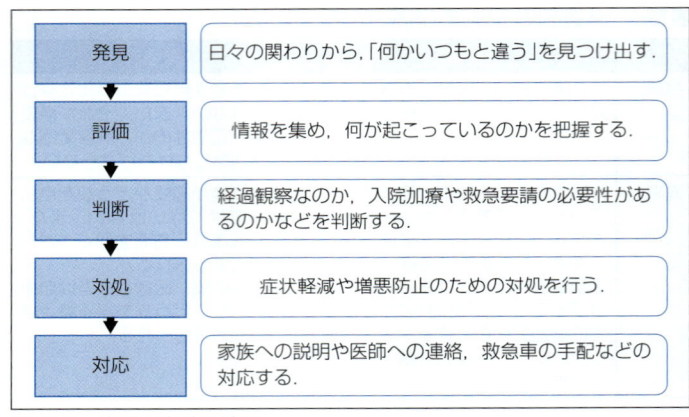

```
発見 → 日々の関わりから,「何かいつもと違う」を見つけ出す.
評価 → 情報を集め,何が起こっているのかを把握する.
判断 → 経過観察なのか,入院加療や救急要請の必要性があるのかなどを判断する.
対処 → 症状軽減や増悪防止のための対処を行う.
対応 → 家族への説明や医師への連絡,救急車の手配などの対応する.
```

図Ⅲ-7 体調不良時の流れ

ここがポイント!

- 在宅での処置には限界がある.
- 体調不良時には安易に様子をみることはせずに,医師・看護師への問い合わせ,救急車要請を躊躇せずに実施する.

「何かいつもと違う」をどう発見するか

- 前述したように,在宅では病院入院中の患者と比較して医師の診察や検査の頻度が少ない.このため在宅医療に携わる医療従事者は早期発見のために患者のわずかな変化にも注意を払う必要がある.
- 本人・家族の体調不良の訴えやセラピスト自身が感じた「何かいつもと違う」や「いつもと違うバイタルサイン」などによって,異常が発見される.
- また,診断名や服薬状況などからも体調不良が予測されることから,可能な範囲で情報収集を事前に行っておくことや医師に確認をとっておくことなどによって,より発見がしやすくなる(表Ⅲ-10).

表Ⅲ-10 「何かいつもと違う」を発見するには

事前のリスク把握	指示書から得られる情報(診断名,服薬状況,医療管理物など),在宅で感じるリスク(家屋状況,介護状況)
いつもの状態を把握	日々のバイタルサイン(血圧,脈拍,呼吸,体温),日常の生活状況(ADL,それ以外も含めて)
最近,変化したことを把握	医学的介入の変更(服薬,医学的管理物,新たな疾患),身体的な変化(体重増加,食欲不振など)

表Ⅲ-11 OPQRST

O	onset	発症様式
P	palliative/provocative factor	寛解・増悪因子
Q	quality/quantity	性質・量
R	region/radiation/related symptom	場所・広がり・関連
S	severity/associated symptom	強さ,随伴症状
T	temporal characteristics	時間経過,日内変動

OPQRSTにより,症状に対する系統的な質問ができる.

> **ここがポイント!**
> ―「何かいつもと違う」を発見するには―
> - いつもの状態を把握しておく.
> - 事前のリスク因子を把握しておく.
> - 最近変化したことを把握しておく.

「何かいつもと違う」からどう情報収集するか

- 本人に症状を聞き出すこととともに,家族から情報収集を行う.
- もれがないように症状を聞き出すために,OPQRSTなどの方法もある(表Ⅲ-11).
- 質問に際しては,Open質問とClose質問の使い分けを意識しながら実施する(表Ⅲ-12).ある程度理解できたところで情報を整理する.
- 自分が受け取った内容が合っているのかを確認する意味でも話の要約を伝えるとよい.
- 質問は,緊急度,時間的制約や回答者の状況も考えて行う必要が

表Ⅲ-12 質問方法

	意味	使用目的
Open質問	回答者が自由に話ができる質問. 例）調子はどうですか？	全体像把握, 感情把握, 関係性構築.
Close質問	回答内容を限定的にする質問. 例）どちら側の足が痛いですか？	聴取内容を確定する, 内容を絞り込んでいく.

表Ⅲ-13 在宅医療で扱う頻度の多い急性疾患

肺炎, 尿路感染, 胆道感染, 蜂窩織炎, COPD急性増悪, 急性心不全, 慢性心不全急性増悪, 気管支喘息発作, 急性胃腸炎, 脱水症, 熱中症, 低体温, 消化器出血, 腸閉塞, 尿閉, 脳出血, 脳梗塞, TIA, てんかん発作・重積発作, 低血糖, 骨折（大腿骨頸部骨折・腰椎圧迫骨折）, 脱臼（股関節脱臼・顎関節脱臼）, 褥瘡感染（仙骨部・坐骨棘部）, 帯状疱疹, 鼻出血, 熱傷, せん妄, 経鼻胃管・胃瘻の自己抜去

ある.
- 問診以外に，居宅サービス事業者がつけているノートなどからも情報を集める．それと並行して，持ち歩いている道具（血圧計，聴診器，体温計，パルスオキシメーター）を駆使して情報収集を行う．そして，症状に合わせて出現が予測される身体的変化などを把握する．

> **ここがポイント！**
> - 本人・家族への問診と，日々の経過ノートで主観的症状や経過を把握しながら，現状起こっていることの客観的な事実を組み合わせ，状況を把握する．

「何かいつもと違う」に対してどう判断するか

- 体にどのようなことが起こっていて，それが経過観察としてよいものなのかを判断する．
- 症状に対してどのような病気が考えられ，それが緊急性はあるのか，重篤性はどのくらいか，病院加療の必要性などを判断しなければならない（表Ⅲ-13, 14）．
- 現場でそれを行うことは困難が予測されるため，事前に起こりう

表Ⅲ-14 救急車要請を考える症状

意識障害，強い胸痛，呼吸促迫，激しい腹痛，冷や汗＋吐き気，のどを詰まらせた，麻痺，しびれ，吐血・下血，大量出血，溺水，骨折疑い

いつもと違って，これらの症状が出現していたら，即救急車を要請する．

表Ⅲ-15 医師や看護師へ連絡すべき症例

- バイタル異常(血圧，脈，呼吸回数，体温，SpO_2)
- 意識レベルの低下
- 神経学系変化(麻痺，構音障害など)
- 筋骨格系変化(発赤，熱感，腫脹，痛み)
- 皮膚疾患(蜂窩織炎，帯状疱疹)
- 出血(鼻出血，吐血，下血)
- 嘔吐
- けいれん
- 医学的管理物の異常・自己抜去

る症状に対してのマニュアルを作成し，それを持ち歩いているとよい．

- 判断に迷う場合は安易に軽症や自宅での経過観察とせずに，重症でないかと考え，医師や看護師への問い合わせ(表Ⅲ-15)や，救急搬送なども躊躇せずに実施することが好ましい．

「体調不良」に対してどう対応するか

- マニュアルと照らし合わせて，「体調不良がある」と判断した場合，もしくは，よくわからないという場合は次の行動として，自宅で様子をみてもらうのか，医師・看護師に相談をするのか，救急車要請かの対応を行う．
- よくわからないが明らかに様子がいつもと違っていて，医師・看護師とも連絡がとれない場合は，救急車の要請を行うほうがベターな選択となる(図Ⅲ-8, 9)．

「体調不良」に備えて，どう対処するか

- 出現している体調不良にどのように対処すべきかを想起して，実施しなければならない．
- 体調不良の症状が現れた際の経過観察や対処方法などを事前にマ

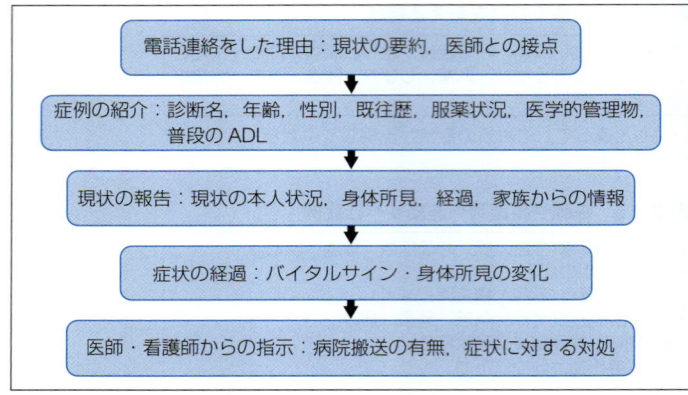

```
電話連絡をした理由：現状の要約，医師との接点
   ↓
症例の紹介：診断名，年齢，性別，既往歴，服薬状況，医学的管理物，普段のADL
   ↓
現状の報告：現状の本人状況，身体所見，経過，家族からの情報
   ↓
症状の経過：バイタルサイン・身体所見の変化
   ↓
医師・看護師からの指示：病院搬送の有無，症状に対する対処
```

図Ⅲ-8 医師・看護師への電話連絡の流れ

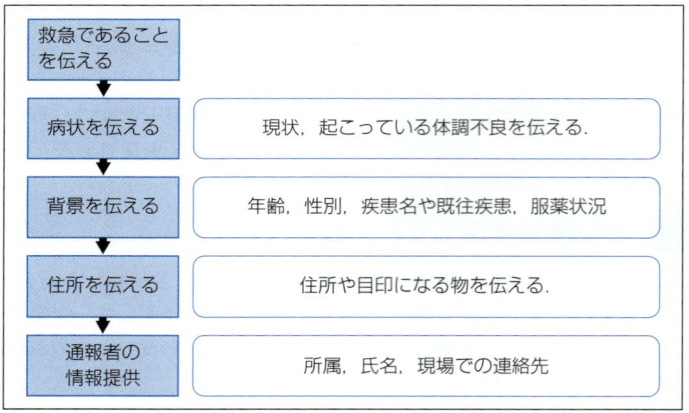

```
救急であることを伝える
   ↓
病状を伝える          現状，起こっている体調不良を伝える．
   ↓
背景を伝える          年齢，性別，疾患名や既往疾患，服薬状況
   ↓
住所を伝える          住所や目印になる物を伝える．
   ↓
通報者の情報提供       所属，氏名，現場での連絡先
```

図Ⅲ-9 救急車要請の流れ

ニュアル化しておき，焦らず対応ができるように準備をしておく必要がある（表Ⅲ-16）．

家族への説明

● 自宅で様子をみると判断した場合にも，その後になって症状が悪

表Ⅲ-16 体調不良に備えて整備しておくべきこと

発見	・機器を準備 ・バイタルサインの意味を理解しておく
判断	・経過を記録するシート ・症状別の評価項目が記されているマニュアル
対応	・連絡先の一覧(医療機関,ケアマネージャー) ・利用者の情報が一覧できるシート
対処	・症状別の対処方法が記されたマニュアル

表Ⅲ-17 嘔吐時に救急車要請を考える症状

- 意識障害(傾眠,昏睡)
- 神経学的所見(麻痺,瞳孔不同,項部硬直など)
- 痛み(頭痛,胸痛,腹痛)
- バイタル変化(呼吸数の著明な増加・低下,血圧低下)
- 吐物内容(血液が混じる,便臭,コーヒー色)
- 腹部の異常(腸管雑音低下・亢進,腹部膨満,圧痛,反跳痛,筋性防御)

化して,医療機関に受診したほうがよい場合も出現する可能性があることを意識し,どのような症状が起こったら受診,あるいは訪問看護師へ連絡をしたほうがよいかといった説明も合わせてしておきたい.

- 基本的には医療従事者ではない介護者が判断や対応することには限界があり,かつ緊急性を要する疾患も隠れていないとも言い切れないことから,介護者が不安に思った時点で,受診,あるいは訪問看護師・医師などの医療者に判断を仰ぐように説明をしておく.

実際の対応の例

- 実際の対応例として,嘔気・嘔吐,発熱に関して,以下に示す.

嘔気・嘔吐

- 嘔気・嘔吐を生じうる疾患のなかでも,緊急性が高いものとしては,消化器系疾患,中枢性疾患,心疾患などがある.これらの疾患を思わせる随伴症状が出現している場合は,生命の危機や重篤な後遺症につながるため,救急車要請も躊躇せずに行うべきである(表Ⅲ-17).

表Ⅲ-18 嘔吐場面での家族への指導内容

- 症状観察の依頼
- 救急車要請が必要な症状と救急車の要請方法
- 症状への対応(脱水予防:少量ずつスポーツドリンクを摂取させる)
- 吐物の処理方法
- 禁忌事項(顔を上に向かせない,吐き気止めを飲ませない,吐くのを我慢させない)

- 現状出現していない場合でも,今後出現する可能性を頭におき,吐物による誤嚥や窒息などの二次的なリスクを予防するため,側臥位を確保するなどの対応を行う.
- 対応を家族に引き継ぐ場合は,側臥位にする理由を説明するとともに,緊急性が高い疾患にみられる具体的な徴候を説明する.また,脱水につながらないようなこまめな飲水についても指導する(表Ⅲ-18).
- さらに,緊急性とは別に,ノロウイルスなどの吐物を介した感染拡大も考える必要がある.家族に対して,吐物の処理方法なども合わせて,伝えておく(表Ⅲ-18).

発熱

- 発熱について,訪問した際には元気だったのに,その後急激に熱が上がってしまうケースはあまりなく,「もともと微熱がある」「熱が少し上がりかけている」という状況で,家族から相談を受ける場合が多い.その際に,受診すべきかどうかの判断と,発熱への対応が求められる.判断する前提として,日頃から対象患者の平熱の確認や,感染源となりうる医学管理物を把握しておく必要がある.
- 「発熱=かぜ」と患者も家族も安易に判断して対応しがちである.確かに多くの場合はかぜと表現される上気道炎の場合が多いが,まれに緊急性を要する疾患が隠れていることもある.特に意識障害や中枢神経障害,敗血性ショック,急激な腹痛を伴う場合は,躊躇せずに救急車要請を実施する(表Ⅲ-19).
- 医師へ対応の判断を仰ぐ場合は,咳嗽・鼻汁・咽頭痛といった上気道炎の症状や家族の状況を先に伝えたうえで気になる点を伝える,といったように伝える順番を考慮しておくと,よりスムーズに判断を仰ぐことができる(表Ⅲ-20).

表Ⅲ-19 発熱対応時に救急車要請を考える症状

- 意識障害(せん妄，傾眠，昏睡)
- 神経学的所見(麻痺，瞳孔不同，項部硬直など)
- 敗血性ショック症状(頻脈，頻呼吸，尿量減少)
- 腹膜刺激症状(腹痛，腹部の筋性防御・反跳痛)

表Ⅲ-20 発熱対応時に医師に伝える情報

- 発熱の持続期間
- 発熱の状況(現状の体温，平熱，寒気)
- 意識状態
- 中枢神経症状
- バイタルサイン(特に頻拍，呼吸数)
- 尿量
- 上気道炎症状の有無(咽頭痛，咳嗽，黄色痰，鼻汁)
- 感冒性胃腸炎症状の有無(下痢，腹痛，悪寒・嘔吐)
- 家族の類似症状の有無
- 医学的な管理状況(胃瘻，カテーテルの有無，服薬変更の有無など)
- 暑熱環境の有無

- 評価の結果，自宅で様子をみる場合は，体を冷やす方法や飲水などを伝えるとともに，緊急性が高い疾患にみられる具体的な徴候を説明する．
- 体内の変化による発熱のほかに，暑熱環境に伴う熱中症の可能性も考えておく必要がある．その際には，熱中症への対応や，緊急性を伴った判断をすべきである．
- 自宅で熱中症の症状が出現しているということは，本人・家族だけでは室温コントロールができない可能性もある．熱中症が疑われる場合は，その場のみでの対応とせずに医師や看護師などに判断を仰ぐか，もしくは救急受診，救急車要請をより積極的に行う必要がある．

参考文献

1) 美濃良夫(編)：高齢者介護急変時対応マニュアル．講談社，2007
2) 亀田メディカルセンター リハビリテーション科 リハビリテーション室(編)：リハビリテーション リスク管理ハンドブック．改訂第2版，メジカルビュー社，2012
3) 日本家庭医療学会(編)：プライマリ・ケア救急―即座の判断が必要なとき．プリメド社，2007
4) 前野哲博，他(編)：帰してはいけない外来患者．医学書院，2012

5) 川口　崇, 他：第1回 QUESTION 患者さんからいざ症状を言われたとき, 鑑別もそんなに思い浮かばないし, どのように話を聞いたらよいかわかりません. 薬事 55：3, 2013
6) 東京消防庁：ためらわず救急車を呼んでほしい症状：大人.
http://www.fdma.go.jp/html/life/kyuukyuusya_manual/pdf/2011/japanese.pdf#page=4

〈佐伯考一〉

5 主治医とのコミュニケーション

在宅でのケアチーム

- 病院でのケアチームは複数の職種が関わることが多く，それぞれの職種の視点でアプローチを行っていく．業務を行っていくなかで，カンファレンスや日々の業務時間での会話などにより，互いの役割や目標などを共有し，協力し合いながらケアを提供している．
- 在宅現場においても，複数の職種がかかわり，ケアを提供することが多い．しかし，在宅でのケアチームは，形成されるチームのメンバーの事業所が単一の事業所ではなく，複数事業所にまたがっていることが多く，それぞれのメンバー同士が場を共有する頻度が少ない．
- そのような現場でチームを形成するには，相手のおかれている状況や専門性，ケアに対する考え方について把握したうえでのコミュニケーションが求められる．

在宅リハと医師とのコミュニケーションの目的

- 在宅リハと医師への情報提供を行う主な目的は，医師から情報や指示をもらうためである．特に，制度上必要な継続の指示書をもらうことと急変対応のための情報提供が重要である．
- 在宅でリハを提供するには，医師から指示書を出してもらう必要がある．多くはスムーズにいくが，指示書が提供されずに苦慮する場合がある．医師の所属する機関に出向いて，直接医師にお願いするケースも見受けられる．
- 指示書を受け取る流れを医師とリハスタッフ双方ともに負担ない形で構築していくことが在宅でのリハを実施するうえでは課題となってくる．
- もう1つ重要なことが，急変時についての情報提供である．在宅場面においては，患者にいつ急変が発生するかわからない．急変が起こると，ただでさえ焦っているのに加えて，いろいろな判

表Ⅲ-21　医師とのコミュニケーションの目的

- 継続した指示を受け取る.
- リスク管理の情報収集.
- アセスメントと方針を伝える.
- 進捗状況を伝える.
- 何らかの介入の検討を医師に依頼する.

表Ⅲ-22　在宅に関わる医師について把握しておくべきこと

①診療科
- 専門診療科
- リハビリ関連科か否か

②勤務形態
- 開業医, 非常勤医師など
- 24時間対応可能か否か

③在宅ケアチームにおける医師の役割
- 主治医, かかりつけ医

断・対応が迫られる状態である. あまりかかわったことがない医師に相談し, 対処の指示をもらうことは難しい. いざというときに相談しやすいよう, 患者個別のリスクや急変と判断すべき基準, 急変の際の対応方法, 連絡方法などを確認しておくとともに, こまめに患者の情報提供を実施し, 必要な情報を収集しておく必要がある(表Ⅲ-21).

コミュニケーション相手としての医師の特徴

- 在宅においては, 複数の職種同士でコミュニケーションをはかり, 互いを把握しながら, ケアチームを構築する必要がある. 在宅ケアチームにかかわる医師に関しても, 以下の3点を把握しておくべきである(表Ⅲ-22).

①医師の診療科
- 家庭医や総合診療医のようにある程度, 全身を全般的に診る医師もいるが, 多くは臓器別に診る医師である. かかわる医師がどのような専門性をもち, どのような視点で患者を診ているのか把握しておく必要がある.
- また, 神経内科や整形外科など, リハに関係が深い診療科なのか, 日頃関連が少ない診療科なのかも把握しておく. これによ

表Ⅲ-23 医師はセラピストとのコミュニケーションで何を求めているか？

医師がすべきこと
・病状の把握
・病状の管理（服薬，副作用管理，生活指導）
医師が知りたいこと
・介入対象となる生活状況の把握
・病状に伴う症状の把握
・服薬状況
・服薬による効果
・服薬に伴う副作用の出現状況
・新たに発生した介入対象の発見
・家族・本人の病気の認識，先行きについての希望

り，指示の内容確認や，リハの報告内容などといった情報の内容を変更していく必要がある．

②勤務形態
- 開業医として地域に根づき，必要とあれば往診も可能な医師もいれば，総合病院に勤める非常勤医師もいる．コミュニケーションのとりやすさが変わってくるため，医師の勤務形態を把握しておく必要がある．
- また，急変時などを考え，24時間対応可能なのか，対応が不可の時間帯はどのように対応がすべきかという点について確認しておく必要がある．

③在宅ケアチームにおける医師の役割
- 在宅ケアチームの対象となる患者は，複数の疾患を抱えていることが多く，そのため医師も複数かかわっている場合がある．役割として，ある特定の疾患に対する主治医としてかかわる医師と，患者を全般的に診ていくかかりつけ医としての役割を担っている医師とがいる．
- 主治医とかかりつけ医が不明瞭な場合もあり，情報提供内容や急変時にどの医師に連絡すべきなのか明確にしておく必要がある．

医師への報告書作成にあたっての注意点（表Ⅲ-23）

- コミュニケーションを阻害する要因として，場の共有やケアに対する考え方が相容れないことや時間差が発生することも影響として考えられる．それとともに，セラピストが提供する内容も，返

- 答を阻害する要因になっている可能性がある．
- 医師の専門性や勤務形態はさまざまであり，それに合わせた情報提供を行う必要がある．リハ職種にとっては，なじみのある検査・評価尺度も，医師によっては，なじみのない場合も考えられる．
- また，在宅のリハではさまざまな視点からの介入となっていることから，情報が多岐になりがちである．ただでさえ多忙な外来において，記載内容が多岐にわたると目にされない可能性も考えられる．役立つ情報提供を行うためには，医師が診療する場面がどのような状況で，どのような介入をしているかを考慮したうえで，リハ内容，日々の生活などを伝え，医師の診療過程に役に立つ内容に絞って記載する必要がある．
- 情報提供を行う際にはどのような目的で，どのような返答を医師に期待して実施するのかを明確にしたうえで行うべきである．

〔佐伯考一〕

付録

1 職務記述書とスキルチェックシート

職務記述書：職員の職務区分や職務領域を定義し，職務遂行に必要な知識・技術の概要を記したもの．

スキルチェックシート：職務記述書をもとに，所属する事業所，各チームにおいて習得するべき知識・技術を示し，履修状況をチェックすることで確認するシート．

力量評価の必要性

- 「あの患者さんの診療は，この職員にできるのですか？」職務記述書とそれに付随するスキルチェックシートの作成は，この質問により始まった．
- 質問は，ISO9001の外部審査で審査員が筆者に問うたものである．意図は「職員の力量を管理し，それに基づいて診療業務を実施しているか」ということである．
- 職務の内容を明確にし，補綴するべき知識・技術を確認する．習得すればその技術を「もっている」と明文し，その職務を提供する．職員の力量把握は，安全で質の高い医療に欠かせない．

	目標となる滞在臨床年数 （資格取得からの年数）	役職との関係
管理職専門職	20年以上	室長・部長
指導職	15年程度	主任・副室長
主担当職	10年程度	副主任
担当職	6年程度	
業務職	3年	

図1　職能の階層

職能の階層

- 臨床家としての力量は，臨床経験年数に加え，人事考課制度のポイントやさまざまな認定，学会での発表経験などで総合的に判断される．図1に当院の職務区分を示す．

当院の職能は 5 段階

- 本項では，当院の脳卒中診療を担当する脳血管チーム「業務職」に必要なスキルを記した．業務職は，国家試験に合格し資格取得後3～5年間滞在をする．脳卒中の診療を担当するセラピストが，臨床5年までに取得するべき内容を示す．

脳卒中リハビリテーションマニュアル
職務記述書　スキルチェックシート

区　分	内　容	確認項目	本書でのページ	チェック
オリエンテーション	脳卒中のリハ	「脳卒中治療ガイドライン2009」を利用できる．	8	☐
	医科点数表の理解	脳血管疾患等リハビリテーション料について理解する．	335	☐
カルテ記載	初期評価のカルテ記載	脳血管チーム初診記録定型文を用いて，24時間以内にカルテ記載が行える．	150	☐
	定期評価のカルテ記載	脳血管チーム定期評価定型文を用いて効果判定とカルテ記載が行える．	157	☐
	最終サマリーのカルテ記載	最終サマリーシステムを用いて，退院後3日以内にカルテ記載が行える．	158	☐
リスク管理	医師指示	離床に際し医師の指示を確認，遂行できる．	115	☐
	全体症状の把握	意識や精神機能などの全体症状を正確に把握できる．	68	☐
	脳卒中再発予防	血圧・脈拍・呼吸数・酸素飽和度測定の意味を理解し，実施できる．意識変化，麻痺増悪の有無を確認できる．	103	☐

区 分	内 容	確認項目	本書でのページ	チェック
リスク管理	症状増悪	急性期の症状悪化を確認することができる.	117	☐
基礎知識	脳の機能解剖	脳血管,大脳,小脳,脳幹の主な働きについて理解できる.	11	☐
	脳梗塞	脳の障害部位と臨床症状について理解できる.	25	☐
	脳出血	脳の障害部位と臨床症状について理解できる.	33	☐
検査	麻痺の評価	Brunnstrom テスト, Stroke Impairment Assesment Set のスコアリングができる.	166	☐
	麻痺の背景評価	腱反射テスト,触診・被動性の筋緊張検査が行える.	171	☐
	感覚	触覚・位置覚の検査ができる.	173	☐
	失語症	失語症状の所見をとることができる.	212	☐
	高次脳機能障害	半側空間無視に代表される高次脳機能障害の所見をとることができる.	193	☐
	ADL 評価	Barthel Index, Functional Independence Measure のスコアリングができる.	180	☐
指導	関節可動域運動	疼痛に配慮しながら関節可動域練習の指導が行える.	236	☐
	筋力強化	疼痛に配慮しながら運動負荷を考慮した運動指導が行える.		☐
	麻痺回復運動	脳卒中治療ガイドライン2009(リハビリテーション)を考慮した運動指導が行える.		☐
	装具療法	脳卒中のアームスリングや下肢装具について理解し,作成・購入の手順を知っている.		☐
	起居動作指導	疾患に応じた方法で起居動作の指導(代償動作を含む)が行える.	250	☐

1 職務記述書とスキルチェックシート

区　分	内　容	確認項目	本書でのページ	チェック
指導	移乗動作指導	疾患に応じた方法で移乗動作の指導（代償動作を含む）が行える．	250	☐
	歩行動作指導	疾患に応じた方法で歩行動作の指導（代償動作を含む）が行える．		☐
	食事動作指導	疾患に応じた方法で食事動作の指導（代償動作を含む）が行える．		☐
	排泄動作指導	疾患に応じた方法で排泄動作の指導（代償動作を含む）が行える．		☐
	家族指導	家族への介助指導を行える．		☐
チーム医療	多職種連携（院内）	カンファレンスを通して多職種と連携し，退院計画を立案できる．	267	☐
	多職種連携（院外）	医療相談員らと連携し，退院後サービスを提案できる．	274	☐
生活指導	福祉用具	車椅子の選定・調整が行える．福祉用具のレンタル・購入の手続きが説明できる．	289	☐
	家屋改修	家屋改修を提案できる．	282	☐
	介護保険	申請方法や認定への流れを説明できる．	304	☐
その他の患者支援	病棟内活動	病棟内での日常生活活動への支援ができる（離床介助・昼食誘導・嚥下体操など）．	260	☐

（佐々木祐介）

2 医科点数表の理解

請求範囲を理解する

- 公的医療保険でリハを実施し，対価としての診療報酬を受けるリハ専門職は，請求の範囲と必要な条件を熟知すべきである．
- 脳血管リハビリテーション料（以下脳血管リハ料）に含まれていた廃用症候群は，平成 24 年度診療報酬改定で含まれながらも明確に「廃用症候群」とわかる構造（表 1, 2）となった．

> **ここがポイント！**
> —資格—
> - 理学療法士・作業療法士：1965（昭和 40）年制定された「理学療法士及び作業療法士法」による[1]．
> - 言語聴覚士：1997（平成 9）年制定された「言語聴覚士法」による．
> - 言語聴覚士は以前，言語療法士といい，学校や病院で言語に関する業務を行っていた．しかし言語療法士は教育系と医療系の大きな二体系であったため，厚生労働大臣免許の資格となることが遅れた．

表 1 脳血管リハビリテーション料

	I	II	III
廃用症候群以外	245 点	200 点	100 点
廃用症候群	180 点	146 点	77 点

この患者で急性増悪（1 週間以内に FIM または BI が 10 以上低下した場合）し，入院中であれば 1 単位につき 30 点加算

表 2 180 日を超える脳血管リハビリテーション料（一月 13 単位まで）

	I	II	III
廃用症候群以外	221 点	180 点	90 点
廃用症候群	212 点	171 点	90 点

脳卒中リハのこれまで

- 1961(昭和36)年に各種保険は統合され，現在の皆保険制度が達成される．
- 脳卒中のリハを回想してみると，昭和50年代は脳卒中治療に3か月，その後のリハは，地方の病院を転々とし数年に及ぶという時代であった．
- 昭和60年代に入り，ようやく都市部の病院でも脳卒中のリハが実施され始める．当時，リハの各療法は，「複雑なもの」と「簡単なもの」という2種類の請求種別で構成されていた．
- 1994(平成6)年度，施設基準は有資格者の人員用件と施設の広さを基準として段階付けが強化．「総合リハ施設」なる基準が新設され，施設基準によりリハの質が分けられていた．
- 病院は急性期病院とそれ以外に分化され始めた．急性期病院はあらゆる医療設備・機器，そして人的にも重装備で，「急性期」の医療を求められた．一方，それ以外は療養型病院と介護保健施設に機能分化され，社会的入院をフォローしながらも多くの施設は在宅復帰を目指すこととなる．
- 2000(平成12)年度介護保険制度が運用された．
- 2006(平成18)年度の改定は，都市部のリハ機能充実を目指す．施設基準の建物要件は大幅に緩和し，人的要件を高めていく．この年，診療報酬の種別に各療法の名前は消えた．
- 急性期と療養型・介護保険の間を取り持つ形で「回復期リハ病棟」が新設される．各療法はADL自立という具体的な目標を共有し在宅復帰を目指すこととなる．

> **ここがポイント！**
> - 回復期リハビリテーション病棟入院料では，成果主義が導入されている．
> - 成果とは，重症患者の入院率，ADL改善度，在宅復帰率の3項目である．
> - 成果によって入院基本料が変わる．

脳血管疾患等リハビリテーション(脳血管リハ)料

- 脳血管リハ料は脳卒中,脳腫瘍,脊髄損傷,各種神経疾患,そして廃用症候群を診療対象とする(表3).

> **ここがポイント！**
> - これまで廃用症候群は,起因とする疾患を特定しないため,安易な算定対象として使用されてきた.
> - 廃用症候群を算定する場合,毎月所定の様式に記入をして診療報酬明細書に添付する.
> - 廃用症候群を来した患者に「廃用症候群」という算定項目はきわめて重要な項目である.安易に使用せず,有効に活用していくべきである.

表3 脳血管疾患等リハビリテーション料

廃用症候群以外	脳梗塞・脳出血・くも膜下出血その他の急性発症した脳血管疾患またはその手術後の患者,脳腫瘍・脳膿瘍・脊髄損傷・脊髄腫瘍その他の急性発症した中枢神経疾患またはその手術後の患者,多発性神経炎・多発性硬化症・末梢神経障害その他の神経疾患の患者,パーキンソン病・脊髄小脳変性症その他の慢性の神経筋疾患の患者,失語症・失認および失行症ならびに高次脳機能障害の患者,難聴や人工内耳植込手術などに伴う聴覚・言語機能の障害を有する患者,顎・口腔の先天異常に伴う構音障害を有する患者
廃用症候群	外科手術または肺炎などの治療時の安静による廃用症候群その他のリハを要する状態の患者であって,一定以上の基本動作能力,応用動作能力,言語聴覚能力および日常生活能力の低下を来しているもの(FIM 115以下,BI 85以下)

コラム　業務独占と名称独占

- 理学療法(作業療法)を業として行うことができるのは，特に理学療法士(作業療法士)に限られていないが，理学療法士(作業療法士)でない者が，理学療法士(作業療法士)という名称や，これに紛らわしい名称を用いることは禁止されている．
- 言語聴覚士は理学療法士・作業療法士とは違い，業務独占に関する記載はない．一方，名称独占の記述はある．言語聴覚士でない者が，言語聴覚士という名称や，これに紛らわしい名称を用いることは禁止されている．

参考文献

1) 荘村明彦：医療六法　平成 24 年度版，pp1584-1589，中央法規出版，2012
2) 社会保険研究所(編)：医科点数表の解釈〈平成 24 年 4 月版〉，社会保険研究所，2012

〔佐々木祐介〕

3 略語集

- カルテは多職種間で情報共有するものであり，一般的でない略語はコミュニケーションを困難にする．また同一の綴りでも意味の異なるものがあり，使用にあたっては誤解のないように注意が必要である．
- 使用にあたっては院内で使用してもよい略語と，使用するべきでない略語を統一しておくことが好ましい．

A

ABI　ankle brachial index　足関節上腕血圧比
ACA　anterior cerebral artery　前大脳動脈
ACE　angiotensin converting enzyme　アンジオテンシン変換酵素
Acom　anterior communicating artery　前交通動脈
ACS　acute coronary syndrome　急性冠症候群
AEDH　acute epidural hematoma　急性硬膜外血腫
AF　atrial fibrillation　心房細動
AFO　ankle foot orthosis　短下肢装具
AICA　anterior inferior cerebellar artery　前下小脳動脈
AMI　acute myocardial infarction　急性心筋梗塞
AN　aneurysm　動脈瘤
AP　antero-posterior　前後
AR　aortic regurgitation　大動脈弁逆流，大動脈弁閉鎖不全症
ARB　angiotensin II receptor blockers　アンジオテンシン II 受容体拮抗薬
AS　aortic stenosis　大動脈弁狭窄症
ASDH　acute subdural hematoma　急性硬膜下血腫
ASO　arteriosclerosis obliterans　閉塞性動脈硬化症
ATBI　atherothrombotic brain infarction　アテローム血栓性脳梗塞
AVF　arteriovenous fistula　動静脈瘻
AVM　arteriovenous malformation　動静脈奇形

B

BA basilar artery 脳底動脈
BAD branch atheromatous disease 分枝粥腫病
BI Barthel index バーセルインデックス
BNP brain natriuretic peptide 脳性ナトリウム利尿ペプチド
BP blood pressure 血圧
BPPV benign paroxysmal positional vertigo 良性発作性頭位めまい症
BT body temperature 体温

C

CABG coronary artery bypass graft 冠動脈バイパス術
CAD coronary artery disease 冠動脈疾患
CAG carotid angiography 頸動脈造影
CAG coronary angiography 冠動脈造影
CAS carotid artery stenting 頸動脈ステント留置術
CBC complete blood count 血球算定, 血算
CBF cerebral blood flow 脳血流
CC chief complaint 主訴
CCA common carotid artery 総頸動脈
CEA carotid endarterectomy 頸動脈内膜剝離術
CHF chronic heart failure 慢性心不全
CI cardiac index 心係数
CI cerebral infarction 脳梗塞
CKD chronic kidney disease 慢性腎臓病
CO cardiac output 心拍出量
COPD chronic obstructive pulmonary disease 慢性閉塞性肺疾患
CPA cardiopulmonary arrest 心肺停止
CPAP continuous positive airway pressure 持続陽圧呼吸
CPR cardiopulmonary resuscitation 心肺蘇生
CRBBB complete right bundle branch block 完全右脚ブロック
CRPS complex regional pain syndrome 複合性局所疼痛症候群
CSDH chronic subdural hematoma 慢性硬膜下血腫
CSF cerebrospinal fluid 脳脊髄液

CT　computed tomography　コンピューター断層撮影
CTR　cardiothoracic ratio　心胸郭比
CVD　cardiovascular disease　心血管疾患
CVD　cerebrovascular disease　脳血管疾患
CVP　central venous pressure　中心静脈圧

D
DIC　disseminated intravascular coagulation　播種性血管内凝固症候群
DIND　delayed ischemic neurological deficits　遅発性虚血性神経脱落症状
DKA　diabetic ketoacidosis　糖尿病性ケトアシドーシス
DM　diabetes mellitus　糖尿病
DNR　do not resuscitate　蘇生を希望しない
DSA　digital subtraction angiography　デジタル差分血管造影
DVT　deep vein thrombosis　深部静脈血栓症
DWI　diffusion-weighted image　拡散強調画像

E
ECA　external carotid artery　外頸動脈
ECG　electrocardiogram　心電図
EEG　electroencephalogram　脳波
EF　ejection fraction　駆出率

F
FFP　fresh frozen plasma　新鮮凍結血漿
FIM　functional independence measure　機能的自立度評価法
fMRI　functional magnetic resonance imaging　磁気共鳴機能画像法

G
GCS　Glasgow Coma Scale　グラスゴー昏睡尺度

H
HF　heart failure　心不全

HR heart rate 心拍数
HT hypertension 高血圧

I
ICA internal carotid artery 内頸動脈
ICP intracranial pressure 頭蓋内圧
IC-PC internal carotid-posterior communicating artery 内頸動脈-後交通動脈分岐部
IE infectious endocarditis 感染性心内膜炎
IM intramuscular injection 筋肉注射
IOE intermittent oro-esophageal tube feeding 間歇的口腔食道経管栄養法
IV intravenous drip/injection 静脈注射
IVC inferior vena cava 下大静脈

J
JCS Japan Coma Scale ジャパンコーマスケール
JSS Japan Stroke Scale ジャパンストロークスケール

K
KAFO knee ankle foot orthosis 長下肢装具

L
LA left atrium 左心房
LLB long leg brace 長下肢装具
LMWH low molecular weight heparin 低分子ヘパリン
LV left ventricle 左心室
LVEF left ventricular ejection fraction 左室駆出率

M
MCA middle cerebral artery 中大脳動脈
MI myocardial infarction 心筋梗塞
MOF multiple organ failure 多臓器不全
MR mitral regurgitation 僧帽弁逆流,僧帽弁閉鎖不全症

MRA magnetic resonance angiography 磁気共鳴血管撮影
MRI magnetic resonance imaging 磁気共鳴画像
mRS modified Rankin Scale モディファイド・ランキンスケール
MS mitral stenosis 僧帽弁狭窄症

N

NB neurogenic bladder 神経因性膀胱
NIBP noninvasive blood pressure 非観血血圧
NIHSS National Institute of Health Stroke Scale 米国国立衛生研究所脳卒中スケール
NP not particular もしくは nothing particular 特に異常なし
NPH normal-pressure hydrocephalus 正常圧水頭症
NSAID non-steroidal anti-inflammatory drug 非ステロイド性抗炎症薬
NSTEMI non-ST segment elevation myocardial infarction 非ST上昇型心筋梗塞
NVAF non-valvular atrial fibrillation 非弁膜症性心房細動

O

OA occipital artery 後頭動脈
OA osteoarthritis 変形性関節症
OE oro-esophageal tube feeding 口腔食道経管栄養法
OMI old myocardial infarction 陳旧性心筋梗塞

P

PA pulmonary artery 肺動脈
PAF paroxysmal atrial fibrillation 発作性心房細動
PCA posterior cerebral artery 後大脳動脈
PCI percutaneous coronary intervention 経皮的冠動脈形成術
Pcom posterior communicating artery 後交通動脈
PE pulmonary embolism 肺塞栓症
PEG percutaneous endoscopic gastrostomy 経皮的内視鏡的胃瘻造設術
PET positron emission tomography 陽電子放射断層撮影

PICA posterior inferior cerebellar artery 後下小脳動脈
PR pulmonic regurgitation 肺動脈弁逆流，肺動脈弁閉鎖不全症
PS pulmonic stenosis 肺動脈弁狭窄症
PSVT paroxysmal supraventricular trachycardia 発作性上室性頻拍
PTCA percutaneous transluminal coronary angioplasty 経皮的冠動脈形成術
PVC premature ventricular contraction 心室性期外収縮
PWI perfusion-weighted imaging 灌流強調画像

R
RA right atrium 右心房
RA room air 室内気（酸素投与をしていない状況）
RIND reversible ischemic neurologic deficit 可逆性虚血性神経脱落症状
RSD reflex sympathetic dystrophy 反射性交感神経性異栄養症（ジストロフィー）

S
SAH subarachnoid hemorrhage くも膜下出血
SC subcutaneous injection 皮下注射
SCA superior cerebellar artery 上小脳動脈
SHB shoe-horn brace 靴べら型プラスチック製短下肢装具
SIADH syndrome of inappropriate secretion of antidiuretic hormone 抗利尿ホルモン不適合分泌症候群
SIAS Stroke Impairment Assessment Set 脳卒中機能評価法
SLB short leg brace 短下肢装具
S/O suspect of 疑い
STA superficial temporal artery 浅側頭動脈
STEMI ST segment elevation myocardial infarction ST上昇心筋梗塞
SVC superior vena cava 上大静脈

T

TEE transesophageal echocardiography　経食道心エコー検査法
TIA transient ischemic attack　一過性脳虚血発作
TMS transcranial magnetic stimulation　経頭蓋磁気刺激
t-PA tissue plasminogen activator　組織プラスミノーゲン活性化因子
TR tricuspid regurgitation　三尖弁逆流，三尖弁閉鎖不全症
TS tricuspid stenosis　三尖弁狭窄症
TTE transthoracic echocardiography　経胸壁心エコー検査法
TV tidal volume　1回換気量

U

UA unstable angina　不安定狭心症
UCG ultrasound cardiography　心エコー法
UTI urinary tract infection　尿路感染症

V

VA vertebral artery　椎骨動脈
VAG vertebral angiography　椎骨動脈造影
VBI vertebrobasilar insufficiency　椎骨脳底動脈循環不全
VE videoendoscopic examination of swallowing　嚥下内視鏡検査
VF ventricular fibrillation　心室細動
VF videofluoroscopic examination of swallowing　嚥下造影検査
VP-shunt ventricular-peritoneal shunt　脳室腹腔シャント
VT ventricular tachycardia　心室頻拍

（宮越浩一）

索引

※太字は主要説明箇所を示す.

和文

あ

アジルサルタン　65
アスピリン　29, 31
アテローム血栓性脳梗塞　17
アピキサバン　31
アムロジピン　65
アルテプラーゼ(rt-PA)　27
足継手　99
圧縮　242

い

いざり　256
位置覚　174
医科点数表　335
医師の役割　268
医療・介護関連肺炎　128
医療相談員の役割　269
移乗動作　254
移乗の評価　191
移動, 車椅子や歩行による　255
移動の評価　191
意識障害　68
意味記憶　196
意味性錯語　218
維持期のリハ　300
維持期のリハ内容　8
息こらえ　86
息こらえ嚥下　233
一次運動野　15
一次感覚野　15
一過性脳虚血発作(TIA)　25, **68**
一側性上位運動ニューロン障害性構音障害　223
院外職種　275
院内肺炎　128

う

ウェクスラー記憶検査(WMS-R)　207
ウェクスラー成人知能検査(WAIS-Ⅲ)　203
ウェルニッケ失語(感覚失語)　220
ウェルニッケの失語モデル　217
ウェルニッケ野　15, 212
運動過多性麻痺性構音障害　223
運動減少型麻痺性構音障害　223
運動失語(ブローカ失語)　212, **218**
運動障害性構音障害　212, 223
運動障害に対するリハビリテーション　236
運動予後　140

え

エコラリア(反響言語)　222
エダラボン　29
エナラプリル　65
エピソード記憶　196
エラーレス学習　197
壊疽　92
栄養管理, 嚥下障害に対する　134
栄養サポートチーム(NST)　269
延髄障害の神経徴候　70
遠隔記憶　196
嚥下機能の評価　225
嚥下訓練　232
嚥下障害　110, 127
　── に対するリハビリテーション　133
　── の予測方法　148

嚥下性肺疾患　127
嚥下造影検査(VF)　229
嚥下内視鏡検査(VE)　229

お

オルメサルタン　65
起き上がり　252
──の評価　191
嘔気・嘔吐への対応　323
音韻性錯語　218, 220

か

カテーテル治療　29
カルテ記載　150
カルバマゼピン　67
カルベジロール　65
カンファレンス　270
ガイドライン　8
ガバペンチン　67
下肢装具　94
──のチェックアウト基準　101
可動域拡大訓練，頸部・肩の　232
仮性球麻痺　131
家屋評価　286
家族指導　278
家族への説明，体調不良時の　322
介護支援専門員　**275**, 304
介護指導　309
介護職の役割　269
介護負担感の軽減　311
介護保険サービス　304
介護保険制度　275
回復期のリハ内容　8
改訂長谷川式簡易知能評価スケール(HDS-R)　202
改訂水飲みテスト(MWST)　226
開頭血腫除去術　37
──の術後管理　78
開頭動脈瘤ネッククリッピング術の術後管理　80
外減圧術の術後管理　78
外来リハビリテーション　301
咳嗽訓練　232
拡散テンソル画像　142
片脚立位　176
合併症管理　103
合併症の予測因子　104
川平法(促通反復療法)　247
看護師の役割　268
喚語困難　217
間接嚥下訓練　232
感覚失語(ウェルニッケ失語)　212, 220
感覚障害の評価　173
感覚性失語　212
管理栄養士の役割　269
関節刺激　242
関節モーメント　96
観念運動失行　198
観念失行　198

き

キサントクロミー　52
帰結研究　136
記憶障害　196
起居移乗の評価　191
義肢装具士の役割　269
逆向健忘　197
急性期の症状増悪　117
急性期のリハ内容　8
急性期リハ，くも膜下出血の　53
急性増悪　185
球麻痺　131
居宅療養管理指導　274
虚血性心疾患のリスク管理　106
虚血性脳卒中の術後管理　76
業務独占　338
近時記憶　196
筋力低下　172

く

クエチアピン 67
クロピドグレル 31
グリセロール 36, 64
くも膜下出血 41
　―― と脳梗塞・脳出血の違い 47
　―― の画像診断 20
　―― の急性期リハ 53
　―― の術後管理 80
車椅子移乗, 麻痺側への 254
車椅子環境の調整 262

け

ケアチーム, 在宅での 327
ケアプラン 275, 304
けいれん患者の初期対応 64
けいれんのリスク管理 111
化粧の評価 189
経過記録 157
経静脈血栓溶解療法(t-PA療法) 57
痙縮の予測 146
痙性麻痺性構音障害 223
頸部回旋 234
頸部内頸動脈血管内ステント留置術の術後管理 77
頸部内頸動脈内膜剥離術の術後管理 76
血管内治療 29
血管の評価 21
血腫 20, 35
血腫除去術, 内視鏡を用いての 37
血性髄液 52
血糖コントロール 91
血糖値 91
健忘失語(失名詞失語) 222
牽引 242
言語聴覚士の役割 268

こ

コース立方体組み合わせテスト 203
コミュニケーション, 主治医との 327
コミュニケーション, 多職種間の 270
ゴール設定 153
固有受容性神経筋促通法 241
孤立言語領域症候群(混合型超皮質性失語) 222
語義失語(超皮質性感覚失語) 222
誤嚥性肺炎 127
口腔咽頭冷却刺激 232
口腔器官強化運動 232
公安委員会 293
交互嚥下 233
行動性無視検査(BIT) 204
抗凝固薬 30
抗凝固療法 87
抗けいれん薬 64, 111
抗血小板薬 30
抗血栓療法 29
抗精神病薬 67
抗脳浮腫薬 64
更衣環境の調整 260
更衣の評価 189
後方循環 21
降圧薬 64
高血圧の管理 89
高次脳機能障害 193
　―― の評価 201
　―― への時期別対応方法 208
高張グリセロール 36
梗塞巣 12
項部硬直 73
構音訓練 232
構音障害 223
　―― の評価 212
構成失行 198
国際生活機能分類(ICF) 161

混合型超皮質性失語　222
混合性の麻痺性構音障害　223

さ

ザリットの介護負担尺度　312
作業療法士の役割　268
坐位　253
坐位耐性練習　123
再帰性発話　218
在宅サービス　304
錯語　218
酸素飽和度　109, 112

し

シーティング　263
シミュレーター，自動車運転評価の　295
シャキア訓練　232
シャント手術の術後管理　82
シロスタゾール　31
ジアゼパム　65
ジャルゴン　218
ジルチアゼム　64
している ADL　186, 308
市中肺炎　128
弛緩性麻痺性構音障害　223
姿勢筋トーン調整パターン　241
施設サービス　304
視覚失認　198
歯科医師・歯科衛生士の役割　269
自動車運転　292
自立支援　306
持続性注意　195
失行　197
失語症　212
　—— の評価　212
　—— の予測　147
失語モデル，ウェルニッケの　217
失調性構音障害　223
失調の評価　173
失認　198

失名詞失語（健忘失語）　222
社会的行動障害　200
社会復帰支援　288
重症度，疾患の　137
重症度評価　56
出血性梗塞　21
術後管理　76
初診記録　153
症状増悪，脳卒中急性期の　117
焦点性注意　195
硝子体出血　48
上気道炎　324
上肢機能障害に対するリハビリテーション　237
上肢機能の予測　145
情報共有，多職種での　265
情報収集，入院前の　257
食事環境の調整　260
食事時の姿勢　234
食事の評価　189
食物形態　234
職務記述書　331
心原性脳塞栓症　18, 26
　—— の治療　29
心電図モニター　86
心不全の管理　88
心房細動（AF）　105
　—— の管理　86
神経学的評価，脳卒中の　72
神経原性肺水腫　49
神経心理ピラミッド　193
神経脱落症状　25
深部静脈血栓症（DVT）のリスク管理　107
新規経口抗凝固薬　31
新造語　218
親動脈近位部閉塞術　44
腎不全の管理　93

す

スキルチェックシート　331
ステータスボード　265
ストレッチ　242

索引 **351**

スルホニルウレア薬 91
する ADL 187
水頭症 20, 23
遂行機能障害 199
遂行機能障害症候群の行動評価日本版(BADS) 207
錐体路 15

せ

セルフケア 311
せん妄 71
正常圧水頭症 48
生活期のリハビリテーション 300
生活機能予後 306
整髪の評価 189
整容環境の調整 260
整容の評価 189
接近行動 220
摂食・嚥下障害の臨床的病態重症度に関する分類 230
摂食・嚥下能力のグレード 229
摂食訓練(直接嚥下訓練) 233
舌突出嚥下 232
尖足 97
洗顔の評価 189
選択性注意 195
全失語 221
全般性注意 195
前向健忘 197
前大脳動脈領域の梗塞 15
前方循環,脳動脈 21

そ

ゾニサミド 67
早期離床 115
相貌失認 198
装具選択 97
装具の支給システム 101
装具の適合判定 100
装具療法 94
即時記憶 196
促通反復療法(川平法) 247

側副血行路 21

た

タコつぼ心筋症 49
ダビガトラン 31
立ち上がり
　――,布団,畳などからの 255
　――,ベッド・椅子などからの 253
　――の評価 191
多職種間の情報共有 265
多職種連携,院外の 274
多職種連携,院内の 267
体幹コントロール練習,装具を用いた 97
体調不良時の対応 316
退院先の予測 154
退院時サマリー 158
代償嚥下法 233
短下肢装具 99
短期記憶 196

ち

チーム医療 257
チームワーク 2, **270**
地域密着型サービス 304
致死的不整脈 49
窒息 130
着衣失行 198
中間サマリー 158
中心溝 15
中枢性塩分喪失症候群(CSWA) 49
中枢性めまい 74
注意障害 195
長下肢装具 99
長期記憶 196
超皮質性運動失語 221
超皮質性感覚失語(語義失語) 222
直接嚥下訓練(摂食訓練) 233
陳述記憶 196

つ

通所介護　274
通所リハビリテーション
　　　　　　　　274, 301
爪切りの評価　189

て

テルソン症候群　48
できるADL　186, 308
手続き記憶　196
低血糖　91
定位的血腫除去術　37
　——の術後管理　78
転倒転落　288
転倒リスク　263
伝導失語　220

と

トピラマート　67
吐物誤嚥　112
東大脳研式対語リスト　206
疼痛　73
等尺性収縮　86
等張性収縮　86
頭蓋内圧亢進症状　34
糖尿病性壊疽　92
糖尿病性網膜症　92
糖尿病の管理　89
動脈硬化　106
動脈瘤コイル塞栓術の術後管理
　　　　　　　　　　　82
動脈瘤トラッピング術　44
動脈瘤ネッククリッピング術
　　　　　　　　　　　43
動脈瘤被包術　44
動脈輪　21

な

内反足　97
内包障害の神経徴候　70

に

ニカルジピン　64
ニフェジピン　65
二木の予後予測　143
日常生活動作→ADLを見よ
日常生活動作指導　**250**, 310
日常生活動作評価　180
入院環境の調整　260
入院前生活　257
入浴環境の調整　261
入浴の評価　191
尿道カテーテル　111
尿路感染のリスク管理　110
認知運動療法　244
認知症　71

ね

寝返り　252
　——の評価　191
熱中症　325

の

脳圧亢進症状　73
脳解剖, 画像診断に必要な　14
脳幹障害の神経徴候　70
脳血管疾患等リハビリテーション料　337
脳血管攣縮　21, 45
脳血栓症　17
脳梗塞　25
　——の画像診断　16
脳梗塞・脳出血とくも膜下出血の違い　47
脳室ドレナージ術　37
　——の術後管理　80
脳室腹腔短絡術　48
脳出血　33
　——のCT所見　35
　——の画像診断　19
脳性ナトリウム利尿ペプチド（BNP）　88
脳塞栓再発　105

脳卒中 2
　―― の重症度　69
　―― の症状増悪, 急性期における　117
　―― の病型分類　6
　―― のリハビリテーション　1
　―― 再発のリスク管理　105
脳卒中重症度スケール(JSS)
　　　　　　　　　　　60, 162
脳卒中治療ガイドライン2009　9
脳動脈解離　25
脳動脈瘤の再破裂　41
脳動脈瘤の破裂　20
脳の画像所見　11
脳浮腫　35
脳ヘルニア　34
脳ヘルニア徴候　73
脳保護療法　29

は

ハロペリドール　67
バイパス手術の術後管理　77
バッグバルブマスク　112
バルーン法　232
バルプロ酸　67
パパベリン塩酸塩　46
パフォーマンステスト　176
破裂脳動脈瘤　41
歯磨きの評価　189
肺炎　132, 148
　―― のリスク管理　110
肺塞栓症(PE)　107
　―― のリスク管理　109
排泄環境の調整　261
排泄の評価　190
廃用症候群　335
白質病変, 脳室周囲の　141
発語失行　222
発声訓練　232
発声発語器官　223
発熱への対応　324
発話明瞭度・発話自然度　223
反響言語(エコラリア)　222

反射性移動運動　244
反射抑制パターン　241
反張膝　96
反復拮抗運動　224
反復唾液嚥下テスト(RSST)
　　　　　　　　　　　226
半側空間無視　198
半側身体失認　198

ひ

ビソプロロール　65
非陳述記憶　196
非弁膜症性心房細動　31
髭剃りの評価　189
膝踵試験　59
標準失語症検査(SLTA)　213
標準失語症検査補助テスト
　(SLTA-ST)　223
標準注意検査法(CAT)　205
標準ディサースリア検査
　(AMSD)　223

ふ

フードテスト　227
フェニトイン(PTH)　65, 67
フェノバルビタール(PB)　67
ブローカ失語(運動失語)
　　　　　　　　212, **218**
ブローカ野　15, 212
プライミング記憶　196
プラスチック製短下肢装具　98
プロブレムリスト　152
プロポフォール　65
不顕性誤嚥　129
復唱障害　220
福祉用具　288
複数回嚥下　233
分水嶺梗塞　18
分配性注意　195

へ

ベッド移乗, 非麻痺側への　254
ベッド環境の調整　262

ベッドサイドセンサー 264
ベンゾジアゼピン 65, 67
ベントン視覚記銘検査 206
ペナンブラ 121
ペリンドプリル 65
ペンタゴン 52
併存疾患の管理 84
片麻痺 6, 15

ほ

ホームエクササイズ 312
ホームエバリュエーション 282
ホスフェニトイン 65
ホワイトアウト 229
ボイタ法 242
ボバースアプローチ 239
歩行障害に対するリハビリテーション 237
歩行能力の予測方法 142
方向性注意 195
訪問介護 274
訪問看護 274
訪問リハ 274
訪問リハビリテーション 274, 301
発作性心房細動(PAF) 87

ま

マンニトール 64
麻痺回復運動 236
末梢性めまい 74
慢性心房細動 87

み

ミダゾラム 65
三宅式記銘力検査 205

む・め

無言症 221

メンデルゾーン手技 233
めまい 73
名称独占 338

も

目標とする ADL 187
問題志向型診療記録(POMR) 151

や・ゆ

薬剤師の役割 269

遊脚期の評価 96
床反力 96
指鼻試験 59

よ

予後予測 135
予備能力 137
要介護状態 278
腰椎腹腔短絡術 48

ら

ラクナ梗塞 18, 117
ラモトリギン 67

り

リスク管理 153
　──, 虚血性心疾患の 106
　──, けいれんの 112
　──, 深部静脈血栓症の 107
　──, 尿路感染の 110
　──, 肺炎の 110
　──, 肺塞栓の 109
リスペリドン 67
リハ中止基準, 高血圧による 89
リバーロキサバン 31
リハの阻害因子 140
リハビリテーション医療における安全管理・推進のためのガイドライン 10
理学療法士の役割 268
離床 260
　── の中止基準 124
離床基準, 急性期の 115

離床方法,「脳卒中治療ガイドライン 2009」に記載された　118
離床方法の実際　121
立位練習,装具を用いた　97
立脚期の評価　94
流暢性　217
瘤内コイル塞栓術　44
臨床指標　185

れ・ろ

レーブン色彩マトリックス検査（RCPM）　203

レベチラセタム　67

ロッカー機能　96

わ

ワルファリン　30
ワルファリン療法　87

索引

数字・欧文

数字

2 ステップテスト　178
10 m 歩行　177

A

ACA 領域の梗塞　15
ADL，脳卒中発症前の　154
ADL 維持，長期的な　308
ADL 指導　**250**, 310
ADL 障害に対するリハビリテーション　236
ADL 低下，退院後の　300
ADL 評価　180
American Heart Association（AHA）のガイドライン　117
aphasia　212
approximation　242
apraxia of speech　222
artery-to-artery 塞栓症　17
aspiration pulmonary diseases　127
Assessment of Motor Speech for Dysarthria（AMSD）　223
atrial fibrillation（AF）　86

B

Barré 徴候　59
Barthel Index（BI）　164, **180**
Behavioral Assessment of the Dysexecutive Syndrome（BADS）　207
behavioral inattention test（BIT）　204
Berg balance scale　176
brain natriuretic peptide（BNP）　88
branch atheromatous disease（BAD）　19, 25, 117, 141
Broca 野　15, 212
Brunnstrom Stage　164, **169**

C

cerebral salt wasting syndrome（CSWS）　49
CHADS$_2$ スコア　30
CI 療法　246
clinical assessment for attention（CAT）　205
clinical indicator　185
Cochrane Review　116
conduite d'approche　220
conjoint analysis　60
CT　11

D

D ダイマー　107
Davis 分類　92
deep vein thrombosis（DVT）のリスク管理　107
── の予測，Wells らによる　109
diffusion tensor tractography　142
DWI　13
dysarthria　212

E

evidence based medicine（EBM）　116

F

FIM 効率　185
FIM 利得　185
Fisher 分類　20, **52**
FLAIR 画像　12
fluency　217
Forrester 分類　88
Fugl-Meyer assessment　56, 163
Functional Independence Measure（FIM）　164, **182**

G

Glasgow Coma Scale(GCS)　60, 69

H

HbA1c　91
HDS-R　202
high density　12
high intensity　12
Homans 徴候　107
Hunt and Kosnik 分類　51

I

ICF コアセット　162
International Classification of Functioning, Disability and Health(ICF)　161
intracerebral hemorrhage(ICH)　33
ISO　100

J

Japan Coma Scale(JCS)　60, 69
Japan Stroke Scale(JSS)　60, 162
jargon　218

K

KAFO　99
Killip 分類　88
Kohs 立方体組み合わせテスト　203

L

low density　12
low intensity　12
Lowenberg 徴候　107

M

MASA　228
medical social worker の役割　269

Mingazzini 徴候　59
Mini-Mental State Examination (MMSE)　202
MMT　170
modified Ashworth Scale(MAS)　164, 171
Modified MASA(MMASA)　229
Modified Water Swallowing Test (MWST)　226
Motricity index　170
MR angiography(MRA)　13, 21
MRI　11

N

neologism　218
NIH Stroke Scale(NIHSS)　26, 57, 139, 163
NINDS 分類　6, 21, 25
normal pressure hydrocephalus (NPH)　48
nutrition support team(NST)　269
NVAF　31
NYHA 分類　88

O

occupational therapist の役割　268
OPQRST　319
oral diadochokinesis　224

P

paraphasia　218
paroxysmal atrial fibrillation (PAF)　87
phenobarbital(PB)　67
phenytoin(PTH)　65
phonemic paraphasia　218
physical therapist の役割　268
precentral knob　15
PRIME　3
problem oriented medical record

(POMR) 151
proprioceptive neuro-muscular facilitation techniques (PNF) 241
PT-INR 87
pulmonary embolism (PE) 107

R

Raven's coloured progressive matrices (RCPM) 203
recurring utterances 218
reflex inhibiting pattern 241
RSST 226
rt-PA 27

S

Scale for the Assessment and Rating Ataxia (SARA) 175
Scandinavian Stroke Scale 57
semantic paraphasia 218
SLTA-ST 223
SOAP 157
speech language-hearing therapist の役割 268
SpO$_2$ 109, 112
Standard Language Test of Aphasia (SLTA) 213
stretch 242
stroke-associated pneumonia (SAP) 132
Stroke Impairment Assessment Set (SIAS) 163, **166**

T

T1WI 12
T2WI 12
Team Strategies & Tools to Enhance Performance & Patient Safety (TeamSTEPPS) 270
Terson syndrome 48

The Mann Assessment of Swallowing Ability (MASA) 228
the Repetitive Saliva Swallowing Test (RSST) 226
tilt table 97
Timed Up and Go test (TUG) 177
TOAST 分類 25
t-PA 療法 57
traction 242
Trail Making Test (TMT) 204
transient ischemic attack (TIA) 25, 68

V

videoendoscopic examination of swallowing (VE) 229
videofluoroscopic examination of swallowing (VF) 229
Vojta 法 242

W

Wechsler Adult Intelligence Scale (WAIS-Ⅲ) 203
Wechsler Memory Scale-Revised (WMS-R) 207
Wells らによる DVT の予測 109
Wernicke 野 15, 212
Wernicke-Lichtheim の失語モデル 217
Western Aphasia Battery (WAB) 214
WFNS 分類 50, 212
word finding difficulty 217

Z

Zarit Caregiver Burden Interview (ザリットの介護負担尺度) 312